中井久夫集　1

1964－1983

働く患者

みすず書房

中井久夫集 1　一九六四―一九八三

目次

現代社会に生きること 1
現代における生きがい 39
サラリーマン労働 50
ポーの庭園 65
数学嫌いだった天才数学者――ラッセルとウィーナーの病跡学 69
統合失調症者における「焦慮」と「余裕」 82
ウィトゲンシュタインの〝治療〟 107
『思春期の精神病理と治療』への序文 111
思春期患者とその治療者 115
翻訳の内と外――翻訳家でない翻訳者の覚え書き 131
ある教育の帰結 135
アメリカにおけるサリヴァン追認
――サリヴァン・コロキウム（一九七七年）の紹介を中心として 151

世に棲む患者　198
インドネシアの精神神経学会とボゴール精神病院訪問など　226
「思春期を考える」ことについて　236
井村恒郎先生　242
働く患者——リハビリテーション問題の周辺　252
病跡学の可能性　283
保安処分をめぐる感想　295
精神科医としての神谷美恵子さんについて
——「病人の呼び声」から「一人称病跡学」まで　307

解説1　最相葉月　317
掲載文・書誌一覧

＊各編末に初出の刊行年を記してあるが、その後に収録された著作集や単行本、文庫版を底本とする。その際に加えられた文章もほぼそのまま収めた。初出以後の掲載先については、巻末の「掲載文・書誌一覧」を参照のこと。

＊初出発表当時に記されていた「分裂病」「精神分裂病」などは、基本的に「統合失調症」に書き改めた。ただし、すでに公刊されている書名や論文名についてはそのままにした。

＊その他、本集収録にあたり、表記を一部あらためたところもある。

現代社会に生きること

われわれは、激動する現代社会の中で日々を送っており、それは、われわれの心を日々ゆさぶってやまない。われわれは、自分の心の正常さを、その中で、いわば、日々作り直し、日々、取り戻さねばならないのである。

＊

いつも、自分を取り巻く現実を積極的にリードしてゆき、しなやかな心をもっておのれを動かし、人に対することのできる状態、そういう状態はたしかに、誰しもの憧れの的である。

そのような状態を古人は、「馬の上に人なく人の下に馬がない」境地にたとえている。いまのことばで言えば、ボートを漕ぐ場合、手がオールをうごかしているのか、オールが手をうごかしているのか、というたとえになるだろう。思考と意図と行為とが渾然として一体になったこの「人馬一体」の状況は、たしかに昔から夢みられてきた、一つの理想であるだろう。西の現代詩人の一人は、「熟練した漕ぎ手に櫂が応ずるように」（T・S・エリオット「荒地」）と例えている。

しかし、なかなか、実際には、そうはゆかない。同じ詩人は、「観念と／現実との間に／動きと行動との間に／影がおりる／／着想と／創造とのあいだに／感動と／応答とのあいだに／影がおりる」（うつろな人々」）とうたっている。

さまざまの深さで現代の絶望を繰り返しうたった、このアメリカの詩人は「回心」して、イギリスに帰化し、イギリス国教に帰依した。しかし、大多数の人々は、おそらく、はるかにつきつめていない絶望と、はるかに漠然とした憧れをもって現代を生きている。この憧れは、たとえば、現代の人々に、剣豪ものや、西部劇や、ハードボイルドの推理小説を好んで読ませる隠れた理由の一つであるだろう。それらの主人公は、人間的にはどうかと思われる点があるにせよ、いつも精神が目覚めていて、たえず周囲に気配りしており、突発的な事態に即座に対応でき、休むことなく活動していささかも疲れをみせず、たとえ、一時は疲労の極、昏々と眠りこけても、目ざめれば直ちに活力が全身にみなぎるのである。さらに痛快なことには、とうてい、生ま身の読者にはできるわけのない人殺しや破壊を思い切ってやってのけるのである。

これらはむろん、深い意味のない娯楽読み物にすぎないと言われるだろう。現代の日本の青少年の「公式」の理想像は、野口英世であり、シュヴァイツァーであり、ロマン・ロランであるようだ。それは大変けっこうなことである。しかし、筆者のみるところ、現代の実験医学の研究室で、（理想化された）「野口英世」はほとんど生存していないようである。

かれ以上に精力的な研究者はいる。しかしかれの頭の中に「人類を救う悲願」が宿っているかどうか。かれの原動力は、知的にがつがつした精神と、何かをやらずにいられない精力と、——とにかくはるかに非情で透明なもののようだ。深夜、実験を終えてのち、かれはオートバイを高速で飛ばす。かれの姿には、あるぞっとさせる冷たさとならんで、賞嘆せずにはいられぬ何ものかが確かにある。

しかも、伝説的な野口英世やシュヴァイツァーやロマン・ロランには、「ほんとうはどうか?」という疑いがなくはない。お行儀のよい優等生が思い浮かべるような理想像を裏切るような点がなくはないかどうか。二人の西洋人のほうはよく知らない。少なくとも（世の人々のイメージに逆らうのを敬遠してではないと思うが）客観的な伝記はないようである。しかし、野口英世については、信頼できる赤裸々な伝記がある。そうしてそれは少なくとも、お行儀のよい優等生の「信頼」を裏切るようなものである。学問的にも――博士の業績は、当時喧伝されたにしては、半世紀たった今日、残るものは乏しく、不確かなデータの発表のため、（あるフランス人学者の言では）細菌学への功罪は相半ばするといわれる。私は博士を不当におとしめようとするのではない。博士には、日本人には例外的な素質があって、それは、国際的な学界という非情な世界で、（後世ではないにせよ）同時代の高い評価をかちとるに必要なものである。しかし、理想像としては、いささか「落ちた偶像」であると言わざるを得ないだろう。

これに反して、現代の精力的な英雄は、本質的に幻滅させられる心配がない。すこしの「かけ値」はあるにせよ、量的な問題で、蓋を開けてみたら、全然、質が違っていたということはないようである。さきに述べた、雷族の研究者は、こしらえものの作文でない実在感をもってイメージを描くことができると思う。

*

この違いはなぜであろうか。

おそらく、古典的な英雄は、行動や決断や理想、あるいはそれらの原動力の「内容」が問題であった。現代の「英雄」は端的に「性能のよい人間」であるように思われる。そうして、「内容」には裏切られても、「性能」には、せいぜい「かけ値」があるくらいである。われわれは、ナポレオンの勇気が、本能的な、恐怖と紙一重のものでなかったかと疑うことができる。あるいは、性的能力への劣等感を代償するためではなかったかと推理することもできる（実際そういう推理をしている人がいる）。しかし、彼が一日四時間しか眠らなかったことは、確かな証人があれば疑えない。これは、かれの性能に関することで、真相もせいぜい四時間が五時間だったというぐらいであろう。

「性能」というからには、必ずしも人間でなくてもよい。たとえば、大藪春彦の小説には、大変性能のよい銃と、大変性能のよい自動車と、大変性能のよい人間とがでてくる。性能が信じられないほどよく、ほとんど性能しか持っていないのが驚異である。たしかに、現代には「性能崇拝」とでもいうべきものがある。このことによって、眠狂四郎やジェームス・ボンドのみならず、スポーツカー「MG」も、「夢の超特急」も「ゼロ戦」もまたヒーローなのであろう。

そのことによって、ひとはまたあれほど数々の保健栄養剤を買い込むのであろう。テレビに、ラジオに、新聞に、さまざまのどぎつい「性能向上」をうたう薬のコマーシャルの氾濫を思い浮かべると、その元祖ともいうべき「一粒三百メートル」（グリコ）の素朴さがほほえましくさえなる。グリコと最近のアミノ酸製剤とでは違うって？　しかし、医学の進歩よりは、石油化学の進歩によって石油から安価大量にアミノ酸が作り出されるようになったことの方が、あの製剤の登場には深い関係があるといっても、まちがいではないだろう。

ところで、ビタミンや、アミノ酸製剤や、あやしげな生薬にたよらずとも、たとえば、非常に困難な手術にとりくんでいる外科医や、嵐の海に苦しい操船を続けてゆく航海士や、きわめてこみ入った外交交渉の場にのぞむ外交官や、実験最中の科学者、創作中の芸術家、記録更新をめざすスポーツマン、育種に心をうばわれている篤農家、それらは、おのずと、さきに述べた、ふだんはあこがれているばかりの高い活動状態にある。昔のことばで言えば、のるかそるかの「正念場」である。

この状態、極度に醒めていて、しかも精神が集中している状態、身体のすべての細胞が生きてめざめて働いている、とでも表現したくなる状態は、たしかにある。心理学的に十分解明されてはいないにしても、たしかに経験しうるものである。その状態から振り返れば、ふだんの状態の日々は、まるで生きていないも同然とさえ思えるような状態である。偉大な発見や、創作のみならず、歴史に残らないにしても、数多くの決断や行動はそのような状態においてなされてきたし、多くの人々は、生涯に幾度か、そのような決定的瞬間――「人生の星輝く時」（ツヴァイク）を持ち、それを幸福な記憶として回想しているようである。

しかし、それは、精神的に「超健康」とも言うべき状態であって、決してそのまま永続するものではあり得ない。そうして多くの詩人・作家・芸術家たちが書き残しているように、あたかも、そのような至福な瞬間の代償のように、長く、苦しい不振、絶望、不毛、自己否定の状態――一口に言ってスランプの状態に耐えねばならない。

外科医や船長の場合、その機会は、外界の方から与えられる。しかし、みずから機会を作り出さねばならない芸術家の場合、〝スランプ〟といわれる状態は、放電のためにまず充電しなければならないように、ほとんど必然的なものであるようだ。「詩人は、経験の蜜をあつめて蜂蜜をつくり出す蜜蜂だ」とリルケは言っている。この間の事情をうたったものが同時代の詩人ヴァレリイの「棕櫚」という詩である。

耐えること、耐えること
青空のさ中に耐えること
沈黙の原子のすべてが
果実の成熟へのチャンスである。

スランプが必然であるだけでなく、「正念場」の状態も、ひとが夢想するような、単なる「性能のたいへんよろしい時」ではないようである。回想においては甘美であるにしても、その時現在の心境は、眼の前がまっ暗になるような、烈しく苦しい、荒々しい、ぎりぎりのものである。「カッコよく」、「スイスイと」行く状態では決してない。先の例にもどっても、熟練した漕ぎ手に櫂が応じる時、漕ぎ手の眼の前はほとんどまっ暗になっているだろう。「性能崇拝」の神話にはどこか間違っているところがある。

間違ったところがあるだけではない。健康にもこの神話を笑いとばしたり、いつの世にもありがちな、真に受けるものではないもの、一つの流行としてかるく受け止めている人たちもあるが、真剣に悩む人も数少なくない。それは、現代人の中にかなり広まっている「健康人の不具感」——病気ノイローゼともいうが――の原因の一つともなっている。

私たちがこの本を書くにあたって一致した意見は、ひとに、自分も少しおかしいのではないかと、あらぬ疑いを起こさせるような、脅やかしの本ではなく、妥当な知識によって安心を贈るようなものでありたい、ということであった。

たしかに、ふだんのペースの健康というもの、いわば、長く走りつづけられる「経済速力」の状態は、それほど見栄えのしない状態であるが、余力を残した精神状態というのは、ほんとうのところそういうものであって、それは誰でもそうなのであり、人間生活の日常的・基本的なところは、そのような状態でなされているものである。この常識を知らない人は存外多い。たしかに、そういうことは、わざわざ特筆大書する事柄ではなく、詩や文学やニュースとなって伝えられるわけではないが、考えてみてもふだん最高の能力状態におれば、一生の大事の時、それ以上の馬力が出るだろうか。そのように弾力性のないことでは困るのである。

事をまったく精神の正常性に限っても、われわれは、どうみてもまともな人たちから、自分は異常なのではないかという相談をもちかけられた経験が一度ならずある。まっこうからもちかけられなくとも、ふつうの精神の健康状態にありながら、その中でのはかない「心のさざなみ」をたいそう重視して不具感に陥りながら生きている人たちに気づかされる。また多くの医師たちが、内科を訪れる患者、つまり体の変調を訴える患者の三〇パーセント以上が、体に原因のない、いわゆる「ノイローゼ」である、と述べている。現代人は、精神的にも、肉体的にも、自分は正常であろうか、とたえず心の中で自問しながら生きているかのようだ。

「自分は正常なのだろうか?」という問いは一見単純でありふれている。しかし、この問いの中には、分析すれば、実にさまざまの問題が秘められている。

「自分は正常なのだろうか」――このような問いは、実は、少し前までの人間には、おそらく、死んだはずの人間が眼の前にいる、いくら目をこすっても消えない、といった、たいそう異常な、ショッキングな出来事に出くわさない限り、思い浮かべることもなかったのであるまいか。つまりこの問い自身が大変現代的である。何がそのように問わせているのか。

*

ある人々は言うかも知れない。そのような悩みは、しょせん「ゼイタク病」である。いらざるゆとりができたからである。昔のことを考えてみたまえ。あしたに露をふんで門出し、夕に星を戴いて家路に就いた勤勉な昔の人間は、そんな悩みを持たなかったにちがいない、と。新聞の囲み欄に随想を書く、功なり名とげた老人たちのよくいうことである。

たしかに、苛酷な長時間労働に追いまわされ、しかも来る日も来る日も飢えと背中合せの生活を送らなければならなかったひとたちには、このようなタイプの悩みはあり得ないことであろう。

人間の抑圧の歴史は長く、そうして深い。しかも、今日すらなお、「人類の八割は飢えている」のが冷厳な事実である。飢え、ムチ、あらゆる人間のやさしい希望の無残な蹂躙――一口に言って、前近代的な残酷物語が人類の歴史の大部分を占めるのである。

わが国の歴史をみても、つい百年前まで、われわれは、いつ武士がわれわれの体で刀の切れ味をためしにかかるかわからなかった。その武士も、いつどういう羽目で、切りたくもない腹を切らねばならない時がやって来るかわからなかった。木曾の檜などは、誤まって切られた木一本に、人の生命一つが要求された。生活のため、生まれて来る子を「間引き」して殺すことがふつうであった。西鶴の『好色一代女』の臨終の枕べには、一生のあいだに堕胎したみずからの子が、あまたの蓮の葉をかぶった亡霊となって通るが、好色の果でなくして、そのような亡霊は、日本の古い母たちの枕べに立ったことであろう。もっとも、堕胎の数が、公認のものですら、出産数を上まわる現代日本の繁栄も、やはり蓮の葉をかぶった亡霊たちに支えられていないとは言えないのであるが。

もとより江戸時代とともに前近代的な残酷が去ったのではない。タコ部屋に象徴されるような、前近代的な残酷物語がわが国の至るところに根づよく残存していることを忘れてはならない。そうしてそのような状況の下では、苦しみ、悩みは直接的で、烈しく苦しく、そこから眺めたとき、「自分は正常か」などといって悩むのなどは、「なにを、ジャラジャラしたことを言いなさんな」となるであろう。

ところで『日本残酷物語』を初めとして、書籍に、映画に、テレビに、いわゆる残酷物語ブームがここ二、三年来出現したことは、一見唐突な印象を与えるが、これには、二つの面があるように思われる。

一つは、「法の支配」――文明とは法の支配であると英米人は口ぐせのように言う――の行き渡ったとみられる現代も、一皮剝けば、ナチスの残酷物語『夜と霧』に象徴されるような血なまぐさい世界が立ち現われるのではないか、という不安感である。その不安は、おそらく核戦争の恐怖に集約されるだろう。いつとも知れぬある朝、いつものように朝の扉がひらく。その戸口に、想像を絶する容貌をもった「原子戦争」が立ちはだかっているかも知れないのである。キューバ危機の時、人々は足もとの薄氷がきしむのをたしかに耳にした。

しかし、他の一面は、一見矛盾しているかにみえることだが、われわれが前近代的な残酷をあるゆとりをもって聞くようになったことによるのではなかろうか。前近代的な残酷はなお至るところに残存するにしても、われわれの社会を構成する骨組自身に組み込まれているわけではなさそうである。これは、わが国において、戦前の資本主義が、その存続と成長のために天皇制を中心とするさまざまの前近代的な、非合理なものを必要としたのに反し、戦後の資本主義は、剝き出しの合理主義を強く前面に押し出した骨太の資本主義になりつつあることと対応する事情であろう。戦前の物理学者は、「物理学主義」――科学的合理主義の立場に立つこと自体によって、支配体制を批判し、それと対決してゆく運命を担った。現在の資本家たちは、おそらく「物理学主義」などは大賛成であるに違いなく、またさもなくば国際競争に勝てないことを身をもって味わされているのである。

しかし、むろん、近代化万々歳ではあり得ない。近代そのものの中に問題がないわけでは決してない。近代の中に残酷物語はないであろうか。ふり返ってそこから眺めれば前近代的な残酷さは素朴、単純で、まだ克服のめどがあると思えるような、すれっからしの、微妙な、捉えにくいものが近代的な残酷さではなかろうか。たしかに、それは必ずしもわれわれの問題意識の中に明確に捉えられてはいない。おそらくわが国では、松本清張氏の仕事、あるいは、安部公房氏の仕事の中に、その表現をようやく見出しつつあるといいうるかも知れない。松本氏が、機構の側から外延的に、安部氏が意識の面から内包的にとらえようとしているものの中に……。「私は正常であろうか」というつぶやきの中にも、そのかすかな反映はないであろうか。

＊

近代の本質などは、いきなり論じないことにしよう。さしあたりそれは高度に組織された、精緻で複雑な社会機構としよう。このあまりにも初歩的な点にもすでに問題はある。

かつて荷車を引く人の精神状態如何はさして問題ではなかった。たとえ、すこし偏っていてもさほど重大な結果はひきおこさなかったであろう。それに較べると、今日繰り返し取り上げられているように、高速で疾走する電車、自動車、飛行機の運転者の精神異常がひき起こすだろう結果の大きさは格段のものである。国鉄新幹線の運転士に要求される注意力の、ほとんど人間の限界とさえ思えるようなきびしさ、苛酷さは想像の外である。

そのような苛酷な要求は、オートメーションによって緩和されるだろうし、ごく一部はすでにそうなりつつある、ということもできよう。しかし、内容こそ変わってゆくだろうが、高度に組織された社会の、「組織の中の人間」には、そのような、機械的といわずとも、機能的な正確さ、正常さの要求は、今後もますます高まるであろう。

このような、「機能的正常さ」への苛酷な要求は、たとえば兵士などに対しては、古くからあったものである。しかし、一般には、要求度は格段に低かったと言わねばならない。午後八時には記者もみな帰宅して誰もいなくなってしまったといわれる明治時代の新聞社と、「秒で勝負する」といわれる現代のマスコミの世界とを思いくらべてみるとよい。

能率や効果でなく、勤勉が美徳とされ、骨身惜しまず働くよう、周囲の眼が強制してやまなかった封建時代の労働も、それに較べると、ゆとりのあるものとさえ、いえるかもしれない。勤勉の張本人であるような二宮尊徳にこういう話がある。片時も休まずに働くという男が評判になり、表彰されるとかいう話になった。工事を取り仕切っていた尊徳は、この話をきいて行ってみると、なるほどよく働く。文字通りである。尋ねると、確かに私はいつもこの調子で働いていますという。尊徳はその側へすわり込んで、「三日間みているから、その調子で働いてみよ」と煙草をふかしはじめた。男は恐れ入ったという。しかしこのような、ゆとりなしの労働が、たとえば先に述べた国鉄の労働者などには当然のこととして要求されているのである。

むろん、現代では、勤勉自体よりも、能率であり、効果である。そうして要求されるものは何よりもまず機能・性能の正常さであるが、ほかのあらゆる点の正常さに対して、優先的にそれが要求されることにも問題はないであろうか。兵士の「正常さ」は、冷然として人を殺すことのできる能力を含むものであった。

極言は避けるにしても、現代の要求する「正常さ」には、ある非情な、さらには異常なものがないであろうか。そうして、「自分は正常だろうか」とつぶやく現代人のつぶやきの中に、その非情さに圧倒されそうになっている、受け身の姿勢が反映していないであろうか。

もとより、人間の機能——判断、推論、行動、作業——に要求される精度が高まっていることには、数々の正当な理由がある。社会は次第に精密機械のようなものになってゆく。そうして、世界全体がぬきさしならず一つに結び合わされてゆく。かつてヨーロッパに起こった事件は、いかに大事件であろうと、日本、あるいは中国に何らの影響を及ぼさないものであった。今日ではそうではない。極端な場合、たとえば、キューバ危機に際していやが上にも明白になったように、世界の運命が、ほとんど二人の人間の決断の上にかかることが現実の問題となったのである。もし、かれらの一人が狂気を秘めていたら、——それは戦慄せずにはおれない想像であろう。

われわれが幼なかった二、三〇年前までは、どの村や町にも一人か二人はいた、無害で善良な、少し知恵の足りない人たちはどこへ行ったのだろうか。あれは、精度の低い、ゆとりのある社会の中の存在だった。人々は、けっこう好意的な微笑をもってかれらをふり返り、かれらは店の手伝いを気まぐれにやらせてもらったりして、ふしぎに食いつめずに生きており、その街の一種の名士にまでなりおおせていたものだった。いま、かれらが街頭に立ち現われたとしても、子どもたちですら、かれらを振り返り見るだろうか。

「正常であれ」という非情な要求、そうして、現代の人間として落伍しないために「自分は正常であろうか」とつぶやきつづける人間、——なぜなら高度に組織された社会からの落伍はそうでない社会からよりも、はるかに徹底的で救いのないものであろうから——これは、現代の一つの縮図と言えないであろうか。

「自分は正常であろうか」というつぶやきは、落伍——失業の不安を背にし、非情な要求を前にし、そうして仕事から究極には疎外されているといわれる現代の人間の悲惨な自己点検ではなかろうか。そうして、先にのべた「性能崇拝」もそのような人間の悲しい夢想ではなかろうか。

＊

すこし、角度をかえて眺めてみよう。

社会は、複雑に、精緻に、ぬきさしならず組み立てられているだけではない。それは急速に変化しつつある。

その変化は、全地球的規模であるけれども、さしあたり、身のまわりをみまわすだけでよかろう。たとえば、誰が二〇年前、農村の人口減少から都市の交通地獄、また事務の電子機械化からテレビの普及した団地生活に至る、今日の日本のありさまを想像したであろうか。

それは一見、敗戦からの「立ち直り」とみえる。しかし、そうではない。資本主義が地上にあらわれて以来、人類のすべてがこうむりつつある、生活の根本をゆさぶるような激変の一環なのである。単なる復興ではない。

資本主義が人類の生活に及ぼした影響は、そのあたらしい搾取の形式にだけよるのではない。資本主義は、そのたえざる拡大再生産、技術革新、科学の進歩、これらの互いに影響しあいながら進行する過程によって、人類の生活内容に「たえざる変化」という刻印を与えた。現代フランスの哲学者の一人が「われわれは変化という病気にかかっている」といっているのは正しい。

しかも地球上のいかなる牧歌的な原始社会に対しても、このたえざる変化の過程の中に強制加入を強いつつある。友人の歴史学者が「歴史学者は時代区分に憂身をやつしているが、ほんとうの時代は二つしかない、——すなわち資本主義以前と資本主義以後とだ」と言ったのは至言であろう。社会主義はさしあたって資本主義から搾取という棘を抜こうとしながら、このたえざる変化の過程を継承しつつある。

この「変化」——耳馴れたことばで言えば「進歩」自体が、非常に大きな問題である。原始社会からいきなり資本主義の、しかもそのもっとも悲惨な底辺にひきずり込まれたアフリカの社会では、しばしば集団的狂気に近い状況に追い込まれているようだ。文化人類学者たちは、それをさりげなく「文化変容」(acculturation)とよんでいるが、その内容は、決して、ことばの暗示するようなおだやかなものではない。秘教的・魔法的な宗教への惑溺、アルコールをはじめとする麻薬、幻覚剤への耽溺は、「文化変容」を受けつつあるアフリカ社会の特徴である。ヨーロッパでも、暗黒とされる中世はかえって穏やかな牧歌的社会であって、魔女裁判に代表されるような激烈な、気狂いじみた状況は、貨幣経済の侵入にともなう中世農村の解体の進行とともに立ち現われたのであった。

このようにショック的な反応でなくとも、生活をゆさぶるような社会的変化が、人の一生のあいだにかなり著しく起こるときは、数世代のうちにようやく気づかれるような変化と質的に異なった問題を人間に課さざるを得ないだろう。

父親のように生きることは、かつては人生の門出に立つ青年にとって自明のことであった。父親はまたその父親のように生きたのであり、わが子はまた自分のように生きてゆくだろう……。そのような状況は、今日でも、スイスの時計工の家庭では存続しているという。数世紀にわたって本質的な技術革新がなく、伝承的なものがまだ有効である場合だからである。しかし一般にはそうではない。

アメリカの社会学者リースマンは、人間の行動のタイプを三つに分けて考えている。第一の型は「伝統志向型」といわれ、父祖、あるいはひろく社会の伝統にしたがうことを、生き方の中軸としている場合である。第二の型は、「内部志向型」と言われて、自分の内面の信条、思想、感情を中軸とする生き方である。第三の型は、「他人志向型」と呼ばれ、他人にどう見えるか、他人がどう思うかを基準として生きてゆく型である。リースマンは現代のアメリカで、第三の、「他人志向型」が急速に増大して現代人の典型となりつつあることをみている。

むろん、この分類をただちにわれわれにあてはめるわけにはゆかない。

ヨーロッパ、アメリカの人たちにとって、リースマンの分類からただちに連想するものをあげると、おそらく、「伝統志向型」の典型は、イギリスの紳士であろう、かれらは、二〇ペンスが一シリングであり、一二シリングが一ポンド、二ポンドが一ギニー、という、複雑な貨幣制度を改めようとせず、またたとえジャングルの中にあっても午後四時にはイギリスにいる時と同じように正装してお茶をのむ。イギリスの伝統ある学校では、化学実験を今なおフロックコートを着用して行なっている。「内部志向型」としては、アメリカ建設者たちの清教徒、すなわち信仰もカトリックのように教会と儀式の問題ではなく、内面の「信仰によって義とせられる」とした人たち、あるいはエジソンやカーネギーのような資本主義社会のセルフ・メイド・マン（自分の力で自分をつくった男）を思い浮かべるであろう。

わが国ではすこし事情が異なるようである。わが国の「伝統志向型」は、いつも「他人志向型」の色あいを帯びていた。わが国の伝統的な生き方の原理である「義理」や「恩」は、「人からみればどうみえるか」という発想に立つものである。「内部志向型」は近代人の理想として仰がれてきたが、そのおそろしい否定面であるエゴイズム、あるいは絶対的な孤独は意識されることが乏しかった。「そんなことをしては人に笑われますよ」と教育され、「勝手なことをしてはいけない」と叱られるのがわが国の一般の「人づくり」である（「勝手なことをしてはいけない」という、ありふれたことばは非難の意味をこめたヨーロッパ語に訳すことがほとんどできない）。それは、はなはだしく「他人志向」的である。

このようなことのために、わが国では、リースマンがみたように、現代における「他人志向型」のにわかな擡頭が注目されることはないかも知れない。わが国ではむしろ、在来型の「他人志向型」と現代型の「他人志向型」とが重ね合せになっているであろう。

日本のことを念頭におきつつ、一般的に考えてみると、リースマンの三つのタイプは、それぞれ、社会変化の多少に対応させて考えることができるだろう。変化のほとんど、あるいは、まったくない時、伝統にしたがうことは、大変、重味のある生き方である。そうして、精神形成期につかんだものが生涯を通じて有効な時、内部志向型が正統とされるだろう。しかし人の一生という、さして長くない期間の変化すら、幼少年期の体験、青年期の教育を無効にしてゆく時は、他人志向型が次第に優勢となるだろう。とくに教育が未来の変化を先取りすることができず、つねにひと足おくれた内容を与えるにすぎない時はそうなるだろう。その時ひとはちょうど、体操を習いはじめた子が、たがいにとなりの子の仕草を盗み見ながら覚束なく手足を動かすような具合になる。適応しきらないうちに現実の方がまたもや変ってゆくからには、いつまでもそうなのだ。

伝統志向型はとにもかくにも外なる座標系をもち、内部志向型は内なる羅針盤を信ずることができるものである。流動性の高まった社会において、このような羅針盤も座標系も見失われたとき、残るのは他人志向型である。「自分は正常だろうか」、このつぶやきは、羅針盤も座標系も失って漂うもののつぶやきではなかろうか。

そうして、「他人」なるものも、もはや気心の知れた、心を開いて語り合える個性を持った人間ではない。あなたの生い立ちから見守ってくれ、ともに生き、いわばあなたの一部分ともなっているような人間でもないだろう。それは、顔かたちを持たない、のっぺらぼうの不特定多数、互いに心の相互作用のない「孤独な群衆」である。そうしてそれは、テレビの画面を通じて茶の間まで、容赦なく侵入している。マスコミの圧倒的な力は、決して電子工学の発達によるものではあるまい。それは、はるかに強く、現代の心理的座標喪失感に、力の源泉をもっているのではなかろうか。

＊

これらの「現代的」な状況を、その環境、背景から眺め直してみよう。さまざまな角度から眺めてみることが必要である。

まずそれは「都市化」の傾向と呼ぶことができるだろう。われわれの周囲は、烈しい都市化の傾向にある。東京だけではない。大阪、名古屋だけではない。京都、奈良、金沢のような古都も、また、名の知られぬ町や村さえも……。

「都市化」とは何であろうか。

もとより、都市は、現代に始まるものではない。今日知られているもっとも古い都市は、七千年前の新石器時代のトルコの都市であるという。人々は土製の家に住み、天井から出入りする。しかし、すでに工場があり、市場がある。交換経済がかなり広範囲に行なわれていたと推定されている。

ギリシャ人は、都市国家「ポリス」群を形成し、かれらは誇らかに「ポリスに住まないものは人間ではない」と考えていた。ルネサンスのイタリアの諸都市は「都市の空気は自由を作る」といわれ、人間解放の場と考えられていた。

われわれは、都市を政治的自由と結びつけて考える伝統をもっていない。それにしても、「町は自由でいい」と田舎の人たちには考えつづけられていた。長い間、われわれの観念にある「都市《まち》」は、文明の利器に囲まれた文化的な生活であり、洗練した趣味であり、そうして地縁的な、また血縁的なさまざまのクビキからおのれを解放し、一人の人間として生きるチャンスを求めうる場であった。都市は、そのようなものとして、強大な吸引力を発揮しつづけてきた。「あそこへゆけば、ないものはない」「あそこへゆけばチャンスが待っている」「美しい恋人にめぐりあえるかも知れない」等々。

しかし、都市は、いまもなお、そのように「かわいらしいもの」であろうか。

まず、都市は、人間にとって自然に対する新しい関係である。

自然を摂り込み、その荒涼とした面を和らげ、いわば庭園化し、そのような、飼いならした自然の中におさまっている都市もある。京都や金沢のような街がそうである。そのような特別な街でなくても、自然の枠の中におさまっている街はまだ少なくない。われわれにとって長らく街とはその程度のものであった。蚊やり火のかすかな匂い、打ち水をした道からたちのぼる冷気、それらにまじるかすかな虫の音、時に蛙の声……。

記憶は次第に薄らぎつつあるが、たしかに戦前の日本の都市は、今日のように気狂いじみたものではなかった。東京や大阪の街は、四通八達した運河に貫ぬかれ、岸べには柳の老樹が深く影を落していた。機械的なものは町の点景にすぎなかった。

しかし、今日の大都市はもはやそうではない。自然は外に放り出され、コンクリートの立体的な、機械の内部のような街が今日の近代的な大都市である。自然は、そこここにとり残された水たまりのように残り、また、もとより、空はなお春の雲を浮べ、秋の雲を渡らせてゆく。しかし、人間の生活は、自然を閉め出し、勘定に入れないで営まれてゆく。

都市化とは、まず、このように自然を「疎外」し、自然から「疎外」された生活である。それは、人間にとってまったく新しい体験である。人間の長い歴史、あるいは人間以前からの生物の長い歴史の中で、いつも大地は身近にあり、水は、雲は、微風は、身近にあった。植物や動物たちは身近にあった。自然がわれわれを包んでいた。それらのものの与える「大地の感覚」はわれわれの精神を正常に保つ上で、微妙な働きをしているものではないだろうか。牢獄にあるのと同じくらい自然から距てられることは、何か、目にみえない影響を心のはたらきに及ぼさないだろうか。

具体的に大地を踏みしめて生きることと、みずからの正常さに対するゆるぎない信頼、いわば、自己の存在に対して「大地の感覚」をもって生きることとの間に、つながりはないであろうか。われわれの意識がこのような環境、いわば、交響楽における基底音のように、はっきりとは聞きとれないが、たえず鳴りつづけているものに、どれほど深く影響されているか、誰も言うことができないだろう。

＊

しかも、都市的な生活は、自然からだけ疎外された生活ではない。それはまた他の人間との関係も変えてゆく。

大家族、隣近所、それらはたしかにわずらわしい、うるさい存在である。長らくわれわれは、それらにとり囲まれて、息づまる思いで生きてきた。今日でもなお、それらがなくなったわけではない。

しかし、行きずりの人までふくめて、他人は不必要なのだろうか。

「東京は、他人の眼がなくって、ほんとうにさばさばした町ですわ」とひとは言う。

たしかにそうである。お祭ごとの寄付金、町内会、そうして、いつも口さがない近所の老人たち、それらは、地方の生活を今もなお、やり切れないものにしている。恋人と手をつないで歩くには、ひとの話題にのぼるのを必ず覚悟しなければならないのが、今日でも地方都市の多くの実状なのだ。

職場、それと家庭をつなぐ交通機関、夫婦中心の家庭、少数の友人、それからいくつかのゆきつけの店、好みにかなったレクリエーションの行き先。それだけ、そうしてそれだけしかもたないことは、大変すっきりした人生を約束しているかにみえる。少なくとも地方都市からはるかに望み見る時はそうなのだ。

しかし、たとえば、ある友人は、東京に移り住んだ体験をこのように語る。

「久しぶりに京都へ行って、市電に乗った。するとね、不思議なんだ。乗客のあいだに何か交感がある。赤の他人のはずなのに感情の交流がある。石ころと違ったものとして、触れ合っている。東京では、そうじゃない。電車のほうも石ころを運んでいるつもり、こちらのほうも、運ばれているあいだは、死んだも同然。「存在すること」を止めている。京都に住んでいた時は、ああいう、低音の交感など気づきもしなかったがねえ」。

筆者も同感である。

ゆきずりの他人すら、大きな力をひとに及ぼしているのだ。祭の日のざわめきの中で、おのずと表情はほころび、心はなごむ。あご紐をかけた警官隊がいならぶあいだを歩かねばならぬ時、頰はこわばり、心はひきしまる。人の表情の、心に及ぼす力は大きい。石の表情をした人たちに囲まれ、職場に運ばれ、家庭に戻るあいだ「人間の壁」に囲まれていると感じるとき、その影響するところ、みずからも「心の表情」を失ってゆきがちなのは、大いにありうることである。行きずりの人間からの疎外感も、徐々ではあるが、大きな影響を与えるものといわねばならないだろう。

おそらく、人間が生まれてはじめて、それと認めて眺めるものは、両親の顔であり、両親がみどり児の表情に一喜一憂するのと同じく、否、それ以上に赤ん坊は両親の表情から多くのものをたえず読み取ってゆくことを学ばねばならなかったであろう。人間が無力で保護されてやっと生きてゆける幼年時代に、保護者の表情は何よりも大事な信号である。人間が、人間の顔の識別、表情のよみ取りに、非常にぬきん出た能力を持っているのも、そのためであろう。われわれは、関心を持っている人の顔にほのかに浮かぶ、どんな小さな表情のさざなみをも見落しはしない。ところが筆跡とともに表情は、今日まで、電子計算機による分析が成功していない、世にも微妙なパターンなのである。

＊

さらに進んでいえば、ある心理学者たちの考えるように、他人の存在は、自我の形成に欠くべからざるものなのであろう。われわれは、「自我の目ざめ」といい、あたかも時至って、つぼみがふくらみ、花が咲きこぼれるように、自我が目ざめると考えている。そのことの一面は正しいが、他面、われわれは、他人の中の自我——すなわち「他我」の認識にみちびかれて、自分の中の自我を発見するに至ることも認める必要があろう。哲学者らしい表現を借りれば、「他者が自己の源泉」である。

「人間は孤独でもありえず、社会的でもありえない厄介な動物である」というのは、バートランド・ラッセルの警句であるが、ほとんどすべての人が思い当るフシをもつであろうこの警句の底にあるものは、あるいは、われわれの自己の中に「他者」が矛盾を醱酵させるパン種のように仕込まれていることによるのではあるまいか。

　われわれは、わずらわしい人間関係にあって、ひとりあることのしずけさとのどかさをおもう。雑踏の中にあって、はるかな山なみに視線をはせるごとく、ほとんど郷愁のごとく孤独をおもう。しかし、また、孤独がひしひしと全身を押し包むとき、壁にでも話しかけたいような苛立ちを覚えるであろう。われわれは、他人を愛し、憎み、孤独を愛し、憎む。「孤独と友情との微妙なバランスこそ」と、あるフランスの詩人は言った。そしてそれは静止しているバランス（秤《はかり》）ではなく、揺れてやまないバランス、行きつ戻りつする秤である。

　観念の中では、孤独も、また、まどいも、安易に愛される。しかし、ほんとうの孤独は、そのままでみのりゆたかなものではない。自分との果しない対話、自分が自分の中に落ち込んで、はいあがろうとしてはまた落ち込むことの果てしない繰り返しである。精神の力のすぐれて強いものにだけ、孤独は地獄でなく、煉獄となる。自分とのはてしない対話の中で、自分を見失わないことはたいへんむつかしいことだ。まどいの中のにぎやかさの中で、他人の中に自分を見失う危険と同じく、自分の中に自分を見失う危険もまた存在する。

　われわれは、たとえばアンドレ・ジッドのような作家が自己の中で行なうキリスト教との暗闘を、いささか不思議に思う。われわれは、自我のめざめ以前に自分の中に強烈な宗教的偏見が仕込まれている社会に生きてこなかったからである。しかし、少なくとも、時至って自我がめざめるとき、われわれは（神でなくとも）われわれの中にいる他人を発見するのだ。現代において、われわれに対する「他人」の質がいちじるしい変化をこうむりつつあることの結果は、どのような人間性の変化を導きつつあるか、われわれはまだ、さだかに知ることはできない。

空間的に「他者」と断絶するのみならず、われわれは時間的にも、急激な社会の変化によって過去から断絶されつつある。

「世代」ということばは、世界的に二十世紀の流行語である。もともとの意味では、それはひとが生まれてから子を生むまでの年数をさすものであった。しかし「世代」の意味する時間の長さは、急速に短縮されてきた。われわれは、ふつう、三年の違いを、もう別の世代とする。過去の体験に対する三年の年齢的な違いによって、もはや、同じ現在の世界が別の具合にみえるのは驚くべきことといわねばならない。

空間的・時間的に「他者」と断絶するだけではない。はるかに意識されないことだが、みずからの過去の体験ともたえず訣別してゆかねばならない。年をとることは、かつては有効な体験が積み重なることを意味した。こんにちでは、たとえば、十年前の体験の、現在使用不能の度合は、以前よりはるかに増大しているとみなければならない。

みやすい例としては教育があげられよう。たとえば、過去の技能教育は、それを身につければ極端にいえばそれで一生をわたってゆけるというものであった。今日ではむろんそうではない。たえず増大する傾向にある〝教育投資〟の効果は、社会の変化自体によって、たえず目減りする運命にある。これはもっとも平易な例である。はるかに微妙な体験、学校で教えられるのではなく、環境からおのずと汲みとってゆく体験においても同じことは起こっているにちがいない。そのような世界では、「経験」ではなく「適応力」、ひらたく言えば変り身の早さが重要である。ひとの一生は一回限りの重みをもってうけとられるよりは、自動車のモデル・チェンジのような、たえず最新の性能を持ちあわせているように整備するものとして考えられるようになりつつあると言ってよいのではなかろうか。

自然から、また、自分をとりまく人間からのみならず、自分自身の体験からも疎外されつつあるのが、現代の人間であると言わねばならない面があるのではなかろうか。

＊

いや、仕事がある、とひとは答えるであろう。たとえ苛酷な現代が人間をその「性能」だけに還元しようとも、その性能を発揮して、仕事を成し遂げてゆくところに、人間の自己証明のみちがあり、その自己証明を通じて人間性は回復されるのではなかろうか。

たしかに仕事は、そもそも人間にとってそのような意味をもつ。手を束《つか》ねて暗闇の中に自己をみつめるのが、自己証明のみちではない。「作家はもし、書くということがなければ、自己の暗さに圧倒されて気が変になってしまうだろう」という意味のことをトーマス・マンは言っている。そうして彼自身、日課のように、毎朝きまった時刻に机につき、倦まずたゆまず、あの数々の大作を書きあげたのであった。詩人はペンをもって、彫刻家はのみをもって、医者はメスをもって考えるというのは、一つの常識である。客観的世界の硬さを身を以て味わいながら、自己を客観化することなしには、自己証明のみちはない。

そのような「仕事」を現代の中でかちとることは、幸せである。またかちとるようにつとめることは重要だろう。しかし、現代の世界が人間に強要しつつある「仕事」は必ずしもそのようなものではないことも知らねばならないだろう。

「仕事」が人間性の中にもつ重みは実に大きい。

それによって日々の糧をあがなうだけではない。仕事の成果を味わい、またそれが他の人々によって味われることを知るのは大きな喜びである。そうして、自分の内容が外に客観化された形を目にすることは、それ自身、大きな自分自身へのはげましであろう。

しかし、とりわけ仕事の過程そのものの中に喜びがある。仕事のもつリズム、仕事の運びのもつ起承転結はわれわれの日々の生理的・心理的時間の具体的な組織者である。仕事はその最良な形において、このようにわれわれの人生をいく重にも意味づけるものである。

現代における「仕事」はそれではどのようなものだろうか。

社会が高度に複雑な組織体となっている現代では、もとより、仕事の内容は複雑多岐である。そうして、世襲制がほとんど影をひそめ、仕事とむすびついた固定的な「身分」が解消しつつある現代では、かつてのいかなる時代にもまして、「自分にあった仕事」を選ぶ可能性は大きい。もちろん、仕事が高度であることにともなう大きな教育投資――時と金の――の要求は、この流動性を現実にはかなり減殺しつつあるけれども。

しかしまた、総じて現代の「仕事」がいく重もの意味で人間を疎外したものであることは、マルクスはじめ、数多くのひとたちによって指摘されている。

「仕事」そのものから疎外された失業者については、言うまでもないだろう。ここで言わねばならないことは、失業者の存在そのものが資本主義体制そのものにとって必要なことである。単に必然なのではなく、必要でもある。先日の新聞記事に、イギリスの失業率が二パーセントを割ったことが、イギリス経済の危機の徴候としてあげられていた。完全雇用をうたう「福祉国家」イギリスですら、失業者の存在を体制の健全な運転のために必要としているのである。労賃を〝適正〟なものに抑えるためには、働くものにたえず失業の不安という影を背後に意識させておかねばならないというのが、いちばん平たく言った説明である。正確には、ケインズなどの仕事についてみなければならないが。

もちろん、福祉国家イギリスでは失業保険金は十分であると言うかも知れない。それが十分であることはのぞましいことであり、体制上要求されるものであるからには、失業者は体制維持の貢献者として十分報いられねばならないだろう。しかし、それは、仕事が人生にもつ意味の何ものをもほとんど取り戻してはくれない。仕事からの疎外は依然として不変であると言わねばならない。

このことと関係して重要なのは、現代が要求する人間の「性能」の厳しさのために、かなりのパーセントの人間が意義のある仕事に参加することができなくなりつつあることである。たとえば、精神病の治療は今日非常に進歩し、多くの精神病が事実上治るようになった。しかし問題なのは、現代社会のさまざまな非人間的な側面にも耐えられるようにまで「治ら」ねばならないことである。社会復帰は、社会の方の壁が高くなってゆくために、ますます困難となりつつある。実際上、二重構造の底辺である単純非熟練労働のほかに職場をみいだすことは困難であり、多くの病後の人たちは、自宅でぶらぶらしていることを余儀なくさせられている。この事情は、小児マヒやそのほかの慢性病におかされた人々にもあてはまることである。

では、仕事をとにかくにも持ちえている人たちについてはどうであろう。

たしかに仕事のつらさは減った。もっとも激しい労働の代表とされる農業でも、来る日も来る日も腰をかがめて田の草とりということはなくなった。耕耘機や化学肥料や除草剤の普及が農業労働を耐えられるものにしつつあることは事実である。このようなことは、ほかのさまざまの仕事でもみられることである。

しかし、一方、仕事が孤独で単調なものとなったことは否定できない。近代の労働は、単調な繰り返しと、その間中の緊張を特徴とする。仕事の始まりから終りをみわたし、成果を味わう喜びも、また、疲労を耐えられるものにする仕事のリズムも、ひとと協同して一つのものを仕上げてゆく喜びも乏しいといわねばならない。日がな一日ねじをまわして送るチャップリンの『モダン・タイムス』は、むろん現代の工場でいたるところにみられる光景である。

科学者や芸術家や医師はそれではどうであろうか。これらは、労働の総合性・創造性の最後のトリデであるようにみえる。しかしこの分野でも労働は次第に部分化し、創造性を見失いがちであることは、数多くの指摘がある。

もとより、近代以前の労働のあり方をいたずらに美化することは正しくないだろう。工芸の職人に集約されるような、現代では失われた仕事の総合性・創造性、仕事の成果をみずからも味わい、他の人々ともわかちあうといった点を誇張することも正しくないだろう。前近代の労働は、苛酷で、単調で、人々は仕事にしばりつけられ、そうして労働の成果はまるまる他人に横どりされてしまうのがふつうであった。

しかし人間の生産力がきわめて低かった長い時代を通じて、人々は、文字どおり額に汗して働きながら、この「労働」という、そのままではエネルギーの消耗に他ならないものを、馴らしにくい怪獣を何とか飼いならすようにして、ようやく人間に耐えられ、肯定的な意味をもつものに変化させて来たのである。機械の導入は、その論理の延長であるが、機械と人間の共存する現代社会すなわち機械というたえず進歩するものと、人間の体と心という、にわかに進化しえないものとが共存する社会、そうして、生産のための生産に狂奔するかにみえる現代社会において、仕事の人間的意味は大きくゆさぶられつつある。

オートメーションをはじめたウィーナー博士は、たしかにすぐれたヒューマニストである。単純非熟練労働は、人間の頭脳や手の偉大な可能性を考える時、まさに人間そのものに対する侮辱であり、「人間を人間らしく用いるために」そのような屈辱的な労働は、オートメーションによって遂行さるべきであると彼は考えた。

しかし、オートメーションが人間回復とつながる日はまだ遠いと言わねばならない。その日は現代社会の枠内で来るであろうか。体制の如何はともかくその日が来るとしても、その日まで、いわば長い冬を生きとおした生命の球根がその時に花ひらくであろうか。ウィーナーの弟子たちは必ずしも、師のごとく考えていないようである。ある電子工学者によれば、労賃の上昇率が生産性の上昇率を上まわりつつある現在、労働者を不要にするオートメーションが急速に普及するのは必然であるという。氏の考えによれば、将来の社会においては、少数のエリート以外の人間は不要であり、また、なくしてしまわねばならないという。そうしなければ、生産性の絶えざる向上は望めないだろうという。このように夢想された技術文明は、人間の意味のみならず、存在をも奪うまでに倒錯したものであるが、その実現性はともかく、数々の科学小説にもみられるような、現代の歪みが拡大して写し出されたものとして、まじめに考えてみる必要があるだろう。

＊

これまで述べて来たことは、現代における人間の「疎外」の初歩的な、しかし基本的な局面である。「疎外」ということばは、現代の流行語になったようであるけれども、ここで注意しなければならない点が二、三ある。

ひとつは、「疎外」ということが、現代の人間が置かれている特別の状況ではないことである。カフカの小説『審判』をオーソン・ウェルズが映画化した中に、格納庫のように広大なオフィスで、無数のタイピストがことごとく一方向をむいて、機関銃のような音をたててタイプを叩いているシーンがある。白々しい、無機的な光景であり、現代の労働の人間疎外的な状況の視覚化である。しかし、それをまのあたりにして、たとえば前近代的な手工業労働のなかにまったく人間的なものをみようとすることは、正しくないだろう。過去の労働も、局面はことなれ、人間の人間的なものを度外視した、苛酷なものであり、人間は、その長い歴史をつうじて、たえず、生木を裂かれるような切ない思いをしながら、おそろしい苦痛と単調さとに耐えて辛うじて生きてきたというのが、むしろ実状に近い。

自然との関係にしても、『ダフニスとクロエ』のような、自然の子の牧歌的な生き方は、実はこの小説が甘いも酸いも嚙み分けたローマの「通人」の手になるものであることからもみられるように、ほとんど仮空のものと言っていいだろう。ほかの人たちとのつながりにしても他人の貧乏をよろこぶ残酷さは、たとえば、「となりの貧乏は鶴の卵の味」というコトワザからも知られるだろう。自然と、人々と、労働と、自分とのあいだに、ベートーヴェンの第九交響曲の合唱のような、一体的な歓喜の歌が鳴り響いたことは、あったとしても実は稀有のことであろうと言わねばならない。

しかし、長い歴史を通じて、自然や人々や仕事と、人間の生とは、あるバランスのとれた、いわば、時間によってこなされた関係ができあがっていたのであり、今日、われわれが直面しているのは、そのような伝統的な関係の潰乱である。

リルケは、このような潰乱に直面して、次のようにうたっている。

「奇妙なことだ、関連しあっていたものすべてが、解き放たれて空間にひるがえるのを見るとは」（「ドゥイノの悲歌」）。

しかし、このような潰乱をもたらしたものが、決して天変地異などではなく、人間の歴史自体の自己運動によるのであり、このことによって、現代は、希望と絶望が交錯し、極度の楽観と悲観が共存する時代となっているのである。

資本制生産は、それまで想像もできなかった強大な生産力を解放して人類の手に与えた。と同時に、それに伴って、ほとんど必然的に生じた深刻な副作用を克服して、人間と自然、人間と人間、そうして人間と、その自己実現の道としての労働との関係を、あるべき形にすることには成功していないのである。SF小説の大部分は、そのことを反映して、高度の技術社会の中で、ますます矮小化してゆく人間を悪夢のように描き出している。

しかし、また、人間が生きがいを求め、みずからの生の意味づけを試みる力が実に根強いことも、われわれは知っている。たとえば、牢獄や捕虜収容所に入れられた人間がどのように丹念な細工にふけり、時間表を隅から隅まで暗記するかを。あるいは、突然両腕を失った青年が、いかに脚を使いこなし、盲目になった人間が、いかに残された全感覚を動員して積極的に生きようとするか、を。ドストエフスキーは、シベリアの流刑地での体験を語っている。囚人たちは、樽から別の樽へ水を汲み込むことを命ぜられる。その樽がいっぱいになると、水をまたもとの樽へ戻すように命ぜられる。これを繰り返すと、囚人は、かならず発狂するのだという。このような流刑地で、炊事係はもとより、どんな卑しいとされる仕事であっても、順序があり、意義がある仕事なら、いかに特権的なものとして、あこがれの的となるかは、よく知られている。たとえ、元将軍でも、貴族でもそうなのである。

しかし、樽から樽へ水を移す囚人は、最後には発狂するかもしれないが、しかし、たとえば、しばらくは、水を汲んでは移す動作に、気づかれないようなリズムをつけて、そこに喜びをみいだすかも知れない。すぐれた音楽家の囚人なら、水をうつす動作に、決して人に聞かれないが美しいリズムをこめるだろうというのが自然な想像である。フランクルの伝えるナチスの強制収容所においても、人間は決して他愛なく家畜の群になってしまったのではなかった。決して名誉や名声の期待によって鼓舞されないのに、勇気や自己犠牲のほんとうの実例がみられたのである。いかに非人間的な状況をも、人間は、何とかして人間化しようとする。それは、真珠貝が異物をなんとかして包み込み、自分のものとしようと、けんめいに粘液を分泌し、真珠を作るのにも似た、ほとんど、人間の体に備わった生理的なものである。はたして、ヴィクトル・ユゴーの『レ・ミゼラブル』には、ガレー船がマルタ島に近づく時、漕刑囚――あの、「レ・ガレール」というシャンソンにうたわれている、来る日も来る日も船底で鞭打たれながら船を漕ぐ囚人たち――の歌声が櫂の音よりも先に聞えてくると記されている。このような人間の底力は、現代の状況の中でも期待できないであろうか。いちばんわかりやすい自然への見方をとろう。

＊

初めて汽車がこの世に現れたとき、イギリスの詩人は、これを自然の敵対者、破壊者とみなした。汽車の走るところに自然はなくなり、そのまわりの自然はけがされるとつよく感じたのである。汽車の美しさをはじめて表現したのは、画家のターナーであり、ついではモネであった。空間にみなぎる豪雨をついて石橋のうえを驀進する汽車を描いたターナーの『雨、蒸気、速度』にはたしかにほんものの感動がある。そうして、今日、汽車に対する感動はたいへんポピュラーなものになった。『鉄道ピクトリアル』といった鉄道ファンの雑誌を開いてみれば、たとえば、加圧された蒸気を吹きあげ、汽笛を長く長く吹き鳴らしつつ、急勾配をあえぎのぼる蒸気機関車にたいするきわめて感動的な文章が載せられている。もっとも、今日では蒸気機関車は、決して近代文明の代表ではなく、電気機関車や長編成の電車に駆逐されてゆく、亡びゆくものであり、ターナーの画でいえば、廃艦になった帆走戦艦が蒸気曳船にひかれてしずかに港を出てゆく、あの『戦艦テメレール』にくらべられるものかも知れないけれども。

しかし、われわれは、最新式の航空機や夢の超特急にもある詩情を感じないのではなく、もっとも醜いビル街すら、雨がそれを煙らせる時、われわれはある感動を「分泌」しないではない。もっと前向きに、現代世界のむき出しのものそのものに、詩をみいだそうとする意欲さえあるのである。ある現代アメリカの詩人が言った「シカゴをわれわれのものとしなければならない」は、その端的なテーゼであろう。もちろん、シカゴを自分のものとするには大変強靭な歯や顎が必要だろう。わが国では小野十三郎がそのような強い歯と顎を持った詩人である。かれは、大阪の淀川河口デルタ地帯の、はてしない葦原と、その広大な水平の広がりの上にそそりたつ重工業群を、すばらしい詩にうたっている。

もとより、自然にくらべ、他の人間、あるいは労働との関係の前向きの克服はいっそうむつかしいだろう。たとえば、飲み屋での性急な自己吐露に終ったり、新興宗教に加入したりすることが他の人間とのつながりを求めるこころのせいいっぱいの努力の果てであるかも知れない。サラリーマンが、自己の仕事への熱情を語るときも、半ばは、一生懸命自分に言い聞かせているような響きがこもらないでもない。現代の花形とされるサラリーマンも、あるアメリカ作家の表現を借りれば、グレイのフラノを身につけた孤独な現代の騎士である。

このような状況に直面して、たとえばスポーツは、近代人が意識的に開発してきた、生きがい、あるいは生きがいに似たものを求める方法であるといえないであろうか。たとえば、われわれは、ハイキング――自然の中を歩むこと自体を目的として山や野をさまようことが、意外に新しく、西欧でも一八世紀末、ジャン＝ジャック・ルソーあたりからであるのを知る。そうして次第に、それは意識的なレクリエーション、すなわち、労働の疲労から、自分を回復し、再創造する、という意味を持たされてくる。娯楽をレクリエーションと捉えること自体、仕事がクリエーションすなわち創造の位置から後退していることを示さないであろうか。たしかに労働時間は近代になって飛躍的に短かくなった。しかし同時に、労働時間は、きっかりその時間分だけ、どんな意味でも自分の時間でなくなってしまうということになった。それは、労働が組織的な高度なものとなったことからの当然の帰結であろうが、それ以上にその労働から人間が「疎外」されていることの現われでもある。ひとの生は、具体的には、日々の二四時間を「組織」してゆく営みであるが、生のそのような「日々の組織力」は現代では集約的に労働時間を除外した一六時間にむけられる。また逆に、ひとを働かせる立場からみれば、レクリエーションは、「労働力の再創造」であり、現代の政治家が「レクリエーション政策」を云々する理由にもなっている。

かつて封建制のもとで、祭日が、万人がみずからを主体と感じうる唯一の機会であったように、現代では、スポーツやその他のレクリエーションへの参加によって、自分をみずからの人生の主役と感じる機会を得る。ただ、このような形の主体感は、長い人生をつうじ、日々の行動をとおして、ますます確実な、揺ぎないものとなるよりは、もっと瞬間的、現在感覚的なものである場合が多い。レクリエーションという、そもそもの動機自体が、受身的なものであり、たとえば、近代の意識的に過ぎる労働によって破壊されがちな、人間の意識と無意識との「のびやかな平衡」を取り戻すところに、その第一の役目があるだろう。そうして、その実際の大きな意味は、子どもの「遊び」のもつような人間の本源的な活動へのつながりを取り戻すことではなかろうか。

このような本源的な活動は、脅やかされ、歪められながらも、いくつかは、その形をとどめている。そうして、残されたものへと人々の期待はおのずと集まるのである。

たとえば、愛の現代的な形がそうであろう。かつて、愛は、人生の広大なじゅうたんの中の模様の一つとして、きわだった模様ではあるが、孤立せず、周囲の模様へといつとはなしに移行するようなものであった。現代の典型的な愛のかたちは、一切の人間的なものへの期待を挙げて一人の人格へと投入する形となっている。そのような期待を映しあう鏡となった二人の人格が、他の侵入をゆるさない最後の砦である。きわめて個人的な密室的な状況で相対することが、永続的に生き生きとした人間関係でありうるかどうかは、容易に回答できない問題である。それは現代が人間に強いている巨大な実験であろう。他の何によってでもなく、人間的なものへの期待の一切を殺到させるということ自体によって、現実の愛がしばしば潰乱に導かれることは、日々にみられる出来事である。

さきに、人間の生を、広大なじゅうたんの模様にたとえたが、おそらく、人生は、性であれ、愛であれ、友情であれ、仕事であれ、一つの事柄だけで支えられるものではなく、世界のさまざまな豊かさのすべてによって担われるもの、——その豊かさを担いつつ、それによって支えられるものであろう。行きずりのささやかな花も、どのような哀切な別れも、世界の豊かさの一部として、それにあずかっている。

オランダの歴史家ホイジンハは、『中世の秋』の初めに、西欧の中世が、生も死も、善も悪も、性も、そのあらゆる局面が剝き出しになった世界であると言っている。死も今日のようにさまざまの儀礼や葬儀屋によってきれいごとになっているのではなく、死刑が公開で執行され、また放置された死体がゆるやかに腐敗し、土に帰る過程が三歳の幼児にも日常の目に留まる出来事だった時代であるという。わが国の室町時代末期もおそらくそのような時代であったろう。

文明がある意味で仮構（フィクション）といわれるのは、人間のあいだに人間らしい関係が成り立つために、そのような生の剝き出しの、野獣的ともいうべき側面を遠ざけ覆い隠すことが必要だという意味である。しかし、また、いかに衝撃的であろうとも、人間が通ってゆかねばならない基本的な体験がいくつかあり、それが人生のある骨格となっているのではなかろうか。人類学者マーガレット・ミードは、女性の人生が男性よりも確実なものである理由として初潮・結婚・出産、という、衝撃的ではあるが、生命とつながる基本的な体験によって段階づけられていることを挙げている。たしかに、男性の人生は、生命的なものに対してははるかに間接的で、曖昧な段階しかないといいうるだろう。

＊

人の一生を、「誕生・性交・死」に要約した皮肉屋の哲学者があるが、人生はそれに尽きないにしても、現実の中でゆるぎなく生きてゆく上で必要な体験――基本的な体験というものがあり、それぞれの年齢にそれを通過し、自分のものとしながら、ひとは成長し、人間となってゆく。「ひとは死ぬものだ」という最初の実感の、心の底に沈んでゆく驚き。愛のさまざまな階梯。最初の「美」とのめぐり合い。自分の心を覗かれているような気がした、ある作家の本。――社会の姿によって、またひとによって形はことなりながら、基本的な体験というものはある。

幼年期、少年時代の個人の秘密――他人には説明できないが、繰り返し美しい想い出として回想されるものは、たとえばしばしの夕焼けのあかね色の空にすぎないにしても、「基本的な体験」にどこかでつながっているものである。

ことばにはっきりならないものが、いちばん脅やかされているのが現代である。たしかに、ニューヨークやロンドンやモスクワは、過去の（日本の）子供には、神話の町以上の実感のないものであったのに、現代のテレビっ子には、生きている人間の住んでいる街としてははっきりと把握されている。しかし、テレビから氾濫するさまざまの人間の姿は、生ま生ましく茶の間にまで侵入しつつ、大量の「体験に似たもの」で、ひとの体験の、体験としてあるべき重みを曖昧にしがちである。一日四、五時間テレビに見入っているひとは今日決して少なくないが、体験は日々に生き、苦しみながら成長してゆく人間が自分でするものであるという、人類が古くから疑うこともしなかった基本的な立場が、はたして持ちこたえつづけられるであろうか。

おそらく、「疎外」のいちばん奥深く、目に見えない形は、「基本的な体験からの疎外」ではなかろうか。われわれは、この否定的な潮の流れに対して何を対抗させながら、つまらないものに足をとられず、また生きがいを求める人間の底力を放棄せずに、自分の人生を組織してゆくべきだろうか。それは現代の人間に課せられた最大の課題であり、社会の基本的な未来像を含む、「人間的なものの一切」は、この課題と無縁ではあり得ないだろう。

（一九六四）

現代における生きがい

われわれの送っている日々は、たしかに一見見栄えのしないものである。中には、日々が楽しくてたまらないというひとがあるかも知れないが、すばらしいことがあってのち、二日三日を有頂天で過ごすのは当り前だろうが、それが二週間も三週間も続くとなると、かえってそれは異常である。今日も大した収穫なしに暮れる。瞬間瞬間が、その持つすべての味わいを味わい尽くさないうちに過去の中へ流れ去ってゆく。このようにして自分は老い、そうして死んでゆくのであろうか。子どものときは、こんなふうではなかった。朝起きてから学校に着くまでが、すでに、たっぷり厚みのある時間であった。そうして四〇分の授業の長かったこと。遊び呆けて、日が暮れて帰って叱られたが、今思うと六時か七時。宵の口もいいところだ。——そんなふうに感じながら、生きているのが今日のふつうの人間であろう。

しかし、一見灰色の壁を眺めているような日々が現代でもなおいかに豊かなものを秘めているかを、例外的な経験は明らかにする。

私は、精神薬理学の実験台になって、精神病に似た状態を起こす薬をのんだある女性哲学者の話を聴いたことがある。

「世界は、目にみえているままで解体し、意味を失ってしまったのです」と彼女は言った。「電線のところに何か光っている。あれは何？　と（ひとに）きいたら星だというのです。しかし、みなれているあの星とは全然ちがう感じだ、何か光るものがひっかかっているといっただけしか感じないのです。いま見る世界の、この、しっとりと落着いて、ものがみんな、あるべきさまにおさまりかえって、自分を中心にゆったりした奥行きを作っている感じ、このふっくらした人間的世界は、ただカメラとしての眼に映ったままでなくって、実に多くのものに支えられて、こうなっているんだと、つくづく思いましたよ」

「人間もおなじです。――（実験中に）医者がいろいろ質問する、この絵は何にみえますか、とかね。ことばの意味はわかるんだが、実に空疎なもので、論理的・文法的に何を言っているかはわかっていて、しかも、何かほんとうのものが伝わってこないというふうなんですよ。口がパクパク動いているのが実に異様でね。意味と音と表情と口の動きとが全然バラバラ――ガラスごしに水槽の熱帯魚をみているみたいなの」

このような感じは、精神科医が統合失調症の患者に対しているときに起こるものである。どうしても相手の中にはいり込めないという感じである。それを精神医学では「ラポール」（精神交流）がない、という。またスイスの精神医学者セシュエー女史の『分裂病の少女の手記』（邦訳、村上仁他訳、みすず書房）

によると、患者のほうでも世界が目に見えているそのままで、硬質な、無機的な、はいり込みえない、自分と無縁な世界に転化してしまうという。それは、ちょうどイタリアの画家キリコの描く世界を思わせる。無機的な、硬い光に照らされた、硬い都市の無人の街路。また、金属の筒で「構成」された、相貌のない人体。街にあふれ、夕ぐれ時の駅の地下道を流れてゆく人間は、このような個性を失った巨大な奔流のように思える。

しかし、私は思い出す、さる古い精神病院を見学しに行ったインターン時代のある日を。古い精神病院には何十年入院という、古い統合失調症患者たちが沈澱している。大勢の患者が大部屋にうつろな表情で立っていた。私たちインターンが通ると、おのずと道は開き、私たちの後ろでまた閉じるのだった。それは海底にゆらめく海藻のあいだを通るような感じだった。私は、古い統合失調症患者についていわれる「植物化」ということばを実感した。かれらの散らばり方は、ほんとうに、一人一人が任意にある位置を占めているのだ、としか表現しようがない。それにくらべると、火事場にあつまるヤジ馬も、駅の群衆も、はるかに強く、お互いを意識し、秩序に従っているといわねばならない（これは間違いである。群衆の中を通り抜ける場合微調整によって決して衝突しない距離に自らの位置を絶えず決め直しているのである。私はこう書いた後、精神科医になる前だったか、にはぶつかりそうになるが、そういうことは決して起こらなかった。ある時はっと気づいた――『関与と観察』二〇〇五年収録時注記）。そうして、私は帰りの電車にはいった途端、乗客たちの顔がいかにぎらぎらした欲望にみちた、人臭いものであるかを知った。一瞬、その人臭さに顔をそむけたくらいであった。電車に揺られている時の人間の顔は、いちばん放心した、呆けたものであるはずなのに、である。私は、ありふれた人間的世界の厚みに、あらためて驚かされた。それはほとんど熱気のように私の顔を打ったのである。

＊

むろん、現代の精神医学は、「ラポール」のないことをもって統合失調症を定義した時代にいつまでも留ってはいない。今日では、医師と患者との間に「ラポール」がないのは、基本的には医師の側の「怠慢」であるとされる。こころを尽くして患者の心への「交通」を打開せねばならず、実際、根づよい努力によって、今まで完全に「荒廃」し、「植物化」していると思われていた、発病後一〇年、一五年といった古い統合失調症患者が、この世との「交通」を取り戻している例が少なくない。火は決して消えていなかった。ただ厚い壁によって遮られていたのである。透明だが厚い壁によって。しかし、それにしても、ふつうの人間が、外界と、また他の人たちとの間に分ちあっている「世界のゆたかさ」（厚み）は、想像以上のものがある。

電子頭脳にとって、外界とは、電子頭脳に挿入される「データ」である。それを分析し、（過去のデータと）照合し、計算し、答えを出す。人間の頭脳に入ってくる外界も、また「データ」――感覚器を通じてくる「センス・データ」である。それを記述し、分析し、結論を下すものが、人間の頭脳であるならば、それは電子頭脳とかわるところがない。しかし人間の意識に直接にあたえられるもの自体、すでに「感覚・データ」の束《たば》ではない。計器の目盛を見守る場合には、そういっても間違いではないだろうが、それは局部的なものであり、一般的には、記憶や追想や期待や行動可能性の推定をはらみ、全体的な構図の中で、まとまりをあたえられた「人間的世界」である。さらに、複数の人間によって構成される「社会」の人間的関係は、いっそうの「ふくらみ」を持っている。言語が人間を人間たらしめる上で大きな役割を果し、また果しつつあることは事実だが、しかし、逆に、人間の社会は、ことばの信号を交しながら暗夜の海をゆく孤独な船団のようなものではない。ひとがひとと交しうるものは、はるかにいっそうゆたかなものであり、ことばは、詩人のいうように、ことばの意味が相手の表面的な意識に働いて、それを油断させているうちに、ほんとうのものが相手の心の奥底へ忍び込むといった役割を果している場合が多い。

そのような「世界のゆたかさ」は単純な意味でわれわれにただポンと与えられるわけではない。窓べから仰ぎみるだけだった山が、一度登った後、全然違った親しさと、さらに、具体的な充実感をもって、眺め直されるように、世界のゆたかさは、われわれが、その中で生き、行動し、人々と交わることによって、次第にわれわれのものとなるのである。いわば世界はわれわれとともに成長し、年をとり、老いる。

＊

もとより、なめくじや貝と、人間とに、おなじゆたかさがあり得るわけではない。ながい進化の歴史をとおして、生物は地球上の世界を変え、ゆたかにしながら、また、そのゆたかさをわがものとしうるように生物自体を変えてきた。神経系統の進化が、とりわけ、重要である。むろん、動きの速い、しかも微妙に動くことのできる筋肉や関節がそれに伴わなければ、神経系統の進化は意味がなく、またそもそも起こりえなかっただろうが。

昆虫は、作りつけの器械、ラジオや、電気洗濯機のようなものであるといわれる。それは十分微妙な働きはするのだが、いかなる意味でも、世界のゆたかさを自分の中にとりいれる――すなわち経験によって学ぶということがない。鳥などでは、「焼付け」（インプリンティング）という機構が発達しているようである。たとえば、生まれてはじめて見た生き物は、人間であれ、何であれ、終生、親と思ってしまう。間違って、人間を見てしまった場合は訂正がきかない。頭脳の中にしっかりとプリントされてしまうようである。そこから、鳥類学者を親にしたり、夫にしたりした鳥の、おもしろい話が出てくる。

哺乳類では、しばしば相伴なって起こる出来事の間が関連づけられ、先の出来事を、後の出来事の「信号」として行動するようになる「条件反射」が発達してくる。このような機構はイヌなどでは非常に発達している。また、意識は、広く放漫になったり、集中して一点に狙いをつけたりするような柔軟さを帯び、さらにいろいろな情緒によって彩られてくるようになる。ネコを飼ったひとならば、誰でも知っている、あの端倪許すべからざる態度は、そのようなものに支えられている。本能といっても、ボタンを押したらピョコンと動くデクノボウのような単純なものではない。

そうして、人間となると、さらに、さまざまの転換が行なわれ、新しいものが付け加わっていっそう世界のゆたかさを作りだし、また担うようになる。

ことばは、パブロフの言うように、叫びを行動の直接の「信号」とすれば、その「信号」を使い、それを組み立てて、新しいもの――人間の行動や世界の状態の論理的内容――の信号とするのであるから、「信号の信号」である。それによって、世界の論理的構造を意識の中に再現することができ、そこから出発して論理的な、意味ある行動――仕事――を世界の中に実現してゆくことができるようになる。

＊

また、現代の生物学者メダワーのいうように、人間までの生物は、遺伝的な組成を（突然変異と、環境によるその淘汰によって）ゆっくりと変えてゆくよりほかに進化の途がないのに反して、人間は、ことばによって、環境にはたらきかけたり環境の働きを受けた結果を、いわば体の外に遺伝して、進化してゆくことができる。文化の生物学的意味である。偉大な頭脳が、死によってあとを残さず消え去ることが、よく惜しまれるが、逆に、万一、頭脳が一代に習得したものが子孫に伝わるとしたらどうであろう。われわれの頭は石器時代の記憶ですでにいっぱいになって、それ以上の進歩は望めないに違いない。有益なもの、承け継ぐに足るものだけは、ちゃんと、ことばや、その他の文化遺産の形で後に残るのであるから、ほかのものは消え去ることがよいのである。

人間が現われてから、進化に新しい形、すなわち非遺伝性の、ラマルク式（一代に獲得したものが承け継がれる）の進化が始まったというメダワーの見方は、コロンブスの卵のようなものである。そして、また、社会を離れて人間は人間であり得ないという、狼少年の例でよく知られた事実に対応するのである。この点は大変重要である。社会を離れた自然児としての人間は、ほとんど人間とは言えないようなものであり、人間は社会の刻印を深く、そうして、生まれてすぐから受ける。それがどんなに早くから起こるかは、たとえば次のような事実からも知られるだろう。

西アフリカの部族社会の子を七歳までに近代社会につれて来て教育すると、近代社会人として誰にも劣らない能力を発揮するが、七歳以後まで、部族社会の中に埋もれていた場合、決してそのようにはならず、たとえば二ケタの割算がどうしてもできないという。むろん独立の意気に燃えて近代化のみちをあゆむ現在のアフリカ社会では、事情は変っているだろうし、今後はますます変ってゆくだろうが。

別の例では、芸術は自然に直接学ぶのであると、一般に思われているが、マルローによると、決してそうではなくて、伝統の中で、人間が次第に形づくってきたものの見方、すなわち「様式」をとおして自然を見、芸術品を作るのだという。かれは古今東西の美術を用いてそのことを例証している。

＊

しかも、人間と社会の関係は、単純な調和的な関係でも、対立関係でも、また個人を超絶しているという意味で超越的な関係でもない。人間と社会との関係は、決して、心臓や肝臓や腎臓、つきつめればそれを構成している細胞が、人体全体に「奉仕」しているような関係ではない。

人間と社会との調和的関係は、繰り返し、夢みられてきた。中国では、それは尭舜の世である。しかし、それは決して現実のものとはならなかった。社会は何千万の人間の集まりであり、しかも過去からの巨大な「ゆきがかり」を持っており、それと一人の人間の限られた力とでは、釣り合いがとれるはずはない。それだけではない。社会は、つねに、一部の人間の支配するものであり、かれらは、ほかの人間をほとんどつねに自分たちのためにこき使い、隷従させてきたからである。

また、剥き出しの対立関係ではない。それであるにはあまりにも、個人の中に深く社会の刻印が、個人の自我のめざめ以前に打たれているからである。マルクスのいうように階級、フロイトのいうように家族関係の刻印は、ほとんど分析的な知性の届かない深みにまで打ち込まれているといわねばならない。

しかし、社会が個人を超絶した存在だとしても、完全にその中に自己を埋没させることはできない。さまざまの個人以前のものの上に成り立ちながらも、人間が人間であるぎりぎりのものは、個人の自我の主体性に求めるより他はなく、具体的には、社会はそのような個人の集まり以外の何ものでもない。人間と社会との関係はこのような、互いに矛盾した緊張関係である。

ことに資本主義社会の成立以来、社会の自己運動は、地すべり的に烈しくなり、人間と自然、人間と社会との関係が激変をこうむり、関係の変化自身が新しい矛盾、新しい緊張を作り出している。しかも、顧れば、そのように作り出された矛盾や緊張が、社会の自己運動の原動力となっているのである。そうして、資本主義の産み出した技術社会は、オートメーションの到来によって新しい段階に入り、あるいはSF小説（アイザック・アシモフなど）のいうように、社会は、「人間とロボットから成る」と定義されねばならない事態が急速に実現するかも知れない。

＊

近代は、そうしてそれにつながる現代は、人間解放の時代であり、人間が夢想もしなかったみずからの可能性が解放された時代であると同時に、その解放自体によっていままでにない質の危機にさらされている時代である。

日本のように、近代に強制加入させられ、しかも、一旦加入するや、前近代的な遅れたものを残しながら近代的な加害者たる帝国主義国として乗り出した国では、さらに人間にかかってくる歪力は激烈であろう。大正時代に日本を訪れたバートランド・ラッセルは、一様に目を吊りあげ、肩をいからせている日本人をみて、内面と外面がつり合わなくなっているヒステリーの相だ、と言ったと伝えられる。むろん、内部でも漱石のようなするどい反省者によって、そのことは「吾人は悲しみの心をもって上すべりしてゆかねばならないのである」と捉えられている。

知人である韓国の老婦人は私に、「日本人は敗けてから穏やかな顔付になりましたよ。いい顔になった」と語った。みまわしたところ、そうとも思えないが、昔はおそらくもっと凶悪な顔の人間が多かったのであろう。「植民地をもっている国の人間は、そのことだけでも堕落せざるを得ない」といわれるが、敗戦後の変化は、日本人にとって、やはり、大きな人間解放であり、おそらく日本人が人間的に成熟した面が多いであろうが、今日の「太平ムード」の中で、この解放されたものが、変質し、窒息させられてゆくのではないかというおそれを忘れてはならない。

もとより、歴史の中で作られたものは、歴史の中で変えてゆくよりほかないだろう。性急な英雄主義でなく、現実感覚をもった理想主義こそ必要であろう。それは、生ま身の人間のゆたかさに対応するものである。

生ま身の人間は、厚い層をいく重にもかさねもった複合体である。心臓は打ち、肺は呼吸し、腸は消化して、生命を支え、無意識的・半意識的な欲望や情緒は感覚を肉づけし、知性は分析する。全体としてみれば、ベルクソンのいうように、意識は無意識のゆたかさによって支えられているのである。たとえば、われわれが心臓や肺をたえず意識して動かさねばならないとしたら、意識の本来得意の領域、たとえば行動や思考にふりむける余力がそもそもあるだろうか。

人間の生活も同じことであろう。いかにすぐれた計画や、真剣な行動も、日常の生の、ごくふつうの意味の正常さによってゆたかに支えられるのでなければ、足もとから崩れ去ってしまうだろう。

人間は安全な沿岸航海をして一生を終わるのが最高の生き方とは言えない。生命を賭して沖に乗り出すことに、人間はみずからの生の意味づけを、生きがいを見出してきた。それはむろん外面的な行為のみならず、愛といった内面的な冒険にもあてはまる事柄である。しかし、そのことが可能であるためには、日常的な正常さを正しく評価して、それを静かに整えることが重要だと私は思う。

（一九六四）

サラリーマン労働

サラリーマン社会に発生する精神障害についてはすでに多くのことが言われてきた。

とくに、勤勉な壮年サラリーマンをおかしやすい精神病として、うつ病が注目されている。多くの有能な中堅幹部の自殺の背後にうつ病を想定してよいことは、もはや常識となりつつある。(補注1)

ただ、次の二つのことは、この常識に対する保留として是非とも言っておかねばならない。

まず、サラリーマン社会が状況論的にみてもっともうつ病の発病しやすい環境とはいえないことである。中小企業の経営者や自営農民は、(補注2)幾分あなたまかせなところのありうるサラリーマンよりも、うつ病を起こしやすい状況の中で生きている。つまり壁ぎわに追いつめられやすいということだ。

第二に、サラリーマンはわが国の現代における生き方の典型の一つである。それは、たとえばわが国の江戸時代において、東国では武士が、畿内では半農半商の自営者が生き方のモデルとなっていたのと同じ意味においてである。わが国における〝サラリーマン〟は、半ば武士モデル、半ばマニュファクチュア的半農半商人モデルの後継者である。サラリーマンでなくとも、サラリーマン的に生きるように誘う吸引力が、このモデルにはある。また逆にサラリーマンであるためには、人生の決定的時期において、ドラマティックな自己決定を必要としない。サラリーマンであることは、最大公約数的なゆるい自己決定で足りる。時代の典型的職業とは、そういう役割のものであろう。かくてさまざまな気質の人間がサラリーマンとなる。サラリーマンをある特定の気質とむすびつけて論ずることは問題を不当に狭めることになろう(補注3)。

ところで、職業選択には実際的理由の他に心理的理由がある。フロイトはいっている。「労働は自己の社会生活を組織し、それに正当な拠りどころを与えるために不可欠であり、この意味において価値をもつものであるが、職業的労働およびそれに伴う人間関係のなかに多量のリビドーのナルシシズム的・攻撃的・色情的要素を注ぎこめるということも、前記の価値にまさるとも劣らぬ価値を労働に与えている。もし自由に職業を選択できるとすれば、感情的傾向や本能的エネルギーを昇華することによって職業の中に利用できるようになるから、あらゆる職業が特定の満足の源泉になるだろう」(『文化の不安』)。

この一文のいうところは、ごく平明である。つまり、さまざまの気質の人間は、個人的・家庭的・社会的生存の維持のために労働するのであるけれども、労働の中には同時にさまざまな自己の欲求充足のチャンスがあり、そういうものとして労働は利用されている、ということである。さらに付け加えれば、自己決定あるいは逆にその回避のためにも大いに利用されているといってよいだろう。ただ、軍人や科学者あるいは文学者や俳優にくらべて、サラリーマンであることは、より多様な気質により多様な利用の仕方を提供する。在来の精神医学的性格論の用語を用いればスキゾ気質の、循環気質の、自己顕示的な、強迫的な、等々のサラリーマンがいる。

スキゾ気質の人が自己決定を回避してサラリーマンになることは、しばしばみられる。組織のスピリットに同化せず、気のない様子、はずみのない仕事ぶり、しかしある範囲でそれは正確である。同僚とはせいぜい碁のつき合い。社員の会合はたくみに避け、退社後の彼が何をしているかは誰も知らない。彼はひそかに詩を書いているかもしれないし、高等数学、あるいは天文学に打ち込んでいるかもしれない。知られざる「テスト氏」[補注4]は多い。

スキゾ気質の人の精神健康は、他人との距離を周到にとることに依存しているが、その際サラリーマンの匿名性、無記名性が大変役に立つのである。作家カフカの場合がこれである。事件にゆさぶられない、生活の自閉的安定を求めるうえでも、サラリーマン生活は利用価値がある。カフカは、正確に恩給がつく時までオーストリア帝国労災保険庁につとめた。可もなく不可もないつとめ振り[補注5]であったといわれた。しかし今日調べ直すと非常に有能な官吏であったらしい。しかも目立たなかったところがポイントである。

しかし、また、スキゾ気質の人が、回避的な意味合いではなしに、つまり積極的にサラリーマンとして生きる場合もある。あたかもスキゾ気質圏の天才的学者が現実世界を全面的に断念し、その代替物として世界包括的な学問体系をつくり、いわば〝現実とは別の盤面で〟自己の全問題を決定的に揚棄しようと試みるように（飯田・中井『天才の精神病理』中央公論社、一九七二年）、積極的な統合失調症質のサラリーマンは、世界を「手続きの体系」に化してしまいかねない。自分の思うとおりにならない外界の存在を認めるところに、現実原則のはじまりがあるとすれば、世界の抽象化、手続き化は、現実原則の置換ひいてはひそかな否認の行為とさえいいうる。「手続きの体系」は、実は彼らにとって世界と等価値であり、彼らの内奥深く秘められた誇大的な幻想の中では、この体系の操作が実は世界を自由自在に操っているのだということもありえよう。(補注6) 彼らはこの世の中の区々たる位階にさほどの価値をみとめず、昇進には淡々としているが、そのため、かえって速やかに昇進することさえある。しかし昇進しても精神的に発奮したり動揺したりすることはない。これは昇進が重大な精神的動揺の源となるうつ病圏の人と非常に異なる点である。

しかしスキゾ気質の孤独の人がそれなりに安定しているためには、文字どおりの孤立ではなく、ひそかな庇護者、現実との媒介者が存在していることが必要であるらしい。このような人を身辺から失うことは、彼らには重大な危機である。これと同じく、彼らを庇護している組織体の微細な動揺も、彼らの過敏さを秘めた心には、真の生存の脅威として受け取られることがある。自行の不正融資の記事は、一流銀行の行員にとって不快であっても、生存の危機を感ずることはないだろう。しかし、あるスキゾ気質の行員は、ただちに自己の生存の基盤が崩壊するように感じ、そこに陰謀の臭いをかぎとったのであった。彼は急に周囲が信じられなくなり、自分は孤立したと感じた。女子行員の微笑にも何かのワナを読みとるようになる。いつの間にか、彼は〝国際陰謀団〟とひとりでたたかっている自分に気がつく。彼の異常が周囲の目につくのは、ようやく、ある朝彼が奇妙な上申書を提出し、上司の罷免を要求するに至った時点である。

スキゾ気質の人の秩序愛好は、きわめて防衛的性格をもっている。この防衛的性格はほとんど意識の皮一枚下まできている。失敗を〝突っ込まれる〟ことは文字どおり彼らの内面に侵入されること、すなわち対人距離の潰乱であり、そのようなことは周到に予防されねばならない。そしてこの被害意識の裏にはしばしば誇大的な世界操作幻想が潜んでいる。

しかし、秩序を自己目的として追求する気質の人々がある。その代表的なものは強迫神経症あるいは強迫性格の人たちであろう。彼らは文字どおり〝きちんとしなければ気がすまない〟人たちである。彼らは衛生、秩序、組織化、分類、正確などを徹底的に追求する。しかし、彼らはスキゾ気質の人のように幻想的な体系化を追求しない。スキゾ気質の人の好む対称性、幾何学性は問題ではない。彼らにとって必要なのは、具体的に、たとえば整然と整理された抽出しやファイルキャビネット、一つの間違いもなく記入された帳簿等々である。彼らのルールは能率原則である。

強迫的な人たちは、はげしい攻撃衝動(補注7)を内に秘めていることが多い。彼らは、この衝動を自覚するとき、きわめて不安になる。この、自己の攻撃衝動に対して起こす不安に対して、自己を防衛するものが強迫行為であるという説明は一応受け容れられる説明である。事実、強迫行為、たとえば整頓癖を無理に抑えるとはげしい不安がおこる。この防衛的性格は通常決して意識されない。

また、攻撃衝動は完全には抑圧できない。強迫性格者はスキゾ気質の人よりも他人の非を責めるに急であり、その際殺気立った攻撃性が奔騰する。スキゾ気質の人が激怒するのは、必ず彼らが攻撃されたと感じたときである。事実は大抵相手がそれと知らずに秘められた過敏な個所に触れたのであるが。しかし強迫性格、強迫神経症の人は、しばしば被害者であることを強調するが、事実はまぎれもない攻撃者であることが少なくない。時に彼らはいささかわずらわしい正義の人になる。もっとおだやかな場合は、彼らがする「意地悪」である。ただしこの意地悪にはほとんど快楽を伴わない。不快の一時的軽減はあるかもしれないが、それがなくても彼らには「せずにおれない」強迫がありうる。

ところで、『遊びと人間』というユニークな研究書をものした、フランスの哲学者ロジェ・カイヨワによれば、人間の遊びからみて、いわゆる原始社会と文明社会とはきわめて対照的である。すなわち、原始社会では、仮面・仮装による、社会的位置からの自己解放や、眩暈《めまい》的な陶酔による、意識からの自己解放が遊びの主流を占めているのに対して、文明社会では、実力による競争とかチャンスによる運だめしが遊びの主流であるという。彼はそこから出発して、原始社会を「混沌の社会」、文明社会を「会計の社会」と規定する［補注8a］。仮に精神病理のことばに翻訳すれば、「ヒステリー的解放の社会」と「強迫神経症的抑圧の社会」となろうか。

たしかに仮面と眩暈による解放が社会的装置の中から外されて久しい。現代社会における仮面と眩暈の遊びのにわかな復活はたしかに注目すべき現象だが、それは全く孤立した個人としてひたるものにすぎない。他方、原始社会においてあまり出番のない強迫性格は、能率原則の支配する文明社会においては、いたるところで〝仕事〟がある。そもそもいわゆる高文明《ホッホクルトゥール》がそのはじまりからして、時間を分割して暦をつくり、土地を測量し、収穫を貯蔵し、貨幣を発明し、法律で人を裁き、職業的軍隊を創設する、など強迫性格的な事象にみちみちていることを想い起こしたい。

サラリーマン労働を管理労働と定義すれば、管理とはまさに強迫的な仕事である。しかし、強迫性の裏に必ず抑圧されているはずの攻撃性はいったいどこへ行ったのであろうか。その行方はたいへん気がかりである。サラリーマンの職場にはしばしば小さな「意地悪」の交換があるらしいが、これはサラリーマン社会につくりつけの安全弁の一つかもしれない。しかし、それでことは済むのであろうか。フロイトは『文化の中に潜む不愉快なもの』（邦訳題名『文化の不安』）の中で、文化の底にある自己破壊衝動に深い懸念を表明している。

はじめに少し触れたうつ病については、どうであろうか。

スキゾ気質の人は匿名社会としてのサラリーマン社会を利用して自己を隠蔽したり、孤独な幻想をあたためているであろう。強迫性格の人は、能率原則にしたがうサラリーマン労働に、その暗い衝動の昇華、少なくとも転位の場を見出しているであろう。ここではとりたてて述べなかった他の神経症にしても同じことである。要するに、一般的職業であるからには、その人の歴史と気質（この二つは全く別箇のものではないが）によってかかわり方がいろいろあるわけだ。

しかし、うつ病と近代管理社会――経営体とにはもう少し深い内的連関があるのではなかろうか。近代管理労働制度としてのサラリーマン社会のモラル、すなわちマックス・ウェーバーのいう「官僚制《ビューロクラシー》のエートス（倫理）」に自己を同一視し、それと一体化しやすい気質の人が存在するが、その気質こそうつ病の病前性格の一つとされる「執着性気質」(補注8b)（九州大学の下田光造）、あるいは「メランコリー型」（ハイデルベルク大学のテレンバッハ）である。このことはもっと注目されてよいのではなかろうか。

下田によれば、「執着性気質」とは「一度起こった感情が正常人のようにときと共に冷却することがなく、長くその強度を持続しあるいはむしろ増強する傾向をもつ。この異常気質に基づく性格標識としては、仕事に熱心、凝り性、徹底的、正直、几帳面、強い正義感や義務責任感、ごまかしやズボラができないなどで、したがって他から確実人として信頼され模範青年、模範社員、模範軍人などとほめられている種の人である。また発明発見などに適した性格でもある」。またテレンバッハによれば、メランコリー型の人は、「よく働き、喜びを持って仕事をする。仕事ぶりは綿密かつ確実で一点一画をもゆるがせにしない趣がある。また仕事に没頭した生活を送っており普通の人よりもはるかに多くの仕事をする。一日の予定した仕事がすまないと、残したことが気にかかって心がおちつかない……」（補注9）。

専門的な議論を抜きにすれば、両者の共通性は明らかである。「執着性気質」にしても「メランコリー型」にしても、その持主は、限度をこえて良心的である。彼らの熱中性（補注10）、徹底性、几帳面さは、彼らのみずからに求めるところがきわめて高いために、どこまで行っても彼らの自己要求を充たすことができない。彼らはいやしがたい不全感につきまとわれている。

同じく自己への要求水準が高いといっても、ヒステリーの人の、他人の眼によくみえるようにという欲求にもとづくものや、恐怖症の人の、どこか他人への不信といささかの見下しのために、何でも自分でやってしまおうとするところから生まれる高い自己要求とは、明らかに異なる。執着性気質の人の高い自己要求は、彼の内面にある過大な良心の要請にもとづくものである。

彼らが書くレポートは、推敲に推敲をかさねてもなお足らず、そのたびに修飾や注釈が増してゆくであろう。彼らは残業をし仕事を家に持ち帰る。彼らが仕事の計画をたてれば必ずそれは能力の一二〇パーセントに相当するだろう（スキゾ気質圏の人、とくに発病直前の一念発起のように、能力の三〇〇パーセント、四〇〇パーセントといった幻想的な過大さには決して至らないが）。飛躍ができないために、彼らの話はまわりくどく、いきなり核心に入ることができない。もっとも周辺的な事柄や状況から語りはじめて相手を苛々させるのは彼らである。

すでに、下田が、この典型として模範社員をあげている。彼らの仕事熱心は決して出世のためではない。権力志向的な野心家は係長から課長、課長から部長をめざすが、執着気質者は与えられた枠の中の最善のものをめざす。すなわち職業的良心の見地から係長なら理想的係長とはいかにあるべきかを考え、この目標を自己に課し、それをめざして到達不可能な努力をする（これがわが国の〝神なき〟文化の中においては「天職」意識に近いと思う）。しかし、彼らは、出世主義者でないけれども、現世的・職業的ヒエラルキーは承認し、その上それを内面にとりこんでいる。彼らの良心は職業的良心にとどまり、いわば与えられた役割と一体化している。彼らは状況密着的、限界内停留的である。

　このような性格の人は、われわれの周囲には決して珍しいものではない。しかし、「執着性気質」あるいは「メランコリー型」の概念は、日本とドイツ以外ではほとんど反響を生まなかった。（補注11）この性格は両国民にとくに顕著であって、ドイツ的勤勉、日本的勤勉といわれるものの実体はこの気質ではなかろうか。それが両国の〝急速な近代化〟や〝戦後驚異の復興〟を支えたものではなかろうか。

　躁病、うつ病の割合は文化圏によって大いに異なるものであるらしい。スペインやイタリアなどの南欧や中南米あるいはインドネシア、ニューギニアなどの熱帯地域ではうつ病はほとんどないといわれる。（補注12）その代わりに躁病がはばをきかせている。わが国やドイツではこれに反して純粋の躁病はかなりまれな病気であり、（補注13）うつ病の方がはるかに多いのである。

　ここでマックス・ウェーバーの有名な『プロテスタンティズムの倫理と資本主義の精神』をとりあげてみたい。

　ウェーバーは資本主義精神の担い手を、資本家ないしは企業家だけでなく労働者層をも含めて捉えた。他の論者にあっては、貨幣利得を欲求する衝動としての営利心を資本主義精神とみるのに対して、ウェーバーは営利追求自体を倫理的義務とみなす一つの心的態度《エートス》を資本主義精神の真髄とみなした。彼によれば、資本主義の成立は営業のための道徳から道徳のための営業への転換である。すなわち営利が自己目的として一個の倫理的義務とまで化することなのである。南欧における産業資本主義発達の立ちおくれは、労働者の「良心性」の不足が主要な原因である、とさえウェーバーは言っている。

ウェーバーによると、資本主義精神の精華は射倖的投機商人ではなく、工場制度のような巨大な合理的な経営体とそれを支える工ートスとなる。そして、ウェーバーは、私企業経営体の職員もふくめていうところの官僚制のエートスを「天職」意識にみている。「官職が天職であるということは……官吏の地位が義務としての性格をもつということのうちにあらわれる。……すなわちある官職を占めるということは……自由な労働契約におけるように、給付の月並な有償的交換とはみなされない。それは、私経済においても、生活の保障とひきかえに特殊な職務忠実義務を負うこととみなされる。近代的な職務誠実に特有な性格の決定的な特徴は、それが……ある人間に対する忠誠関係を打ちたてるものではなく、非人格的な即物的目的のためにあるということである……」（「官僚制」）。

近代資本主義精神と経営体の官僚制の職務意識が、執着性気質ないしメランコリー型と構造的な類似性を持つことは明らかであろう。

ウェーバーのこの捉え方には無論、多くの批判が集中した。しかし実のところ、近代資本主義とその従事者の意識という対象と、ウェーバーの気質とが構造的に互いに照明し合ってこのようなユニークな理論が生まれたのであろう。

ウェーバーが重篤なうつ病に罹患していたことは周知の事実である。(補注14) その病前性格も、明らかに執着性気質あるいはメランコリー型といってよい。「仕事の重圧にいつも圧しつぶされていたい」という彼自身の告白や、周囲の人の伝える仕事ぶり、たとえば新進時代のウェーバーが要求をはるかに上まわる膨大なレポートをものしたことなどを知らずとも、関係文章の中に関係文章が入れ子になり、長い長い陳述が註記や挿入句を交えて飛躍をみせずに延々とつづいてゆく彼の文体(補注15)をみればわかることである。つとにヤスパースは『プロテスタンティズムの倫理と資本主義の精神』が、即物的・客観的であるにもかかわらず、彼の人格そのものの刻印を帯びていることを指摘している。否、即物的・客観的であること、彼のいわゆる価値自由性こそ彼の禁欲的な執着性気質的倫理態度といえよう。

実際に、うつ病の素質のあるサラリーマンが、サラリーマンになろうとした動機をみるとき、少年期の志望を家族的伝統や現実に照らして進んで断念するという、禁欲的自己決定であることが少なくない。たとえば、少年期に医師をこころざしたあるサラリーマンの場合をみよう。この医師志望は、少年らしいいささか誇大的なヒューマニズムによるものではなく、一族に医師がいないので、自分が医師になり、一族の病人をたすけたいというものであって、ここにすでに、家族的期待を先取りし、家族的必要に応え、家族の有用な一員となって、家族と一体化したいという志向がみられる。しかし彼は、父の年齢や収入を勘案し、進んで文科系を選び、サラリーマンになるのである。就職のとき、彼の父は「一隅において有用となる人間となれ(補注16)」といった。彼はそれに深い感銘をうけた。彼は与えられた役職や仕事を絶対視し、それと一体化した。しかし、執着性気質者は強迫性格者のような、〝きちんとした仕事〟に自己愛的な快楽を覚える人たちではない。仕事の内容それ自体への興味は禁欲の対象である。彼らの熱中や几帳面は、飽くことのない〝良心〟に駆りたてられての、苦渋なものである。興味のおもむくままに仕事を進める人たちにくらべて彼らの仕事は不器用である。仕事の器用さに必要な心理的飛躍が彼らにはできないからでもある。彼らの仕事への適応は、転換のきかない過適応、超正常である。テレンバッハの表現によれば、彼らは「穴を深く掘りすぎて穴から出ることができない」のである。果たして、職場の転換、昇進がうつ病の引き金をひくこととなる。

このように、うつ病者にとっての危機的状況は、飛躍や転換を要求されるような事態、すなわち彼が一体化している職場空間から放り出されるときである。彼らは家族的期待を荷なう者として昇進を待ちのぞむが、同時に昇進は彼の生存を脅やかす悲しむべき事態である。この自己矛盾性が、昇進という事態によって彼のおちいる窮地の構造である。

一方で職業倫理が空洞化し、他方で経営体の構造が流動化しつつある現代は、彼らにとって危機の連続ともいえよう。しかし、ウェーバーによれば、資本主義精神の成立自体が「純粋に宗教的な熱狂がすでに頂上をとおりすぎ、神の国を求める激情がしだいに冷静な職業道徳にまで解体しはじめ、宗教的根基が徐々に生命を失って功利的現世主義がこれに代わるようになったとき」である。

つまり執着性気質的職業倫理は初めから過渡期の刻印を帯びている。それは良心の源泉としての「父なる神」が死滅してゆく中間段階に特有なものであるかもしれない。ドイツや日本においては、国家に主導された資本主義という半後進性がこれを今日まで温存したのではなかろうか。しかし欧米においても、わが国においても伝統志向性が弱まり「父親なき社会」（ミッチャーリヒ）が成立しつつある今、執着性格者がその中でいかに生きうるかということも大きな問題であるが、それ以上に、伝統志向的・父親志向的といわれる執着性気質者の存在そのものが如何なる運命を辿るかに注目したい。(補注17)

注

本稿は井上英二教授の編集する「未来研究」〝精神公害〟特集（一九七一年三月）の一部である。高度成長の終焉の二年前であるが、その予感はすでにあった。この小文は「執着気質の歴史的背景」（一九七五年）、「分裂病と人類」（一九七六年）、改稿『分裂病と人類』（一九八二年）の系列の出発点で、のちに述べることの萌芽は出揃っている。その後私が展開を怠った定式も少なくない。

補注

（補注1）　高度成長の前半と後半とでは、中間管理職の意識が微妙に変貌したようである。それは、大戦下に青年軍人、軍学校生徒であった人々と小中学生であった人たちとの世代差によることもあるだろう。後者においては、戦争体験は悪夢のような非現実性と受動性が優越しており、コミットメントについての苦悩は、ふつう、ない。つまり骨を嚙むような〝後悔〟という要素はない。

私自身、小学生の一員として、労働の「初体験」が索漠たるものであったことを今も鮮やかに思い出す。それは松根油採取であり、そして晴天の多かった昭和二十年夏、乾ききった水田へ自宅から土瓶を持参して枯れようとする稲の根もとに注水してまわる「土瓶灌漑」だった。そういう名が当時あった。甲斐ない努力であったが、太宰治の言うような「甲斐なき努力の美しさ」とは無縁なものであった。

私はその後も外からはそう怠惰とみられなかったようだが、労働は生活のために止むなくするものであるという感じがつきまとい、戦後の混乱期に強化された。私には管理された整然たる近代的職場より、たとえば東南アジアの物売りのほうに働くものとしての親近感がある。

ジャカルタの日本系ホテルのティー・コーナーにみかけた二宮尊徳の少年像にはほとんど嘔吐をもよおした（私は二宮自身の哲学には敬意を抱いているが、それは再建の戦略家であり、技術者としてであり、さらに、彼の醒めた眼にである）。受動的、画一的な労働をも私は甘受するが、神聖だとも、よいものとすら思わない。

私たちの世代には国際人もそうでない者もいるが、国際性もどこか無理して獲得したものである。兵員輸送船を改造したプレジデント・クラスの三等船室での渡米であり、日本人のいない州都の大学での日々をとおして獲得したものである。われわれは今日、第一回バンドン会議に第三世界の一員として高碕達之助を送った日本、おくれて〝GNP〟がポルトガルだかギリシャだか、ついにヨーロッパの一国を抜いたと通産省が誇らしく発表した日本を忘れている。それは「ほんの昨日」なのであるが。次の世代は日本の貧しかった歳月の世代ほど「日本対西欧」あるいは「近代的自我」を問題としないのではあるまいか。

（補注2）低成長期にはとくにそうである印象がある。高度成長期においては不業績はサラリーマン個々人の無能であるという自責他責の傾向がつよかった。彼らは逃れられない人々だった。

（補注3）この論文で私の強調している点である。

（補注4）ヴァレリー『テスト氏との一夜』にはじまる「テスト氏もの」の主人公である。もっともテスト氏はもはや芸術からも超脱して抽象的な（あるいは殺風景な）生活に生きる株式取引人である。ヴァレリーの影響は第二次大戦下の日本知識人にかなり強力だった。神がかりや絶叫調の中で、筑摩書房版の未完の第一次全集や菱山修三氏の訳業は今日では想像に余る光を放っていた。

（補注5）今日のカフカ研究では、その後の労働福祉政策を先取りした献策や試行を行っていたらしい。訂正しておく。しかし、先取り型であるところに新しい興味がある。統合失調症親和者の一特性と考えられるからである。

（補注6）こういう人はよくみればけっこう多い。

（補注7）攻撃衝動が特に「量が多い」わけではない。誰もそういうものなど測れはしない。むしろ攻撃衝動を火山にコンクリートでフタをするような無理な抑え込み方をしているといおうか。

（補注8a）私はすでに初期の焼畑農耕民も「会計の社会」であるといいたい。「貯蔵」とともに会計は始まる。むしろ「ハレ」の時が「混沌」に「ケ」の時が「会計」にあたるだろう。両方を含むということだ。「ハレ」を全く追放しようとした社会はピュリタニズムあるいはサヴォナローラのフィレンツェだが、もはや「会計の社会」といいがたく、むしろ裏返しの「ハレ」であろう。

一方、狩猟採集民が特に「混沌の社会」に生きているわけではなく、この二分法はヨーロッパの才人カイヨワの才気にまかせての「遊び」という面がありそうだ。

（補注8b）日本文化における労働の特質として「執着性気質」を挙げることは、すでに下田の論文にあり、現在、半ば定説化している。しかし私は、十八世紀末、天明期以後の労働特性で、比較的浅層のものと考えている。それ以前に「気ばたらき」的なものを美質とする層がある。もっとも底辺に近いものは、職人的器用ではなかろうか。

日本人が労働から疎外された時行うのは、おどろくべき器用仕事である。たとえば、多くの捕虜収容所の記録、最近（一九八二年）のものでは荒木進『ビルマ敗戦行記――一兵士の回想』（岩波新書、一九八二年）を参照のこと。

（補注9）木村敏によれば「メランコリー型」はドイツにおいては端的にダメな人だそうである。

（補注10）「熱中性」のみは下田の「執着性気質」のみの持つところで両者の主な相違点でもある。

（補注11）おなじドイツ語圏のスイス、オーストリアでも。

（補注12）躁病は多いようだが、ほんとうにうつ病が少ないのかどうかよくわからない。これらの地域では精神科医のほとんどいないにひとしいところもあり、文化的にうつ病が認められにくいところもあると思う。

（補注13）これはたしかに認められる。もっとも東京、名古屋、神戸と筆者の三任地を比べれば、神戸における躁病の多さは目立っている。同時に躁状態に対する周囲の寛容性、治療側の認容度も。しかも同一期間における名古屋と神戸の大学病院の抗躁剤の使用量は一桁は違いそうである。しかし、やはり神戸（あるいはひろく関西？）においてもうつ病のほうが絶対数は多い。

（補注14）ウェーバーの伝記としては夫人マリアンネによるものを参照し、のちにミッツマンの『鉄の檻』を読んだ。

（補注15）父親に対する「家族裁判」を主宰し、その直後父親の家出と死を迎えて、ウェーバーは約四年間「ただ息をしているだけ」という重篤なうつ状態に陥るが、その前と後ではいささか文体に変化がありそうである。回復後のほうがより断定的といおうか。この変化の方向はうつ病相をエランベルジェのいう「創造の病い」とみなすことをゆるすものだろう。つまり、性格の相対的外向化、断言性、一つの流派なり思想の創始と宣布活動。

（補注16）「一隅を照らせ」はたしか最澄の言である。これは天台宗の教化活動において説かれるところだが、社会の目立たぬ部分をしっかり守れという意味に一般に解されているけれども、そういう意味で元来はなかったという説もあるらしい。

（補注17）補注は執筆（一九七〇年末）の一二年後の一九八二年夏に記した。

（一九七一）

ポーの庭園

ポーの散文のなかに「庭園もの」ともいうべき一群の作品がある。『庭園』(一八四二年)、『アルンハイムの地所』(一八四七年)、『ランダーの別荘』などが、それである。これらはポーの他の作品群と著しく異なっている。「グロテスク」でも「アラベスク」でもない。その一見おだやかな外観の下にポーのさまざまな問題が集約されている。

主人公エリソンは何という青年であろう。「これほど深く音楽や詩にとりつかれた人間もめったにはないであろうが、しかもエリソンは音楽家にも詩人にもならなかった。……彫刻は本来厳密に詩的なものだが、その範囲も成果もあまりに限られたものだから、どんな時にも彼が大いに気を惹かれるようなことはなかった」。これはほとんど、ヴァレリーの創り出した意識家〝テスト氏〟である。「……最もすぐれた天才はもはや野心などといったものを超越している、というふうには考えられないだろうか。もしそうだとすれば、詩人ミルトンよりもはるかに偉大でありながら、満足して「鳴かず飛ばず」で終わった者も数多く存する、というようなことにもならないだろうか」。これは『テスト氏』の冒頭の一節そっくりである。ポーに傾倒したヴァレリーがこの一句を読まなかったとは考えられない。『テスト氏』

全体がこの一句から導出されたとさえ考えられるのではなかろうか。

テスト氏は無名の株式仲買人で終わる。しかしエリソンは、相続した巨万の富を傾けて広大な地所に自然よりも完璧な自然を設計する。

彼の造園術の眼目は第一に見晴らしの利かないことである。広々とした景色は人をうんざりさせる、と彼はいう。彼の世界は、曲がりくねった川を遡《さかのぼ》りながら水面から眺められるようにつくられている。舟が牧場より出発し、両岸が鬱蒼たる森に掩《おお》われた峡谷に入ると、「流れは幾たびとなく曲りくねるので、光る川面はいつでも二百メートル以上は見通せなかった。……舟はつねに魔法の輪にとじこめられたかのようだった」。そして一日行程の遡行の後、突然、花々に囲まれた、深く透明な池に出る……。

エリソンはこの楽園建設の意図をこう語る――「自然は本来人間があらゆる点で完璧と感ずるようなものを実現するよう、この地球の表面を設計するはずであった。ところがこの本来の意図は人も知る地質的変動によってくじかれてしまった。……そういう変動は死の前兆ではないだろうか。人間がそもそもこの地上で不死不滅なのが、本来自然の意図したところだとすると……地上の変動と混乱は、後になって考え出された人間の死の状態のための準備にほかならないということになる」。彼の庭園は人工の鑿《のみ》の跡をとどめないが、しかし塵芥《ちりあくた》や岩崩れは全くない。おそらく花はすべて満開で木の葉に虫喰いの跡はない。つまり、死の前兆は周到に消し去られている。このような庭園をつくることは神と人間の中間という意味で天使的なわざである、と彼はいう。しかし何という生気の欠如であろうか。風景は書割のように完璧なのだ。あるいは、『アルンハイムの地所』のエピグラムにしたがえば、風景は「みひらかれた大空の下、眼を閉じて、あたかも喜悦によこたわるかのごとき美女」である。ここに至って死臭は掩いがたい。マリー・ボナパルト夫人によれば、ポーの風景はまさに死体であり、これらの作品は母なる人の死体にすがるポーの近親相姦的ネクロフィリーを表すものということになろう。

事実、この趣味人の物語は、ポーのいかなる陰鬱な詩や物語にもましてさらに危機的な時期に書かれたのである。一八四二年、ポーの愛妻ヴァージニアが第一回の喀血をみせた直後と、一八四七年、彼女がついに死亡した直後、ポーははげしい鬱状態に陥るが、第一回の鬱状態のなかで書かれたのが『庭園』であり、妻の死後第一作が『アルンハイムの地所』なのである。これらのなかには、ポーが危機的状況に陥った時の反応のすべてがあるといってよい。ポーの病と創造性の謎《なぞ》を解く鍵の一つがあると考えられる。

まず知性にたよる人工的構築という反応がある。ポーの詩が知性の所産であることは、彼自身が長詩『鴉』の制作過程を種明かしした『構成の哲理』をまつまでもない。しかも構築の所産が自身の深い審美的満足の対象であると同時に他人を娯《たの》しませ喝采させる手段でもあることは、アルンハイムの書割的庭園がそうである以上にポーの全作品の性格それ自身である。ポーは俳優の子であり、娯楽雑誌の有能な編集者であった。

ここで同じく遡行を主題とするヴァレリーの詩『艇を漕ぐ人』との比較が必要である。

ヴァレリーの〝漕ぎ手〟も「毎日の太陽が私を少年の日より引き離したので、今は名さえも絶えている源泉へと遡る」。始原的なものへの遡行というポーとの主題の一致は完全にみえる。しかしヴァレリーの漕ぎ手は力漕する。ただに詩の意味がそれをつげるのみではない。脚韻のうごきもまた「幅ひろく水に打ち込まれる櫂のうごきを模すのである」（井沢義雄）。これに反してポーの舟は遡るのにおのれの力を用いず、船頭すらその存在はさだかでない。特に中間の小池から旅人は船頭も案内人も姿の見えない舟に乗りかえ、「あとは運まかせにいらっしゃればよろしいから」と告げられ、舟はいつの間にかそっと動き出す。遡行はある地点で川下りとなり、次第に速度を増す。ついにえもいわれぬ幻想的な風景がひらける……。

ヴァレリーの遡行が「醒《さ》めた力漕的遡行」であり、また「金いろの昼下り私たちはそろって川を遡った」にはじまるルイス・キャロル『不思議の国のアリス』が睡眠と夢への遡行であるとすれば、ポーの遡行の過程はほとんどただちに酩酊《めいてい》の進行する過程そのままである。事実、ポーは葛藤に直面すると内的緊張を解消するためにアルコールに走る中毒者であった。十七歳の日に「賭博と酒」のために大学を去った彼は四十歳でのちのボードレールと同じくアルコール譫妄《せんもう》に死ぬ。ポーの作品が単純に酩酊時の所産であるとか、酩酊の心理を書いたものであるとはいわない。さりとてポーがアルコール中毒にもかかわらずすぐれた作品をものしえた天才であるというのも、単純にすぎよう。アルンハイムの庭園が知性と酩酊という二重の光に照らされた風景であるように、ポーにとって創作と酩酊は、等価的にたがいに交換され補完しあう。純粋知性への惑溺と自己顕示的陶酔の追求と緩慢な自殺のような泥酔とは、ポーにあっては一つの根から出たものではなかろうか。しかしその根をさぐるためには、死の影に掩われたweirdな（おどろおどろしい）晩年の詩群にわけ入らねばならないだろう。

（一九七一）

数学嫌いだった天才数学者

――ラッセルとウィーナーの病跡学

これから二十世紀における二人の偉大な数学者がどのようにして数学とめぐりあったかを述べたいと思う。

アメリカの数学者ノーバート・ウィーナー（一八九四―一九六四年）の名はコンピューターを語る人ならばだれしも知っているその理論的な生みの親の一人である。彼の数学者としての足跡はそれにとどまらず青年の日の一般調和解析やブラウン運動の理論から晩年の「サイバネティックス」に及んでいる。ことに自己制御系の一般理論である「サイバネティックス」はウィーナー自身がのぞんだように、数理物理学や通信工学の領域にとどまらず、医学、生物学、社会科学、哲学にも大きな影響を与えつつある。

コンピューターの祖父と父

バートランド・ラッセル（一八七二―一九七〇年）が九十七歳という高齢で没するときまで急進的な平和運動家であったことを記憶する人は今日もなおすくなくなかろう。彼は戦後の世界史において国連事務総長やローマ法王にならぶ知性の法王のような権威を以て発言し、その声はキューバ危機や中印紛争において両陣営がひとしく聴くだけの力をもっていた。

しかし彼がすくなくともアングロサクソンの世界においては二十世紀最大の哲学者とされていることを知る人は意外にすくない。彼の哲学の真髄が実は『幸福論』や『教育論』ではなく数理論理に基礎をおく分析哲学であることを知る人はさらに少ない。彼が大著『プリンキピア・マテマティカ』三巻（ホワイトヘッドと共著）によって二十世紀最大の数学者であることを知る人はいっそう少ない。

『プリンキピア・マテマティカ』が難解を以て鳴ることは有名である。それは数学をゆるぎない論理的基礎の上に据えようとしたもので「1」を定義するために第一巻の半ば以上をついやし、2×2＝4が出てくるのは第二巻のまん中あたりであるという。いかに読まれていないかは、この本が一九一一～一三年に刊行されてから四〇年もたってのちアメリカきっての論理哲学者ライヘンバッハが学会である定理を発表したとき、ラッセルが立ち上がって「それはプリンキピアのかくかくのページにのっている」と叫んだというエピソードからも想像できよう。

ところが意外なことにウィーナーがコンピューターの父ならラッセルは祖父である。

実際にもウィーナーはラッセルの弟子であった。それもラッセルが『プリンキピア』を刊行し、数学者としての絶頂にあったときの弟子である。一九一三年から一五年にかけてウィーナーはケンブリッジ大学に滞在し、ラッセルに直接の教えをうけている。この年ラッセルは反戦運動のために大学を追われてしまう。ウィーナーはT・S・エリオット（！）とならんでラッセルの数少ない直弟子である。

エリオットは周知のように「荒地」や「四つの四重奏」の詩人となる（「荒地」を最初に読んだ一人はラ

ッセルである）。ウィーナーも論理数学を気質に合わないと感じてまもなく方向を転じる。数学の流れ自体が『プリンキピア』を一つの頂上としてすこし方向をかえるようにみえる。ラッセルのつくった世界はあまりに閉鎖的な「論理主義者の楽園」にすぎない、という批評もでてくる。しかしそれは思わぬところで新しい芽を出す。それがコンピューターである。実にコンピューターは「論理数学の物質化」（森毅）という性格をもっている。そしてコンピューターは最近になってついに『プリンキピア』のほとんどすべての定理を解いた。かつてラッセルが「来る日も来る日も白紙を前にして考えつづけた」（『自伝』）苦渋な道のりは、弟子ウィーナーのうんだコンピューターによってみごとに跡づけられた。

しかし、論理数学の体系を完成した男とそれを物質化した男は性格も歩んだ道も全く対照的であった。二人の数学とのめぐり合いは全く異なるものであった。

変わり者一家

ラッセルは英国貴族界切っての名門にうまれた。彼の中には一滴も庶民の血が入っていないといわれる。代々自由党の政治家となるべき家柄であった。ラッセルの祖父はヴィクトリア王朝時代に首相・外相を歴任した。明治維新前夜に英国の暗躍は著しいがその総指揮者はこのラッセル外相である。

しかしラッセルは不運な少年であった。彼の両親は自由思想家である。父はそのために国会を追われ、森の中に居をかまえて著作に耽っていたが、ラッセルの三歳のときに亡くなった。すこし前に母と姉が死んでおり、ラッセルは三歳で孤児になってしまった。

ラッセルの記憶は祖母にひきとられるためにロンドンの停車場についたときから始まる。祖母の住む広大な荘園ペンブローク・ロッジには女王も気軽に立ち寄られたが、しかしそこの住人は何という人たちであったろう！　祖父はこのころすでに車椅子の人であったが祖母はかくしゃくとしており、仮借のない態度で周囲に君臨していた。首相・外相夫人にふさわしい教養の持主であったが清教徒的信念をもち、性や文学に対して激しい偏見をいだいていた。その他に叔父の一家と叔母がいた。しかし叔父も叔母もかわり者であった。叔父ははげしい対人恐怖のために公職につけず、科学を織りこんだ風変わりな讃美歌をつくって日をすごしていた。叔母は結婚の直前に妄想病になってしまい、そのまま老嬢となった。ただ一人のこったきょうだいである兄はのちに高等詐欺師のようになる。この兄が、ことごとにラッセルに意地悪をしかけた。もっとも無意識のきずなは強かったらしく、この兄の死の時、ラッセルは大きな衝撃を受けている。そもそもラッセル家には精神病者が多い。当時のラッセルには知らされなかったが父も時々精神病の発作をおこしており、父のすぐ下の弟は生涯を精神病院で送っている。つまり祖父母の子どもたち四人はすべて精神異常を来しているわけである。

遺伝ということもあろうが、おそらくラッセルの祖母が「統合失調症をつくる母親」であり、子どもたちを呪縛しながら、母親と子どもの間にあるべき根本的な信頼関係をつくらせなかったのではなかろうか。しかし『自伝』その他からみる限り、この祖母の呪縛力は、感情移入しつつ読む者を魅了しかねないものである。「統合失調症をつくる母親」（フロム＝ライヒマン）だけで統合失調症がつくれるものか否かは知らないが、そういう名で呼ばれる女性の魅力を私は肌身に感じた。逃れるのは大変だろうな、と思った。

硬質な知性の下の深淵

三歳から十六歳までラッセルは全く孤独でこの環境にあった。祖母は彼を学校にやらず、例の叔父が自然科学を、叔母が歴史を、二人の家庭教師がドイツ語とフランス語を教えた。祖母は両親の自由思想的な影響を子どもから取り去ろうとし、父親の指定した後見人を当局に運動して無効とした。彼は高貴な血をひくと同時にいかがわしい反抗児だった人の子どもで、うまれながらに注意人物だった。

当時を知る人は「二人の子どもはまるで幽霊のようであった」と語っている。ラッセルは全く反抗せずにすべてに耐えた。彼は幼児語を全く使わず、正確な大人のことばを語った。三歳にして女王や首相に大人として接することを強いられた体験は、後年の彼をどんな場合にも物怖じしない人物とした。しかしそれは公式の席のことで、私生活では極端なはにかみ屋だった。とくに親愛の情を示すのに異常なためらいをみせた。

このように、小児が成長してゆく上で何よりも必要な、密接な情緒的接触という心の栄養が欠けている環境で、外界から隔離されほとんど全く同年輩の人間をしらず、変わり者の大人の間に住んで全く反抗を示さなかったと聞けば、精神科医はそれだけでぞっとする。遺伝負因のことなど二の次三の次でその子が将来統合失調症などにならないかと考えてしまう。

このような場合、子どもが反抗しないのは第一に捨てられる恐怖からである。子どもは自分が無力で保護なしでは生きてゆけないことをよく知っている。彼は日々そのことを思い知らされる。この恐怖に対抗して子どもが成長という抵抗の多い冒険に打って出られるのは、母子関係に代表されるような根本的な信頼関係に支えられてはじめてできることなのである。実際、ラッセルは祖母に捨てられたときのことを考えて慄然としたと後になって洩らしている。

ラッセルの長い生涯には発病の危機がいく度かあったと推定される。彼は五十をすぎるまでたえず自殺を考えながら生きていた。八十歳まで毎晩悪夢に苛まれた。あいまいさを許さない彼の硬質な知性の下には深淵があった。彼はそのことを知っていた。しかし白髪をふりたてて論戦する攻撃的な哲学者の中に過敏さと自責と自己解体の恐怖がひそんでいたことをみてとる者はすくなかった。彼はついに耐えとおした。八十歳をすぎてようやく彼は『自伝』の中にそのことを告白するのである。自分は「星と深海と暗い夜に属している種族である」。

彼を支えたものは知性であった。子どもと子どもをとりまく世界との間に根本的な信頼関係がないとき、子どもにとって謎にみちたものである世界はそのまま恐怖そのものである。多くのものはそこで立ちすくんでしまう。ただ少数の子どもが世界を知的に理解することによって、ありのままの世界の中で憩えない事実をのりこえようとする。世界の信頼性を世界の可解性に置換しようとする試み、知性をたよりにこの世界をのせる不動の岩盤に達しようとする試みである。

幾何学への初恋

ラッセルには幼いときすでに「絶対に確実な知識というものが存在する」という確信と「何とかして

それを得たい」という激しい希みが芽ばえていた。それは十一歳のときにユークリッド幾何学で教わったとき、はじめて現実のものとなった。それは初恋にもまさるまばゆい大事件であったと彼は語っている。幾何学との出合いの中にすでに彼の数学の性格があらわれている。彼は公理系そのものの基礎を問題にして、解法の熟達には興味を示さなかった。兄はそういう彼をあざわらった。しかし彼の中には数学の基礎をきわめたいという気持が油然とわきおこった。このとき彼はそれまで祖母にたたきこまれてきた宗教の教義にはじめて疑念をいだいた。彼の心の中にはじめて内面の自由がうまれた。彼はこの大秘密をギリシャ文字でノートに記した。

十六歳の彼は突然孤絶の世界から猥雑な少年たちの世界に投げこまれる。祖母は大学入試の準備のため、必要な古典語を学ばせようと彼を寄宿制の予備校に送った。それは軍人の卵の集団であり、彼らは体験も心の準備もない彼を性的に徹底的にからかった。彼はその頃読んだ『ガリバー旅行記』に出てくるいやしい人獣ヤフーがそのまま人間の姿であることをはじめて知った。彼はくり返し野原にさまよい出て夕日にむかって歩きながら自殺を思った。彼の足をひきとめたのは、もう少し数学を知ってからにしようという考えであったという。

ついに大学入試の少し前、彼は当時、認識論の基礎と考えられていたミル流の経験論が数学についてはまちがいであるということに気づいた。2×2＝4という演算は人類が2×2をくり返すたびにだんだん確実になってゆくという種類のものではない。つまり2×2＝4は経験的確実性をこえた真理である。この直観が「彼の数学」のはじまりであった。この素朴な啓示がいくたびかの知的危機を経ながらついに彼を『プリンキピア』の完成にまでみちびいた。

むろん数学は『プリンキピア』とともに終わったのではない。ラッセル自身八十歳をこえて「絶対に確実な知識に到達するという私の目的はついに果たされなかった」と述べている。たしかに目的はついに果たされなかったかも知れない。しかしその道程は実に稔り豊かであったということができる。

ウィーナーの英才教育

ウィーナーは全くちがったうまれの人である。彼の父は東ヨーロッパ出身のユダヤ人である。ポーランドやドイツの大学をつぎつぎに中退しトルストイに心酔してユートピアをつくろうとアメリカに渡ったが、たちまち事志とたがい最底辺の労働者としてアメリカの南部をさまよう身となった。

彼をたすけたのは語学の才であった。たまたま語学教師となった彼は高校教師から地方大学の教授となり、裕福な南部の百貨店主の娘と結婚し、ウィーナーがうまれてまもなくハーヴァード大学にまねかれ、最後にはその教授になっている。日本人の、それも速成の医学教育しかうけていない野口英世がロックフェラー研究所で活躍したように、その時代のアメリカは知的にも腕一本で最高の地位をめざすことのできるところだったのであろう。

学者でも、このような成功者には一つの類型がある。ウィーナーの父も感情の発露がはげしく、精力的な努力家の反面、短気で自尊心がつよく、独断に走りがちで衝突をくり返した点、野口とよく似ている。

ところでウィーナーの父がもっとも打ち込んだのは長男であるウィーナーの英才教育であった。ウィーナーは三歳から数学と語学を父にたたきこまれた。その進展はめざましくウィーナーは神童とうたわれた。四歳のころには大人の本をよむことができ、七歳のころにはダーウィンの進化論や精神医学の専門書にまで手をつけていたが、これらは彼が余暇の楽しみとして読んだものであった。彼は十一歳で大学に入り、十九歳でハーヴァードの大学院博士課程をおえ、奨学資金を与えられてケンブリッジ大学、ゲッチンゲン大学など、当時の数学の最高峰に留学している。

読者はあるいは、これこそ真の数学者らしい人生であると思われ、ウィーナーこそ数学を心の底から愛した人で、父親はもとよりウィーナー自身も誇りにみちあふれて数学者の道を歩んで行ったと考えられるかもしれない。

これらはすべて当たっていない。

まず、ウィーナーは二十世紀の数学者の中ではもっとも数学者らしくない数学者の一人である。電算機と縁の深いもう一人の数学者「ゲームの理論」の創始者のノイマンが計算の神様だったのと対照的にウィーナーはよく計算をまちがえた。彼の著書は記号の脱落や誤りが多いので有名である。それだけでなく彼の好んで扱う主題は数学者ならば大ていの者が泥くさく感じられるようなもので、いわゆる数学者好みではない混沌とした扱いにくいものを対象とした点にウィーナーの数学の特色がある。神童ウィーナーは、数学が好きではなかった。彼は、くり返し数学からの脱出を試みている。大学も大学院も専攻は生物学であるがこれほど早熟さが威力を発揮しない分野もない。だいいち近眼で不器用な彼はろくに実験や観察ができない。結局大学でも大学院でも卒業間際になって専攻をかえ、お手のものの数学で論文を書いて卒業するという破目に陥っている。彼が数学者であるという自覚に達したのはようやく二十五歳のことである。しかも晩年は再びわかい日の望みが頭をもたげ、こんどは数学と生物学を総合する「サイバネティックス」という試みとして結実することになる。彼は実にオランダの脳波研究所の所員として死んだのであった。

神童は劣等感の塊

父親が神童の彼を誇ったことは事実であるが、それは父親が自分の教授能力を誇ったにすぎず、いつも父に罵られて育った彼は生涯自信をもって生きることのむずかしい劣等感の塊のような人間として終始した。

実際、神童であることは単に学習の天才であるにすぎない。数学の才能はよく音楽の才能と比較されるが音楽の早教育もさし当たっては演奏の天才をつくるにすぎない。いや、演奏も技巧の中にこもる「音楽」が最後には問題になる。たしかに作曲の天才の中には演奏の天才という意味でも神童だった人も多いけれども、必ずそうとは限らない。数学の場合、学習の天才から創造の天才への道はさらにけわしくつまずきに満ちたものである。

神童であることは精神発達の諸段階を自然な形で次々に通過してゆけないことである。「半ズボンの大学生」といわれたウィーナーは昼間は二十歳すぎの同級生たちと議論し、帰宅してからは同年輩の小学生たちと遊んだ。彼は大人と子どもの世界の通行権を同時に二つながら手にもっていた（彼が後年境界領域の探究者となったのもおそらく偶然ではない）。けれどもそれは同時にどちらの世界にとっても異分子にすぎないという犠牲をはらって獲得したものである。それだけでなく彼はいつも好奇の視線を浴びていなければならなかった。彼の評判は父が自分の天才教育を得々と雑誌に書きたてるにつれて、全くひどいものとなってしまった。大学院時代の彼は、自分の理論を批判した者に対して起こした父の訴訟に巻きこまれて苦しんだ。彼は自分が周囲からみれば奇形児の一種にすぎないことを知って愕然とした。

ユダヤ移民にとって知的能力だけが頼りだといっても、ウィーナーの父はいささか極端すぎる。

そういった父と、南部の上流社会の出身でユダヤ系ではあっても全く南部に同化しきった家庭にそだった母との間の情緒的な交流はともすれば乏しいものとなりがちであった。ウィーナーは父と知的なつながりを、母と情緒的なつながりをたもつことによって父と母をむすびつける役割を果たした。彼が父の早教育を進んで受け容れた素地には、おぼろげながら、そうすることが両親をむすびつけ、家庭の統合を保ち、自分もたすかるのだという意識があったかも知れない。逆に母との密接な関係があればこそ、父の苛酷な「言葉のムチ」に耐えることができたともいえる。

彼の家庭はユダヤ人によくある大家族であり、彼はその長男としての特権と責任をあわせ持っていた。ラッセルの孤絶に対してウィーナーはむしろ赤裸々な人間の葛藤のうず巻く中に育ったといえよう。ウィーナー自身が、自伝であまりふれたがらないのももっともだが、小暴君であり、父にも時には腕ずくで反抗し十一歳年下の弟に対しては父親そっくりの態度で君臨したようである。その反面女たちには徹底的に甘えた。二人の妹やイトコ、のちの妻に対する態度がそうである。そもそも女性は男性のように神童に反発したり、いじめたりせずむしろ庇護する態度に出やすい。ラッセルが本質的に男の友情の世界に生きたのに反し、ウィーナーには男の友人がいない。このことはウィーナーの性格形成を考える上で大きな因子である。

直観を呼んだ河のうねり

彼がハーヴァード大学に入った年はこの大学にとっては天才児の当たり年で、数人の神童がいた。彼は「神童クラブ」をつくろうとして失敗する。のちにみずから語っているようにこれはこっけいな試みであった。神童同士に連帯意識はありえなかった。そしてウィーナーは彼らが次々に難破してゆくのをみて恐怖を覚えた。ある者は〝ヒステリー〟になってしまい、ある者は才能がとまり、あわれみとさげすみを受けて一生を送らなければならなかった。ウィーナーが生き残ったのは彼が父に反発し、自分の内発性にしたがう強さがあったからではなかろうか。彼は『自伝』でも自分の知的好奇心は強いられたものではなくはじめから自発的なものだったと強調している。

それにしても彼が自分を数学者と自覚するには大変なまわり道が必要だった。さきにのべたイギリス、ドイツの留学生活からかえった二十歳の彼は次々に失望を味わわねばならなかった。母国の数学の水準の低さにがっかりした彼は数学に熱意を失い、映画やブリッジにふけるようになった。その上ハーヴァードにまねかれて講義した彼はアメリカ数学界の大御所バーコフにこっぴどくやっつけられてしまった。彼はハーヴァードを去り、放浪の数年を送ることになる。ゼネラル・モータースの工場で働いたり、百科事典の下請け執筆者になったり、陸軍砲兵の射程表づくりにやとわれたり、失業したりした。

彼が当時は技術者養成学校にすぎなかったマサチューセッツ工科大学（ＭＩＴ）に入ったことは一つ

の転機であった。彼は自分がまだほんとうに自己決定をしていないことを深く自覚した。能力にまかせて数学の最尖端をあさってきたこれまでとちがった生き方をしようという気持が彼の心の中に熟しつつあった。

一九一九年のある日、彼はＭＩＴの自室の窓から眼下のチャールズ河をみおろしていた。その川波のうねりをみつめているうちに、彼の頭の中にこういったものを数学的に取扱うにはどうしたらよいかという問題がうかんだ。

一面の川波はたしかに目にみえる現実だが数学的には途方もない複雑さをもった集団現象である。彼はそれを当時勉強していたルベーグ積分で扱えることにただちに気づいた。これが彼を数学者として開花させるいとぐちになったのであった。

このとき彼は、自然そのものの中に数学のことばと問題をさがすべきこと、「数学の最高の使命は無秩序の中に秩序を発見することだ」とさとったという。この直覚の中に彼の数学者としての生涯が要約されているといえよう。経験をこえたところに数学の本質を見、さらに数学の底に何があるかをさぐろうとしたのがラッセルならば、ウィーナーは、現実の無秩序と豊富をできるだけそのまま数学化することをめざしたのである。

この二人のつながりの延長上にはじめてコンピューターがうみ出されたのであった。

（一九七二）

統合失調症者における「焦慮」と「余裕」

1　序　論

一般に精神医学以外の分野では、病理学者は発病の病理と回復の病理を明確に区別している。そして回復過程に関与する諸因子が新たな病的発展の契機となりうることも、十分考慮に入れられている。

精神医学においても、たとえばヴァルター・シュルテ(10)は、「発病の道と病気からの回復の道は明らかに異なっている」ことを指摘し、神経症(10)や妄想(11)からの離脱について論じている。しかし、一般に発病病理、より正確には「発病論の立場」が前景に出ている印象があって、統合失調症についてもこのことは変らない(5)。

ここで「発病論の立場」がもっぱら発病過程を対象とし、「回復(寛解)論の立場」がもっぱら寛解過程に属するものである、というのでは全然ない。「発病論の立場」から寛解過程を観察、考察することも十分可能であり、その逆もまた真である。「発病論の立場」は「正常からの離隔性」によって「疾患」を定義し画定する。この離隔性の「質的側面」が——しばしば容易には具体的合意に達しないけれども――「疾患特異性」であって、この追求と確認が重要である。この立場が基礎づけられれば、（狭義の）診断、分類、鑑別に適合したものとなるが、一般的定式化を指向するため、それに対応して、「正常性」をいわば人工的に定立するという無理を冒さざるをえない。また、一般に寛解過程を特異的病的事象の消失過程として消極的に把握することに傾くであろう。

「寛解論の立場」をもっとも端的に解説するものは、ある病者によってみられた一連の夢の報告[5]であろう。彼は寛解期のかなり初期に「一面の枯野の中でどこかに草の芽がないかと探している」夢を回想する。それから約一年間、彼は反復のない夢の一系列を報告しつづけ、最後にかなりはげしい自律神経症状ののち「泉というか澄んだ清水が湧いていて、それを（自分が）村の各戸に引いている」夢をみるが、その直後、にわかに醒めた人のごとくなった、と周囲の人からの知らせがあった。

「寛解論の立場」は、この夢のごとく「どこかによい芽がないか」と探す立場であり、その芽の「時熟」を関与しつつ見守る立場である。すなわち、再生という多少とも弁証法的な過程とその固有のテンポを関与的・実践的に把握しようとする立場である。この過程は、その把握が治療の弁証法を通して行なわれるために具体的個別論に親近性をもつ。再生するところのものは、「発病論の立場」からすれば当然「非特異的」なものであって、したがって、むしろもっとも非特異的な事象、非特異的変化を重視する。これは身体病理において回復の病理が体重の増加や体温の平常化、睡眠の健康化、あるいは動員された間葉細胞の活動など、非特異的な因子を重視することと類比的である。ただし、自然科学的接近ができないようなものではない。それは、著者のすでに記載した寛解過程における諸現象とくに「臨界期」[5・6]の概念の相当部分が精神生理学的な検証や概念の洗練を待つ性質のものであることからも明らかである。

医学の自然科学的側面の最大の課題の一つが、生体の〝自然〟治癒力の科学的解明にあるとは、大方の合意を得られる主張であろう。そして、統合失調症の「原因」が何であろうと、その治療にあたって治療者がもっとも信頼しうる最大の協力者は病者の身体性である（それは薬理学的標的としての物理化学的身体に限らない）。

おそらく、統合失調症過程が解体（破壊）的過程と自然治癒力の活動する過程との複合過程であることをもっとも強く主張したのは初期のサリヴァン[14]であろう。しかし、統合失調症をかりに一つの心身症として眺めるならば、少なくとも発病時と寛解時の二つの「臨界期」にはさまれた期間は、心的事象がその身体的対偶 das somatische Entgegenkommen をもたないという点で特異な、いわば負の心身症である。病者の陳述する苦悩が、表情表出をはじめとする身体的表出を阻まれているため、「深刻味を欠く」などと早計を下される場合もあるが、この身体的対偶の停止は、それ自体が病者の苦悩を構成する大きな因子である。ただし、言語的把握が困難であり、そのことも多少は手伝ってであろうが、そもそも覚知性（〝意識 awareness〟）に上りにくく、漠然とした「窮屈さ」、ある「困難」の感覚、あるいは身体像の空無性として描画や粘土細工など主に非言語的手段で表現されるものに留まっているだけである。ある病者はくり返し「（身体が）つまっていやがる！」と語り、記した。

「寛解論の立場」から、統合失調症者の苦痛あるいは苦悩に焦点をあてつづけるならば、予想外に多くの表現が、言語面に限ってさえも、得られるものである。しかし、そのすべてが治療的に実りあるものとは決して言えない。再びサリヴァン[16]のことばをかりれば、統合失調症者の脆い「安全保障感」を掘り崩さずに受容しうるものは必ずしも多くない。たとえば「不安」である。統合失調症者であろうとなかろうと、およそ人は不安と妄想には決して馴れることがない。統合失調症者の不安に対しては、治療における、病者の身体性に次ぐ第二の「協力者」、すなわち治療者の身体性を以てすることが、おそらく可能な最善の方法かもしれない。たとえばゲルトルート・シュヴィングの方法[12]。

2　二つのことば

ここで、著者の経験によれば、統合失調症者をおとしめず辱しめず、その他要するに病者の安全保障感を掘りくずさずに病者からも語られ、治療者も口にしうる少なくとも二つのことばが存在する。それは「あせり」（焦慮）と「ゆとり」（余裕）[7]である。「ゆとり」ということばは、その欠如態、すなわち「ゆとりがない」と語ることも含めていう。これらのことばは、発病過程の初期から寛解過程の晩期までを通じて語られうる点においてきわめて他をぬきんでたものである。

これらのことばは初診時にも聞かれて、治療への合意の契機となる。高度の精神運動性興奮を示している病者への語りかけのいとぐちともなりうる。再発の反復に疲れている病者の気持ちを汲むときの鍵言葉の一つでもある。長く病棟生活を送っている病者への接近のために活用性の高いことばでもある。そして一般に、治療目標の設定を可能にするものである。

大多数の統合失調症者がこれらのことばを正確に捉える。諺テストの際に報告されるような verbatim 現象、たとえば「ゆとり」を「湯を取るのですか」とか「あせり」を「汗を出すことですか」といった受けとりそこないは全く一度も経験しなかった。大多数の場合において、病者は対話がこれらのことばを中心に据えて行なわれるとき、例外的な真剣さを示す。たとえば、退院要求をたえまなく行なう病者も、「それはあせりからだろうか、それともゆとりが生まれてきたからだろうか」と問うとき、一瞬内省の表情を示すのがむしろ通例である。かなり慢性化した妄想患者でさえ、妄想を語るときの平板な語調ではなく、時には思いがけない自然な抑揚、ゆらぎ、ためらい、はずみなどのある語調に変わる。

慢性破瓜病者や年余の緘黙患者がこれらのことばでみずからを語るのはありえないことのように思われるかもしれない。しかし、冷たい対人距離を固守しつづけて、よもや焦慮感と縁がそもそもあるとは思えない病者に、約八年目にはじめてたずねたところ、彼は、一寸ためらってから沈痛な表情で「自分はあせりの塊であることに甘んじているのです」と答えて私を驚かせた。

精神科医としての最初の数年、私は、これらのことばを全くといってよいほど何気なく病者と交わしていたように思う。たとえば病者が困惑しつつ次のことばを探しているときにこれらのことばをそこに補うとぴったりあてはまり、病者は困惑から出てまさにこれらを主題として語りはじめる、といった体験を重ねて、いわば臨床の場でこれらのことばの活用性を学び認識したのである。

これらのことばは、病者の意識（覚知性）のほんの一枚の皮膜下にある事態を指すことばであるらしい。病者は、自分が「あせっているかどうか」「ゆとりがあるかどうか」わからなかったり、答えに時間をとることはあまりない。これは知能や教育程度とほとんど関係のないことであった。この抵抗の少なさも意外な一特徴である。治療者にむかって主張する行動の無謀性を衝けば烈しく反論する病者も、その行動が「あせり」によるものであることを認めるには全然やぶさかでなかった。むろん、治療者が

「そんなにあせっては駄目じゃないか」「あせる人間は駄目なんだ」「あせると治らないぞ」などとわざわざおとしめ、辱しめ、脅しの意味を含めれば事態は変るかもしれない（しかし「あせれば治るものも治らないかもしれないね」といえば全然別である）。私の経験では、焦慮の中にあるとみられる病者が「余裕がある」と強弁したことはなかった。

ただ、こういうことはある。いく人かの破瓜型の病者は「自分はふり返ってみると、生まれた時からゆとりがなかったような気がします」と語っている。しかし、この人たちも、「ゆとり」をその欠如態において認知していることがわかる。それも、痛ましいほどするどく認識しているといってよいであろう。ただある一人の破瓜型の病者だけが、「先生、ゆとりって何でしょう。私はそれを感じたことがないのです」と言ったが、この問いは感情のこもったもので、私には到底、辞書的解説を求められているとも、それを与えて満足させられるとも思えなかった。私はこの場合、「それが君の中に生まれたとき、きっと、ああこれだな、と判るでしょう」と答えたが、他に答え方はなかっただろうと今も思う。

これらのことばは、ただし、治療の場でその流れに即して行なったので、たとえば、アンケートのような形で病者にたずねればどうなるかは予想がつかず、また、そういうアプローチはおのずと別種の事柄に属するように思われる。少なくとも、病者は、これらのことばをアンケートに盛り込んだりすれば、何かしらおとしめられたように感じるかもしれない。病者が何よりもまず自分が陥って抜け出せず、言動を左右させられているのは「あせり」によるものであり、灼けつくほどに求めて得られないものが「ゆとり」である、とすれば、これらのことばは病者も治療者も、珠玉のごときものとして扱うのが当然だからである（むろん、統合失調症者であろうとなかろうと、「自分には生まれてからゆとりがなかった」という大秘密をアンケートに記さないであろう)。

ところで、この秘密は、治療者に洩らすことによって不思議に不安を起こさない。また、一般に他者に見透されてしまう秘密とは病者は感じていないようである。少なくとも患者から耳にしたことがない。しかし、治療者は、これらのことばを常套句として磨耗させてしまわないように留意する必要があるだろう。重大な秘密というか、自己についての内実をたずねる、という、ためらいを交えた慎みを以て問うことが希ましいであろう。そして普段は間接的方法、たとえば朝食の味を問い、季節感をたずねることによって病者の「余裕」を測り、またさまざまの状況における「待てなさ」をみることによって「焦慮」をみる方がよいであろう。

ここで考え合わされるのは、諺テストにおいて周知のさまざまな誤答を行なう病者も、面接の場面で、病者の話す内容を要約したり、それに返答するためにその場で治療者が「たとえ話」をつくりだして使うとき、受け取りそこなうことはむしろ稀であるという経験である(もっとも、「溺れる者は藁をもつかむ」という諺などは、テストにおいても、切実感を以て答えられることが多いのが私の経験である)。

3 「焦慮」「余裕」認知の文化社会的背景

病者のいうこれらのことばが何を含意するのかを考察するより前に、これらのことばが従来あまりとりあげられなかった印象があるが、それは何故かを考えてみたい。

あるいは、あまりに周知の常識であって、私がことごとしくとりあげているだけかもしれない。しかし、やはり周知である「不安」については実に多くの考察があるので、ここでとりあげている二つのことばには、「不安」の場合とちがって、西欧語に対応することばが存在しないためかもしれない、と考えてみてもよかろう。「不安」は、わが国ではしばしばその現象形態、とくに身体的現象によって語られるといわれる。もっとも西欧古典語でも元来は身体感覚を表すことば（胸部狭窄感）であった。あるいは、「あせり」や「ゆとり」の場合はその逆で、欧米ではその個々の現象形態が日常言語意識に上っているのかもしれない。しかし、統合失調症者の多くの場合のように、何にむかって焦っているかがわからない場合は、病者にも治療者にも不便であろう。ちなみに、コンラートの記載する前駆期 Trema[1] を構成する諸事象は、次第につのりゆく「あせり」と、それに対応して失われてゆく「ゆとり」（コンラートの「のりこえ」（視点変換）の可能性に近いであろうもの）として要約できるように思われる（著者はこの時期を焦慮が一応行動によってその都度解消しうる「無理の時期」と、もはや解消しえない「焦慮の時期」とに区別した[6]）。

　われわれが輸入した西欧精神医学において重視されないことと並んで、われわれの側にも問題があるかもしれない。すなわち、われわれ自体が、「近代化」しつつある社会――より正確には「近代」に強制加入させられつつある社会かもしれない――に生きていることが、一つの盲点であるのかもしれない。私はすでに「あせっている人間」が病者とみなされる社会のありうることを述べた[6]。一般に近代化しつつある社会、とくに多少おくれて近代化しつつある社会は焦慮を病的とみるどころか、いかに巧みに「あせり」あるいは他を「あせらせる」かを重視さえする傾向がある。わが国の医師も、多少とも「あせりつつ」いくつかの関門を越えて医師となった人が多いであろう。われわれは病者の「あせり」について十分眼を開いていないかもしれないことを念頭に置いた方がよいのではあるまいか。少なくとも、われわれの生きている社会の現状は、たとえば成人への通過儀礼において端的な余裕と落着きがよしとされる多くの社会と対照的である。わが国にも、「茶の湯」に代表されるような「余裕の文化」が存在したが、それは急速に生命力を失いつつあるようにみえる。

これは必ずしも西欧的近代化のみを契機としないかもしれない。豊臣秀吉によって強制的に小家族化されて以来、江戸時代の初期すでに、商家の家訓にみるごとく、「勉《つと》めざれば三代にして滅ぶ」という、家計の小規模性と浮沈の急速性にもとづく家族的危機感が出現し、江戸時代の後半に至って「努力すればとにかくその家、その村だけは一、二代のうちに立て直しが可能である」という認識が次第に一般化して明治に承け継がれた(8)。貨幣経済の滲透を背景に、勤勉と工夫の通俗倫理は江戸時代を通じて「余裕の文化」を掘りくずしていったとみられる。

さらに精神医学の歴史についてみれば、ことはわが国に限らないであろう。病者に対するいかなる接近法を治療とみなすかという一般的合意の如何を中心とする下位文化を仮に「治療文化」と呼ぶならば、精神病者に関しては、十七世紀に大きな転換がみられる。この時代のカルヴィニスト支配下のオランダにおいて、魔女狩りが他の西欧諸国よりもほぼ一世紀早く終熄し、これに代って精神病者を労働改造する施設が設立されている。これは治療文化の大きな転換(9)であり、われわれもこの治療文化の系譜の下にある。

このようにみれば、治療者も、家族も、そして病者自身さえ、病者の「あせり」については相当程度の文化的近視眼の下にあるのが当然かもしれない。しばしば、治療者は、病者の「あせり」をつのらせている家族的その他の要因を変化させることが、大きな治療的転回を生むことを経験する。

4 サリヴァンの urgency

統合失調症の臨床という範囲では、私の知る限り、晩年のサリヴァンが彼が統合失調症の基本型態とみなす「緊張病 catatonia」において、病者が強い feeling of urgency（「切迫焦燥感」とでもいうべきか）をもつと指摘しているのが、「あせり」にほぼ相当するであろう。[16]

ただし、これは極大の「あせり」である。すなわち、「緊張病においては巨大で永劫につづくかという気がする切迫焦燥感が存在する。それは恐怖を伴った切迫焦燥感であり、逃走、それも世界全体からの遁走を促す。……時には何ものかを発見し理解したいという切迫焦燥感であり、……時には、ありふれた行動に近いので当人以外の目に留まらず、念入りに問診して事後的にはじめてそれと知れる。逆にはなはだ劇的な場合もあって、突然「腕がしびれて動かない！」と叫んで机の上から飛び降り、駈けて行って自動車に飛び乗り、危険なハイウェイを時速七〇マイルで一時間も突っ走る。病院の職員が追いついたときはすでに立木に衝突して緘黙昏迷状態に陥っている、ということもある。このように、切迫焦燥感は、とくにその初期には行動に移されがちである。……この切迫焦燥感は一体何についての促迫であろうか。……私にいわせれば、それはどうも安全保障感への希求が汎化・宇宙化したもののように思われる。……当の統合失調症者からは一体何が脅威なのか知るすべがない。統合失調症者の切迫焦燥感は全面的なもので、明晰な思考の対象になりえないのである。思考よりも現実感覚が強烈なものである。恐怖の際に出現する、遁走への促迫と酷似してはいるが、それにはない「何かをしたい」という促迫が統合失調症者にはある。遁走したいという気持ちのほうはまず意識に上らなくて、車で突っ走ったさきほどの場合でも「どこかへ着いたら何かをやってのけたい」という気持ちだったろうと思う。……統合失調症者が感じている、漠然とはしているが自分を駆り立ててやまない切迫焦燥感は、結局「何かをしなければ」「何かを考えなければ」「しおおせなければ」に帰着する。この切迫焦燥感に（正面から――訳者補）対処できないのは、普通人がおのれのもつ持続の感覚を（正面から）とりあげにくいのと同じである。……しかし緊張病の人には必ず切迫焦燥感があるものと考えてかかるべきである。……仮定の上の話だが、もし、非常に知能の高い統合失調症者を集めて「このあせり（切迫焦燥感）は何にむかってのあせりだろう」とたずねてみるならば、二、三人中一人は「人間である状態に戻りたいと少しは思っているのです。それは否応なしにしなければならないことではないでしょうか」と語るだろう。要するに、この切迫焦燥感は……世界を平和なままにとどめておきたい……ということである」[16]。さらに彼は、緊張病性興奮のみならず昏迷をも切迫焦燥感に満ちたものとして描き出している[16]。

このサリヴァンの叙述は、統合失調症者の焦慮感が局地的・個別的なものにとどまらず、容易に汎化し、対象を知らぬ焦慮となり、同時に超限的な強度に達すること、しかしまた、統合失調症者の焦慮は一般にカフカの小説『城』の主人公の焦慮のごとく究極はこの世界に平和に定着したいのであって、決して、すぐれて恐怖をうたった詩人ボードレールの叫びのごとく"Anywhere out of the world!"（世界の外ならどこでもいい）でないことをよく示していると思う。

しかし、おそらくurgencyなる語の射程の狭さのためであろうか、サリヴァンは、「あせり」が超限的な緊迫性を帯びる急性緊張病状態のみに焦点をあてているけれども、「あせり」は、すでに記述した[5・6・7]とおり決してそこに限られるものではない。発病過程のそもそもの始まりから存在して、次第にその強さを増しつつ急性統合失調症状態に至るが、寛解過程においても（筆者のいう「臨界期」を経てのちはたしかに焦慮の強度はにわかに減ずるけれども）余裕感と焦慮感の独特の角逐あるいは弁証法的関係が認められるのであって、この理解が統合失調症の寛解過程を理解する一つの軸であるといってもよい程である。慢性化された病者にあっては、この独特の弁証法こそなけれ、さまざまな形の「焦慮」と「余裕」への渇望が存在しうることはすでにみた。

5　他種の病者と「あせり」

一般に病人は焦るものではないか、いわゆる身体病者でもそのことは変らない、という反論がありうると思う。

統合失調症者の「あせり」が非常に特殊なものでなく、われわれが比較的支障なく汲み取りうることが、疾病特異的であるかどうかよりもむしろ重要なのであるが、しかし、他種の病者との対比は、統合失調症者の「あせり」を理解する上で有益であるかもしれない。

ここでまず念頭に浮ぶのは、うつ病者、あるいは躁うつ病者の「あせり」である。しかし、それは一般に世俗的なものの限界線内で動き、具体的な到達可能なものへの「あせり」であり、この世の階層秩序的価値観の堅固な枠組に守られている。しかも、統合失調症者の「あせり」とは対照的に、事後的なとりかえしがつかない[4]」という「くやみ[2]」の感情と表裏一体をなした、「何とかしてえしをつけよう」とする「あせり」であることが多いであろう。ここに躁うつ病者、うつ病者の「あせり」の持久性と解消困難性がある。彼らにとっては「あせり」の対語は「ゆとり」でなく自責の念を伴った「あきらめ」であるようにみえる。「ゆとり」は家族などに対して物質的余裕を与える意味に解されがちである。一病者の表現によれば「自分の値打は相場のごとくたえず上下して」おり、「ひなたぼっこをしている時には自分の価値は零」である。一部の病者は持続的な焦慮感からの脱出を希求するが、それは「ゆとり」よりも「さとり」――少なくとも彼らが「さとり」と感じるもの――を「あせりつつ求める」という逆説的事態に陥って苦しみつづける。「余裕」は、統合失調症者の多くが強く希求するのに対して、躁うつ病者には両義的感情を以て迎えられ、もし、治療者がこれを治療目的として設定するならば、病者はいく分自分がおとしめられ、低く見られているように感じやすく、暫定的合意として不承不承に受け容れるのが関の山である。むしろ彼らは、自分が必要とされている状況やその時点までの「ぎりぎりの」期限を持ち出して治療者をあせらせることのほうが多いかもしれない。

このように治療者をあせらせる点では、神経症者の方がさらに手の込んだ操作をすることが多いといえよう。しかし、一般に神経症者に関しては「余裕」と「焦慮」の線上で考えるのは単純に過ぎて、あまりみのりの多いことではなさそうである。彼らもあせるが、「ゆとり」を珠玉のごときものとして希求しないところは統合失調症者とははっきり違う点である。彼らはさし当り生きてゆくだけの「ゆとり」は持ち合わせていると感じているようである。強迫症者は例外のようにみえるが、彼らがあせって求めるのは、覚知性を痙攣的に高めることによって不確実性を追放することである。サリヴァンの定式を使えば安全保障感の希求という点で統合失調症者と共通であろうが、むき出しの feeling of urgency ではない。つまり、「遅すぎる」、より正確には「予め too late である」「いくら先手を打ってもそれはやはり手遅れである」という超限的切迫感はない。あれば、統合失調症にむかう失調を起こしつつある可能性を考慮すべきだろう。

むしろ多くの慢性身体病者とくに結核病者のほうがはげしく露わにあせる。カフカの小説は結核病者の心理としてもかなり読み込めるものである。快癒にも遠く死にもさし当り遠く、積極的努力よりも無期限待機が求められるのが慢性病者である。この点で慢性統合失調症者との共通性がある。しかし、おそらくそれは表層的であって、慢性統合失調症者は、単に身体的基盤が掘りくずされているだけとは感じていず、それ以上の深淵を感じているのは確かだと私は思う。

6　「焦慮」と「余裕」の波及

さきに躁うつ病者が治療者をあせらせるように仕向ける場合を述べたが、それは一般に外的事情を掲げてのことであり、治療者を「とりかえしをつける」協力者の位置に追いこもうとする動きである。しかし、少なくとも一部の統合失調症者の焦慮感、とくに発病過程にある病者の焦慮感ははるかに直接的な波及力、伝染力をもっていて、その結果、統合失調症者に比肩する超限的な焦慮感をもつ人間は、統合失調症者以外には、その家族とその治療者ということになりかねない。サールズは、統合失調症者と家族あるいは治療者との間に相手を〝クレージー〟にしようとする相互作用の存在を指摘し、その際のアプローチをおよそ七種挙げているが[13]、それらの多少ともソフィスティケートされたアプローチに加えて、端的な焦慮感を挙げる必要があるのではなかろうか。とくに〝良心的〟な医師、〝気づかう〟親が巻き込まれやすい。

むろん、これは相互作用である。著者はとくに知的な青年患者が治療者の中に潜む幻想をあばき出す力をもつことについてすでに述べた[6・7]。境界例といわれる病者の場合、治療者が治療者の座をおりてまでわがことのように焦るのは、およそ周知であろう。境界例は治療者を超限的で不毛なあせりに陥れる達人と定義できるかもしれない。いや、少し意地わるく考えれば、治療者は自分の力で、いわば「飛んで火に入る夏の虫」のように、あせりに巻き込まれるのかもしれない。治療者が「わがことのようにあせる」のは逆転移なるもののもっとも単純明快な標徴であるといってよい。思春期患者はこの点で境界例に近い。いや、暦年齢が思春期に相当しても「思春期患者」という意識の下に治療者が取り組まない例が少なくない。数でいえば、そちらのほうが多いだろう。つまり、治療者における「思春期性」の意識は、治療者－患者関係についてすでに何ごとかを物語っているものとさえいうことができる。

しかし、他方、緘黙状態にある病者の傍らに半時間しずかにすわりつづける場合、名状しがたい焦慮感が治療者に浮び上っていたたまれなくなることも、多くの人の経験的事実ではなかろうか。この焦慮感は、境界例のそれと対照的である。境界例の焦慮感はそれ自体唐突に変動して止まず人を金縛りにし、ふりまわす。変動自体が、緩急する風が大樹をも揺さぶりついには倒すように人を参らせる。しかも、人を惹きつけてやまない。破瓜型の焦慮感はそれと全く異なり、透明で不動であり、真夏の正午の日光のごとき重圧感が次第に加わってくる。われわれは何かの用事を思いつき、それを口実にしてその場を立ち去りたくなる。破瓜型の人が次第に孤立してゆく機微のうちにこのことがあるであろう。破瓜型には時に一部の人を魅了するほどの何ものかがあるが、それはボードレールの詩句をかりれば「石の夢のごとく美わし」きものであって、境界例の変転する呪縛力とは大きく異なっている。魅了される治療者の型も明らかに対照的だと思う。

また、こういう場合もある。ある精神発達遅滞児の母親がいた。医師たちは、彼女の落ち着きを讃嘆し、永遠の母子関係がいわば約束されているからだろうかと、多くの統合失調症者の母親たちと内心で対比させつつ語り合っていた。しかし、その子が思春期に達し、ある状況の下で急性緊張病状態に陥ったとき、母親はほとんど数日のうちにいわゆる「統合失調症者の母親」らしく混乱と焦慮の塊りに変貌してしまい、あの落ち着きと余裕は痕跡もなくなったのである。これはきわめて衝撃的な事態であって、強烈な記憶となって私に残っている。

サリヴァンは母子間を不安が感情移入的に伝染すると指摘している[15]が、統合失調症者とそれを取り巻く人たちとの間に起こる「あせり」の伝染力と相互拘束力の強さはおそらくそれと等しいであろう。時には治療者が「君と話していると私もあせってしまいそうだ。君があせるのは無理ないとしても、医者までがあせっちゃおしまいだからね」と語って面接を中断するほうがよいことさえある。ここで「医者まで……」以下のことばは、ある軽みとユーモアを交えて語ることがよいだろう。そうでないと、病者は自分の攻撃性で医者を破壊したと思いかねないし、これは病者の側に治療上好ましくない悪循環の源となる。

幸いなことに、寛解過程において生まれてきた病者の余裕感も伝染力があり、面接している治療者はもちろん、家族など周囲の人々の緊張をおのずと解く力がある。病者の側に余裕感が兆しはじめたときは治療上非常に重要な時期であって、これからなお長い治療の道のりを通ってゆかなければならず、とくに、挿間的に噴き上げてくる病者の「あせり」や、基底音のようにいつも存在する家族の焦慮に対処してゆかなければならない。この時にあたって治療者が余裕感をもちつづけ、病者をある微妙な距離を置いたいたわりの気持で注意を向けつづけることが重要である。病者は、たとえ人が幻の仕事といおうとも、実際〝大仕事〟をした後のような気持でいる。徒労感もあり困惑感もあるのが通常である。もっとも多くの患者の意識するところでは、大仕事はむしろ急性精神病状態に先立つ発病過程の期間のほうである。「あれだけ無理をし焦ったのだから病気になっても仕方ありませんね」という表現をよく聞く。

治療者の余裕感も、むろん伝染力があり、治療的な重要性がある。治療者がいかに献身的であっても焦慮に身を任せるならば、治療は実を結びにくいだろう。治療者の焦慮は一般に有害であって、悪性の逆転移状態に陥っているか、あるいは患者を手段として自己の何らかの無意識的欲求を満足させようとしているのではないかどうかを、みずからに問うてみる必要があるだろう。

逆に、寛解過程や慢性状態の焦慮は、治療者に見えない一つの盲点となりうる。この時期のあせりは、表出されにくく、たとえされても現実吟味力が低かったり、逆に社会復帰への意欲と誤解されやすい。しかし、しばらく様子をみれば、社会復帰への提案の方向がバラバラだったり、段階の順序にふしぎな点があったり、一つの段階に手を着けるか着けないうちに次の段階を急ぐことなどからそれと知れるものである。この段階で治療者が患者の「意欲」を加速する方向に走れば、それがことばによってであろうと、社会復帰への直線コースを引くことであろうと、あるいは端的に薬物によってであろうと、やがて、二人は急性病棟で再会する確率が高いであろう。

7 焦慮と余裕の角逐

もし、焦慮が去れば余裕が交代して出現する、というならば、大変有難い。しかし、実際はそうはならない。

寛解過程においては、ようやく生まれたまだひよわな余裕感を患者は性急に使いつくしてしまおうとしがちである。ある場合にはあまりに長い焦慮感の後に生まれた余裕感の一種の過大評価、おそらく「フワリとした誇大感」と表裏一体をなす過大評価である。ある場合には、治療に対する抵抗として出現するようにみえる。病者が余裕感を非常に貴重なものと感じつつ、しかも、それをいかに些細な事柄に使い果たすかは、多くの臨床家のよく知るところであろう。私は、「ゆとりが生まれたらすぐ使いたくなるものである」ことを予め告げておくことが必要であると思っている。長らく渇望しつつ入手できなかったものはあわてて使ってみたくなっても不思議でないであろう。(ある病者の表現をかりれば)「あせりを自覚する程のゆとり」が生まれてから、(これは私の表現だが)「ゆとりを手許においておける程のゆとり」に至るまでの道程はいかに長いことであろう。一般に寛解過程は、「あせり」と「ゆとり」がかなり弁証法的な関係を示しつつ、次第に奥行きの深い「ゆとり」となってゆく過程である。

停滞の可能性をもつ非常に重要な時期の一つは、寛解期のごく初期の焦慮が一応鎮まったが余裕がいまだ自覚されない空白期間にあるように思われる。この時期の自己身体像は一般にきわめて非薄であり、また変転しやすい。この時期をいかに通過するかは治療上重大な問題である。精神科病棟においてこの時期に適した場をどのようにしつらえればよいかは、私には未解決である。私には、周囲の人の協力が得られ、かつその人を得ている場合に親戚・知人宅でこの時期を無事に通過させた経験が何回かあるが、何が有効な要因かはまだいうことができない。

この空白期間がもしかなり長期にわたるときには、どういうことが起こりうるであろうか。人間的外界を矮小化することによって「余裕の不幸な等価物」を創出することが、起こりうる一つの事態である。それは切実さを伴わない誇大妄想でもありうるが、破瓜型の場合には、より正確な意味での周囲の矮小化であろう。

エーレンツヴァイク(3)の伝える統合失調症画家の描画はこの余裕等価物を端的に物語るものである。
「……私はありありと現れている病の影を見落してしまった。大きな画面には、幾何学的なガラスの破片のようなかたちが激しい色彩で描かれていた。その破れた面の上にはいく人かの人間が蟻のように小さく描き込まれていて、絵をすごく巨大に見せていた。わたしは試みに、その絵は巨大な壁画を諷刺しているように見えること、黙示的な感じがすることを述べた。画家は同意しなかった。しばらく話しているうちに、わたしはとつぜんまったく違う感じの写実的な画が壁にたてかけてあることに気がついた。それには、顔をしかめ、からだをひどくねじった人物が何人か描かれていた。わたしがその絵についてかれに尋ねると、「ああ、これはただの下絵ですよ」となに気なく答えるのだった。」(邦訳より引用)

しかし、多くの病者が多年にわたる統合失調症という事態の中で、余裕と焦慮ということばを生き生きとした具体的な感覚性を以て保持しつづけていることは、少なくともわれわれに希望を与える一つの快い驚きである。

8　若干の考察

わが国の日常のことばとして、「あせり」「ゆとり」はほとんど自明であるが、この自明性はかえってその意味内容を十分明らかにすることを妨げかねない。

私は石川義博氏から、症例を挙げるならば、さらに論旨が明確となるだろう、というすすめを受けた。しかし、その作業を試みるうちに、意外にむずかしいことが判った。すなわち、一つの単純なエピソードとして受け取られるような短い物語はいくらでもあるが、そういう提出はむしろ誤解を生むであろう。長い経過のうねりを示さなければならないということである。「あせり」の自覚、あるいは「ゆとりの欠如」の自覚を、もっとも初歩的な洞察と単純に考えるのは、誤りでないにしても、狭きにすぎる把握である。これらは治療の「基底音」を構成するもので、いつも前景を占めるということは、あっても例外である。たしかに、一つの劇的な洞察となりうる場合もある。たとえば、「(ある重要な対人場面で)相手の気持を思いやるゆとりがなかった」という場合。しかし、一般には、このような精神的視野の広りあるいは「のりこえの可能性」の尺度でもありうるが、また同時にほとんど端的な全身感覚をも含意する。より正確には「共通感覚」といおうか。しばしばそれは洞察が起こりうる前提であり、安心して洞察を受容する、洞察の容器である。〝病識〟は、「自分がかつてクレージーであったことを受け容れうるほどの余裕感」が与えられなければ、しばしば不毛どころか破壊的でありうる。

安永は、その「ファントム理論」[17・18]において、「心的距離を保つ基本」としてファントム機能を仮設している。統合失調症においてはファントム機能の急激な衰弱が起こり、しかも主体はそれを知覚しえないので、対象の異様な距離的二重像、距離的複視像や自我二重化体験を与えることになる。

ここで「焦点を合わせ」ようとしつづける限り、はげしい焦慮感が生じるであろう。この複視感は「そのままにしておける」性質のものではないのに、どうしても「焦点が合わない」からである。それは安永がその説明原理として適用した、比較的輪郭の明瞭な統合失調症の諸症状として現れるだけでなく、より一般的、非特異的な共通感覚を生むであろう。また、ファントム破綻に先立つ時期においては、「ファントム肢」が過大に伸長してなお至適距離を探りあてえないという事態がありうると思うが、このような事態の生む共通感覚は、もしあるとすればまさに発病過程における熾烈きわまる焦慮感ではあるまいか。逆に「余裕感」はファントム機能の再生の徴候でありうるかもしれない。

これは全く試論的なものであるが、統合失調症者における焦慮と余裕の少なくとも一部は、ファントム機能のいわば「積分値」が共通感覚として意識される可能性を予想させるものである。それを間接的に支持するものは、統合失調症者の焦慮の無名性ということ、焦慮感、余裕感が統合失調症の全過程を通じて常に問題となること、逆に有効な指標として治療者にも病者にも用いられうること、そして一般にあまりにも抵抗なく且つ直ちに誤たず意識しうること、等である。すなわち抑圧をはじめとする「防衛機制」のことばで理解される枠の外にあるであろう。われわれのみた焦慮感と余裕感の弁証法はこの機能の再生が力動的柔軟性を――生の機能の再生が一般にそうであるごとく――もつ可能性を示唆する。

しかし、病者が「生まれてから余裕がなかった」という場合は、むしろエリクソンのいう「基本的信頼」に関わるであろう。

臨床家としては、病者にとって重要なこれらの鍵言葉を、あるいはそのままにしておくべきかもしれない（「荘子」にいう「渾沌」は竅《あな》を穿たれすぎると死ぬ）。実際、私もこの論文を書いて以後は、これらのことばを以前ほど自然に使えなくなりそうである。いくぶんこの論文の執筆をためらわせたのはこれである。(補注1) 最後に述べておくべきことは、これらの共通感覚が、統合失調症者のもつ一般に高い感覚性に支えられて、きわめて微妙に洗練されたものとなりうることである。またその覚知性を保持しつづけることによって、寛解のテンポと共人間的世界への復帰との歩調が揃うようになり、また再発への可能性を遠ざけることができる。さらに、職業など人生の重大な選択にあたっては、事情のゆるすかぎり、十分な余裕の再生を待つことによって、病者自身に多くを委ねることが可能となる。人はあるいはいうかもしれない、社会の現状はそのような悠長さを許さないだろう、と。しかし、朝永振一郎のいうごとく「いかに緊急であっても、木のレールを敷いて汽車を走らすことはできない」。余裕感の到来に先立って焦らせつつ社会復帰のコースを歩ませるならば、時には、治療者が無際限に具体的指示を発しつづけねばならない事態となるのではなかろうか。

統合失調気質者や統合失調症を経過した人の味わいうる生の喜びの一つは「余裕感の中で憩う」ことであって、その味わいの深さは、あるいは他の気質の人の知りえない種類のものであるかもしれない。

私は患者に治療目標の設定を、「あなたが何かをしてもよいが何をしなければならないとは感じないだけのゆとりをもてるところ、何かになってもよいがならなくてもよいだけのゆとりのあるところまでお互いに努力するということと思うがいかがでしょうか」という意味を話して行なう。「それからはあなたの自由である」とも。実際それ以上は個人としての患者の人生への過度の介入であり、それは患者に一つの脅威あるいは陥穽と感じられうると私は思う。

謝　辞

土居健郎、木村敏、安永浩、大橋一恵、山中康裕、高頭忠明、星野弘をはじめとする諸氏との討論に啓発されたことを記して感謝します。

文　献（初出当時のままとする）

（1）Conrad, K.: *Die beginnende Schizophrenie*, G. Thieme, Stuttgart, 1958. 邦訳『精神分裂病――その発動過程』（吉永五郎訳）医学書院、一九七三年。
（2）土居健郎「甘えの構造」弘文堂、一九七一年。
（3）Ehrenzweig, A.: *The Hidden Order of Art — a Study in the Psychology of Artistic Imagination*, 1967. 邦訳『芸術の隠された秩序』（岩井・中野・高見訳）同文書院、一九七四年。
（4）木村敏「うつ病と罪責体験」精神医学、一〇巻、三七五―三八〇頁、一九六八年。
（5）中井久夫「精神分裂病状態からの寛解過程――描画を併用せる精神療法をとおしてみた縦断的観察」宮本忠雄編『分裂病の精神病理2』一五七―二一七頁、東京大学出版会、一九七四年。
（6）中井久夫「分裂病の発病過程とその転導」木村敏編『分裂病の精神病理3』一―六〇頁、東京大学出版会、一九七四年。

（7）中井久夫「分裂病者への精神療法的接近」臨床精神医学、三巻、一〇二五―一〇三四頁、一九七四年。
（8）中井久夫「執着性格問題の歴史的背景」笠原嘉編『うつ病の精神病理』弘文堂、一九七五年。
（9）中井久夫「西欧精神医学背景史」『現代精神医学体系I―A』中山書店、一九七九年（当時未刊）。
（10）Schulte, W.: *Studien zur heutigen Psychotherapie*. Quelle und Meyer, Heidelberg, 1964. 邦訳『精神療法研究』（飯田真・中井久夫訳）医学書院、一九六九年。
（11）Schulte, W.: Auswirkungen des Wahns auf die Umwelt ― Rückzug aus dem Wahn, in hrg. von W. Schulte und R. Tölle: *Wahn*, G. Thieme, Stuttgart, 1972.
（12）Schwing, G.: *Ein Weg zur Seele des Geisteskranken*, Rascher Verlag, Zürich, 1940. 邦訳『精神病者の魂への道』（小川信男・船渡川佐知子訳）みすず書房、一九六六年。
（13）Searles, H. F.: The effort to drive the other person crazy ― an event in the aetiology and psychotherapy of schizophrenia, *Brit. J. Med. Psychol*. 32: 1-18, 1959.
（14）Sullivan, H. S: *Schizophrenia as a Human Process*, Norton, New York, 1962.
（15）Sullivan, H. S.: *Conceptions of Modern Psychiatry*, William Alanson White Psychiatric Foundation, 1945, 1953.
（16）Sullivan, H. S.: *Clinical Studies in Psychiatry*, Norton, New York, 1956.
（17）安永浩「分裂病の基本障害について」精神経誌、六二巻、一―三〇頁、一九六〇年。
（18）安永浩「分裂病症状機構に関する一仮説（その三）――慢性様態のファントム論」木村敏編『分裂病の精神病理3』六二―九五頁、東京大学出版会、一九七二年。

補注

（補注1）原論文は熾烈な討論が予想される学会に提出される予定であった（学会自体が流会したけれども）。

［以下は『統合失調症1』（二〇一〇）収録時の補注］

（補注2）サリヴァンは、患者が希求してやまないものはPeace of mindであると述べている。「心の平和」はもっとも「ゆとり」に近いであろう。当時、多くの人々に「ゆとり」の英語の等価物を求めたが、これ以上のものは得られなかった。

（補注3）　本論文における躁うつ病概念は日本におけるモデル的人物像にもとづいている。すなわち過労死を遂げかねないような男性である。アメリカにおけるモデル像は更年期の女性である（黒木俊秀氏の神戸大学医学部における講演、二〇〇九年の指摘による）。この相違の存在を私は意識していなかった。

（一九七六）

ウィトゲンシュタインの〝治療〟

精神科医がウィトゲンシュタインに関心を抱くとしても、それは、多くの人が考えやすいような、いわば禿鷹が腐肉の臭いを嗅ぎつけるように、彼の生涯に狂気をたずね、彼を精神病理学的存在に還元しようとするからではない。いくら、ウィトゲンシュタインの周囲の人たちが、あるいは彼自身が、生涯、発狂の恐怖をいだきつづけたとしても、である。

そもそも、かりにウィトゲンシュタインが当時の精神科医の誰の門を叩いたとしても、彼をよく〝治療〟しえたとは考えにくい。当時の精神病理学は大観すれば新カント派の掌の中を動きまわっていたといってよいだろう。そして周知のように、精神科医ではなくてウィトゲンシュタインが心理学、精神医学に興味をいだいたのである。一つは音楽心理という門から、いま一つはジャニックとトゥルミンがその『ウィトゲンシュタインのウィーン』（一九七三年）で描き出したように、同じく世紀末ウィーンの濃密な知的雰囲気を共にしたフロイトへの関心といういとぐちから。

実際、ウィトゲンシュタインがようやく精神医学者の関心を惹きつけつつあるのは、彼から精神医学の現下の行き詰りを打開する鍵を得んとしてのことであると思う。依然として「了解」と「説明」という、ディルタイ風の二分論をより所とする〝古典〟精神医学は、たとえば妄想をこの文脈において「了解」不能性の下に定義づけるのだが、それはウィトゲンシュタインの一句「限界を設定するにはその両側から接近できねばならない」によってはたして動揺しないだろうか。ドイツの数ある精神医学者の中でもっとも「飽くなき厳密」を追求してきたミュラー＝ズーアは目下ウィトゲンシュタインに専念しつつあるという。他にもひそかに彼をひもときつつある者はすくなくないのではなかろうか。

精神医学における論理実証主義の影響は精神科医自身が看過しがちである。しかし、たとえば、統合失調症発生の苗床としての、幼少時における「二重拘束」体験、すなわち、親が子どもに二つのレベル——言語レベルと非言語レベルで相反する命令を発し、いずれにしたがっても子どもは罰せられるので進退谷《きわ》まる、そういう親が「統合失調症をつくる親」だというベイトソンらカリフォルニア学派の主張は、五〇年代、六〇年代の精神医学を風靡したが、ベイトソンがラッセルの「階型の理論」に示唆されてこの理論を編み出した（ミシュラーの証言による）ことはそれほど知られていない。また『引き裂かれた自己』によってはなばなしく登場し〝反精神医学〟の旗手と一時は目されたイギリスのレインにしても、その主著『自己と他者』における、対人認識の複雑きわまる数理化は、精神科医のもっともよく読みとばす箇所であるが、おそらく、論理実証主義的なイギリスの哲学的風土を考えに入れてはじめて理解できる苦渋な対決であろう。わが国の精神科医はもとよりこのような対決を迫られる哲学的風土に生きてはいないが、それでも、高野良英（一九三五—）のごとき、あまり世に知られてはいないが、もっとも精密な思考を展開している精神科医は、一九六〇年代後半の一連の論文においてラッセルを知らず独力でほとんど階型の理論に近いものを創出し、それによって統合失調症者と治療者との対話における喰い違いはいずれが正しいというものではなく陳述水準の相違であるという、きわめて説得力のある議論を展開している。

これらは、まだ散発的な徴候ではある。ウィトゲンシュタイン自身の「フロイトについて」などはまだ精神科医が読みとおすまでに至っていない現状である。現在の精神医学は実存哲学の強力な影響下にあり、他方、構造主義者たちがその道具によって精神病理的事象を整序しつつあるが、それにしても精神医学というそれ自体きわめて問題的な領域において精神科医が「語り得ないものについて語る」ことがあまりにしばしばであるという印象は否めないところであり、たとえばウィトゲンシュタインの後期思想がその「治療剤」としてとりあげられる時期が遠からず到来するのではなかろうか。むろん、精神医学という一つの実践領域——その多くはことの性質からして技術の成熟を待てない取り敢えずの実践である——は何が治療として妥当するかという、公衆と病者と医師との合意のあり方に左右されるものであり、それをその地域その時代の「治療文化」というとすれば、精神科医単独で予言することのできないものであるが——。

ところでウィトゲンシュタインがあれ程生涯にわたっておそれつづけた狂気あるいは「罪」とはいかなるものであろうか。今のところ、もっともらしいレッテルを貼ることはできても、それ以上のことはわれわれの能力をこえている。高野（あるいは私）と同世代のすぐれた精神科医福島章の示唆するように、いわゆる天才の病理は、精神医学的な病気としても時代を先んじたものであって、同時代の多数者から得られた疾病概念では律せられないものかもしれない。

それにしてもウィトゲンシュタインの苦悩はただごとではない。私は『日記、一九一四—一六』を手がかりに彼の軍がブルシーロフ攻撃に直面した一九一六年六月初旬を彼の危機の一つの頂点と考えてきたが、ラッセルへの書簡が公開される（一九七四年）に及んで一九一三年初めの父の死から約一年間の危機はさらに深いものであることを知った。一九一三年十二月の「すべての論理命題は一般化されたトートロジーである、逆もまた真」という内容の、きわめて知的集中度の高い手紙につづいて翌年一月には「やっとこの二日間、亡霊たちのざわめく音の中から理性の声を再び聞き分けられるようになりました。仕事を再開せねばなりません。……でも、狂気からほんの一歩のところにいる、という感じはたった今まで判りませんでした」という戦慄すべき便りがノルウェーのフィヨルドのほとりから寄せられている。精神科医ならば前後の文脈をみて――それは一見さりげないものだが――いっそう粛然たる面持にならざるを得ないであろう。

しかし、われわれにとって重要なのは、ウィトゲンシュタインがついに――たとえばカントールとこととなって――もちこたえたことである。彼のこころみたさまざまの自己治療は精神科医に多くのものを教える。ウィトゲンシュタインの書きのこしたものとは別に、彼の生涯はわれわれに発病の理論ではなく不発病の理論――それはまだほとんど存在しないも同然なのだが――を教えるものである。私がかつて書いた（飯田・中井『天才の精神病理』、一九七二年）のも、その視点においてであった。かえりみればウィトゲンシュタイン自身が哲学を「治療」することを自己の課題としたのであったが、ラッセルが数学を救うべく『数学原理』に一〇年を、また現実世界の「治療者」として晩年をささげたのとともに、これは病者と治療者は多くの意味で紙一重であるという、精神科医と患者とにも通用する事態の機微に一脈通ずる事柄であろう。

（一九七六）

『思春期の精神病理と治療』への序文

かつて思春期は詩経、サッポーの昔から詩人のうたうところであった。今、詩人は黙し精神科医が思春期の病理をとりあげるめぐりあわせになったことは、いささか皮肉な事態だと思う。思春期の失調形態がいやおうなしに目につくことは、ヒトの思春期が危機に瀕していることだろうか。

もっとも思春期の終焉に立ち会っているなどと単純にいうまい。思春期を、比較的短期間に完全燃焼する過程と観念することは次第にできなくなっている。本書の礎石になったワークショップでも、しきりに「第二思春期」としての四十歳前後の年齢が論じられた。実際、この時期に学生時代の異性の友人などが妙になつかしく思い出されたりする。クラス会でも在学時代あまり言葉を交わさなかった級友がかえって強く親密さを示してくる。親友になりそこなった思いが二〇年後まで潜在していたのであろう。このように思春期に年齢を超えた側面のあることは昭和五十二年東京での思春期医学会で精神科医小倉清氏の指摘されたとおりである。

思春期が大きく問題になってきたのには、社会的事情が大きく影響している。笠原嘉氏が「学園紛争」を契機として青年の問題が大きくクローズ・アップされたことに注目されたのは『青年の精神病理』（弘文堂、一九七七年）への序に記されたごとくであるとすれば、本書にはその反動としての「教育爆発」ともいうべき事態が影を落しているであろう。大学における「学園紛争」[1]の時代にすでに中等教育の重圧は存在し、増大しつづけていた。しかし、今日では多くの失調は中等教育期にすでに始まっている。大学ももはやいかなる意味でも祝祭の場ではなくなった。それは「ほんの昨日《オンリー・イエスタデイ》」だったのだが、今は重苦しい祭の後の時代である。

しかし、精神科医側の事情も大きい。わが国の精神科医の目に（わが国に限らないが）ようやく思春期が見えてきたことは、精神医学のある程度の成熟と変貌の結果でもある。すなわち、臨床の重視が一つであり、いま一つは、それと関連した事情によってだが、これまで長く、全く別箇の伝統であった成人の精神医学と児童精神医学とがようやく相互作用を持ちはじめたことである。思春期は実に長期間二つの谷間に落ち込んでいたのだ。本書の執筆者が成人と児童とをともに診療している精神科医であることは、この相互作用の具体的な証拠であり、おそらく本書の特色の一つともなっている。

それと表裏一体をなすことだが、本書の執筆者は三十代の始めから四十代末にわたっているが、中心は三十代にあり、精神科医の比較的新しい世代に属する人たちが発言していることも一つの特徴であろう。従来に比すれば、網羅的よりも模索的であり、いくつかの提言や概念の再検討を含み、症例は単なる引例であるよりも思考の出発点である傾向がおそらく存在する。それは長所でもあり、欠点でもあろうが、一言にしていうなら、本書は、その模索性も含めて思春期臨床の実状をほぼ掛値なしに提示するものとなろうか。

本書にはいくつかの精神療法例が載せられている。治療実践が思考の出発点であり、同時に首石《おや》であることは臨床医学の王道だが、しかし、症例報告には一般の読者を幻惑する力がないでもない。そのような読まれかた、たとえば精神療法の範例《パラダイム》として読まれることは筆者たちの本意ではなかろうが、一〇年二〇年の積もり積もったマイナスが、わずか数カ月から一、二年の、週一回か二〜三回の面接で大幅にキャンセルされうるとは、考えてみれば途方もないことである。この意味では精神療法は「切れば血の出る」恐ろしさを持っている。一歩誤れば肉体的暴力にまさる暴力でありうる。精神療法の持つようにみえる力は、実は生の持つ、精神的健康をめざして進む生得的な軌道修正力に負うところが大きく、精神療法者は、いわば触媒のごときものである、といいたい。「精神療法はタイミングが九割である」といわれるのは、そのためである。何か特別の言葉で魔法のようなことを行うのでないことは、本書をみられれば了解されるであろう。たとえばごくふつうの日常語が使われているので、精神医学の専門語を使わないのは、正しい理由あってのことである。また、治療中の精神科医は高みから治療状況と患者を見おろしているのでない以上、治療の将来はもちろん現在の全貌も見えているわけでないのは当然で、そのことが治療の妨げになるどころか、逆に、治癒像を見通している、とか現在の状況を十分に把握しているという錯覚こそ治療における最大の障害となることは、読者のために付言しておくべきだろう。

本書が名古屋の精神科医によって編まれたことは半ば偶然であるが、そうでない面もある。名古屋大学、名古屋市立大学は古くから児童精神医学、あるいは思春期精神医学に開けた伝統を持っており、新設の愛知医科大学もその流れを発展させている。また、名古屋は市内に有力な精神病院をいくつか持つ点で日本の大都市としては特殊であり、都市の雰囲気に精神病院を市内から「排除」する傾向が比較的弱いようである。これをはじめとして、この地域の〝治療文化〟のあり方が先にあってはじめて、その都市の大学精神科の今述べた伝統が存在しえたのであろう。

（1） 中井久夫・山中康裕編『思春期の精神病理と治療』（岩崎学術出版社、一九七八年）のこと。

（一九七八）

思春期患者とその治療者

思春期患者が他の時期にある患者に比べて特に治療が難しいかと問われれば、むろん答えに迷う。どの時期にもその時期特有の困難がある。また、逆にその時期特有の利点があってそれに支えられて治療が可能だということも、思春期にもやはりあてはまることである。

しかし、思春期患者の治療に特有の困難があることは、まず、思春期病棟――その存在は適切な形態ならばわが国で焦眉の急なのだがまだごく少数しか実現されていない――で勤務されている方、その経験をお持ちの方はよく御存知であろう。そうでなくとも、かりに「思春期病棟」を具体的に構想してみようとすると、数知れない困難や二律背反がたちまち頭に浮かぶ。

思春期そのものを云々しなくとも、思春期患者とその年長の重要人物との対人関係にはとくに困難なものがある。困難というより、どうしても一つに焦点を結びにくいものといった方が当たっているだろう。

すでに江戸時代中期の天明年間に、林子平はその『父兄訓』(1) において「人々子弟を持ちて安堵して楽しみに思うは、その子弟の十一、二歳までなり。すでに十三、四歳に至れば漸々に悪業どもを見習いて次第に増長する故、ここに至りて始めて不安堵の思いをなし、始めて不楽の心起りて、「子弟は苦労の種」といい、あるいは「子弟にあきはてたり」などといいて、子弟を持ちて実に安堵する父兄なし」と冒頭に述べている。理由として幼児期より姑息の愛（今日ならば〝過保護〟〝甘やかし〟の常套句に当たろうが、より適切なことばではあるまいか）を以て接したことをあげ、如何にして姑息の愛より上に親が越えて出るかを大問題としてとりあげている。アヘン戦争に先立って「墨田川の水はテームズ河に通じている」と警世の言を発した人にふさわしい発言であろう。子平の書をつぶさにみると江戸時代の思春期は一般に内面的というより行動化に奔ることが多かったようだ。つまり家の金を持ち出して悪所通いをすることと刃傷沙汰である。そのためか江戸時代の青春はそれ自体の文学的あるいは芸術的表現を持ち得なかったことにおいて不幸であるが、とにかくこの時代において父兄がもっとも対処に苦慮したのは思春期だった（非行に対する家長の連帯責任は今日よりはるかに重く、家の興亡さえかかっていた）。しかもすでに親の無力を感じていたのである（この無力感の自覚はこの時期はもちろん、一世紀のちにも欧米にはなかった。逆に江戸時代の父はすでにたとえばシーボルトの眼に甘く弱く映じている。今日のわが国の治療者も彼らの子孫であることは念頭においてよいことであろう）。

治療者側から思春期患者をみれば、治療者が必ず年長者――単に年齢が上というだけでなくはっきりした「成人」――であることはいうまでもないが、患者もすでに「子ども」ではなく、さらに年長者と年少者の関係とは単純に律しえない。

われわれは児童期の「子ども」が時には成人も顔を赤らめる現実主義者であることを知っている。彼らの社会は、まるで政治的人間から成る社会のようだ。あらゆる弱さは情容赦もなく嘲笑され、あらゆる強さは讃美される。肉体的、知的強力はいうまでもなく、家の富裕であること、高価な、入手しがたいものを持っていることが尊敬をあつめる。(補注1) 彼らはしばしば臆面もなく自慢をしてのける（したがってこの時期の恥体験は救いようがない恥の形をとる。内沼幸雄のいう対人恐怖者の原体験としての恥がこの時期に遡るのもそのためかも知れない）。彼らは独特の交換経済を持ち、大人に対して一種の不透膜をはりめぐらし、あたかも外から窺い知れぬ秘密結社の如くである。この容赦なさの中には、サリヴァン H. S. Sullivan も指摘しているように、たとえば「姑息の愛」に育った子に対して何か健康な矯正力のようなものがあるのだが、やはり、少数者にとっては生き難い時代の一つである。少数者の一部がいかにみずから悲しき道化となって児童共同体の中に止まろうとするかをわれわれは記憶している。「面白い」「笑わせる」子の中には出口のない悲哀が潜んでいる。「道化」の一部もめだたない子たちと同じく幻想の世界にたよって生きのびる。(2) 幻想といかぬまでも、たとえば天文学はこの時期の一部の子どもに熱烈に愛好され、天文学書は時にはほとんど聖書に近い位置を占める。同様、「地図と版画の好きな子には世界はその欲望の広袤《こうぼう》に等し」（ボードレール「旅」）。

この学童期を多数者として過したものと、少数者として過したものと、どちらが思春期に入るのに困難かはにわかにいい難い。一つの時期をあまりに十分に生き切った者はかえって次の時代に入りにくい、とはサリヴァンの指摘である。(3) 必ずしも単純に、児童期を、少数者として幻想の控え部屋に長時間を過した者が不利ばかりとは限らないのだ。(補注2)

しかし、どちらにせよ、思春期に入れば、光景が一変するのだけはたしかだ。児童期の治療が成功した患者でも、その後に思春期を迎えると、改めて問題が思春期的に再編成されて「第二ラウンドの治療」が必要となることが少なくない。児童期の治療は一見めざましくても思春期の安全な通過を保証するところまでは行かないことがむしろふつうである。むろん、だといって無意味というのではない。むしろ基底部で一つの大きな支え、より重篤で回復のむつかしい状態への転落を防ぐ支えになっているだろう。しかし「第二ラウンド」は全く初診と考えた方がよく、「かつて診た患者だから」と甘くみることは誤算を生むだろう。

とにかく思春期患者の提出する問題は独特のするどさがある。ある児童精神科医は小生の問いに答えて「思春期患者とはこちらのいちばんイヤなところを衝いてくる患者ですね」と言われた。また「治療においてルール違反をしなければ前へ進めない」場合が実に多い。河合隼雄氏の『カウンセリングの実際問題』(4)にあげられている事例は、氏がいかに治療ルール違反をあえて——それと知りつつである、知らずに侵せば結果ははるかに不毛となろう——侵さざるを得なくなってゆくかが実に生き生きと語られている。

また、「治療の焦点を一つにしぼりにくい事例が多い」という側面が強調される場合も多い。一つの局面だけに治療的努力を注げば足りるわけではない場合である。

以上は一つのもののさまざまな局面であろう。そのため適切な治療的距離をとりにくく、何度も位置修正が必要で、ともすれば実際、治療者は、同情者（本人への過剰同一化）となるか、親の立場と同一化するか、「わけ知りオジサン」になるか、このいずれかになり果てる危険が大きい。

かつて「分裂病の発病過程」(5)の中でちょっと触れた問題だが、問題は治療者の側にもあって、思春期患者は、どうやら治療者の中に眠っている幻想、つまり治療者の中で冬眠状態にある思春期をあばき出す力を持っているようだ。何があばき出されるかは治療者によって異なるだろう。かつて治療者が詩人、数学者、哲学者たろうとした夢想であるかも知れない。この時期の親への反抗であるかも知れない。おのれの思春期をリアルに回想できる人間は実は少ない。精神科医も例外でなく、自己の青春期体験の記憶はおぼつかないのがむしろ普通であろう。(補注3) しかし類型的な思春期像に頼ろうとしてもはかない。治療者は、患者が偽善に敏感なのを思い知らされる。そこでしばしば治療者は一種の（ヒューマニスト的）完全主義に陥り、「いいところ」をみせようとする。これに対して患者はみごとに治療者の弱点と虚勢を衝く。しかもなお実にしばしば治療者は、患者のことをわがことのようにあせり、「休学したくない」「大学へ進めば問題は解決する」などという患者の患者自身も芯から信じていない主張に内心賛同し、治療上の無理をあえてしたり、治療者の位置をおりてまでそれに協力しようとする。うかうかしていると家庭教師までつとめている自分に気づいて愕然とすることもあろう。

患者の眼には治療者はどう映るのであろうか。児童は、精神科医をそれなりに現実の社会的存在として――いささかわずらわしい存在だとしても――捉えている。しかし、思春期にあっては社会的役割としての医師、精神科医という映像は、かりにあっても、きわめてはかない。彼らの大多数はこの時期にはじめて精神科医なるものに接するのだが、精神科を訪れること自体がしばしば彼らには苛立たしく、腹立たしい（児童も歓迎はしないが他の多くの場合同様「仕方がない」と思うことが多いだろう）。精神科医は不吉な予感的な存在、自分の人生全体を何かしら予告するいまわしい兆候である。また、それは自分に対する苛立ちでもある。「とうとう親が、教師が、サジを投げて精神科へ回しやがった」という周囲の無力への怒りでもある。それらがしばしばすべて治療者に投影される。その結果患者はしばしば、挑戦の形は区々だが、とにかく、治療者に「挑戦」する。彼らにとっては孤独な、「壁を背にしての」挑戦である。治療者が読んだことのなさそうな本を持ってくる場合もある。治療者が絶句するような問題をぶちあててくることもある。「なぜ人間は生きていなければならないか」などという答えのない問題をつきつけられてたじろがない医者は少ないだろう。挑戦は治療者のテストであると同時に治療者への甘えでもある。なぜならば治療者はしばしば患者に問題のいとぐちをチラチラみせられる。それでも何のことかわからなくて治療者が一歩退こうとすると患者はもう少し問題をみせてくる。「先生だけに言うのですよ」といって気を引きもするが、「これが私の問題ですよ」といいつつ、さっぱり具体的な問題を話そうとしなかったり、突然「もう分かっているんです、いいです」といって、判らない精神科医は少しトンマではなかろうかという挑戦の形をとったりする。しかし、こちらをバカにしているかというとそうばかりでなくて、治療者を非常に重大視していることが判ってきたりする。治療者の意識しない些細な行為が彼らの心を決定的に動かしたことがあとでわかったりする。

当然、この時期における転移関係はきわめて不安定である。エディプス関係つまりバリント Balint のいう「三者関係 triangular relationship」[6]が安定しないことが多い。患者はしばしばエディプス状況から出立しようとする。そしてその結果いわば床を踏み抜いて、より原始的な、バリントのいう〝基底欠損患者 basic fault patient〟になることが多い。したがって臨床的に言えば、成人の神経症の形を一見とる者も、極言すれば統合失調症の発現をつねに念頭に置きつつ診てゆく必要がある。児童精神科医シュトゥッテ Stutte が、「この時期で統合失調症の症状が揃っているのはむしろ統合失調症でなく、そうでない者がかえって統合失調症である」[7]といっていることはしばしば臨床体験に合致する。たとえばこの時期の躁うつ病症状に抗うつ剤を出して事足れりとしている治療者はおそらく遅かれ早かれしまったと思うだろう。

多くの患者は、冷やかにみえて実ははげしく治療者を求め、きわめて依存的となっている。「先生はしょせん精神科医ですね」という認識は彼らを落胆させる。こういわれると多くの治療者はあわてて、彼らの虚像にみずからを合わせて「ただの精神科医」でないことをみせてやろうとするが、こうして「人間味」をできるだけ出そうとあせると治療関係は混乱し、治療者はやみくもにふりまわされる。

この時期の両親はそう若くはない。患者は両親を攻撃しながら小児期と異なって「両親がこわれてしまうのではないか」という恐怖を潜在させている。両親の側も正直にいうと患者を恐怖しているのだ。「子どもへの愛情を注ぐ」という形では患者に対応しきれないことがうすうすわかっている。両親はしばしば子育てが一段落し、ぼつぼつ一息ついて、再び自分の仕事に専念したいと思っている時期であることが多い。とくにこれは女性に多い。そこに子どもが発病する。人生設計がそれによって非常に変わり、子どもに拘束された、失敗した人生に終わりそうだという不吉な予感を持つ。かくて両親はしばしば心重く無力感にとらわれた人である。患者に胸を貸してやりたくても、その力がないと感じている人が少なくない。教師も同様である。こうして医師はしばしば治療の安定した協力者が得にくい。したがって治療はさまよえる治療となりやすい。

思春期患者というレッテルは実は本書（『思春期の精神病理と治療』一九七八年）で滝川も言うように治療者だけのものである。患者にとって「思春期」というものは蜃気楼的アイデンティティー fleeting identity であるか、あるいは全く一個のアイデンティティーではない。せいぜい、中学生、高校生、大学生というのが自己規定である。そして彼らは内的な一種の力量感と、それと表裏一体をなす実績のなさに悩む。「私は二十歳だった。私の中には無限の力があるようにみえたが、それはとり出そうとするとたちまち萎えるのだった」[8]（ヴァレリー）。この「眼高手低」はもどかしいばかりか口惜しい。それは彼らの屈辱感、焦慮の源泉だが、しかし、経験の乏しさは一つの武器でもある。経験の乏しさと、知的能力や感覚性の大幅の拡大とが結びついて微妙な一瞬の平衡をなすこの時期にしばしば「少年詩人」がうまれる。しかし、大詩人でも少年時代の詩は、後年からみれば模倣の詩であることが少なくない。しかも、周囲に将来の大詩人を予感させる力がある。これは思春期の人間と周囲との奇妙な関係の極端な一つの現れである。周囲をフシギに幻想的にさせる呪縛力がこの時期にはあるということだ。むろん、すべての呪縛と同じく、それは秘やかな合意という無意識の共謀に基づくものだろう。詩人でなくとも、ありふれた経験が量的に人を圧倒する直前のこの時期を一種の白昼——人生の正午——と体験する者は少なくない。高校時代から回顧してすでに中学時代が欠くることのない完璧さで映ることが少なくない。ある十八歳の患者は十四歳に戻りたいといった。多くの患者は「中学二年」をもっともなつかしい時期と回想する。

　しかし、それは、〝学童期〟latency のような、裏表のない心身状態ではない。すでに述べたように、学童はしばしば端的な現実主義者であるが、思春期の者はきわめて幻想的であり、独創的な夢想家である。これは「風景構成法」[9・10・11]でも例証することができる。幼稚な学童期と、規格化された成人期の構成に対して、この時期の風景構成はもっとも多様で独創的である。一人一人の構成が異なると言ってさえよい。

思春期の世界は、個別的に生きねばならぬ予感と兆候に満ちた世界である。知的・感覚的能力の増大――大人の文化への加入、帰依！（しばしば秘教的なもの、少数派のみ理解するものが好まれる）――と経験の乏しさとの微妙な平衡がつくり出す、さきに述べた白昼の世界もその基礎は流砂の中にある。思春期とは身体すらも現在を承けて現在に応えず、さだかならぬ未来への兆候性をあらわす時代である。[12] これは単に二次性徴の出現のみによらない。思春期の心身は学童期のようにはっきり身体言語を語らず、さりとて思春期以後のように精神症状という言語を巧みに用いない。これは表現的にも過渡的な時期、困惑の時期であることだ。思春期が元来自己表現の困難な時期かも知れないとすれば、多くの者が芸術的表現の平面に出ようとして焦るのも無理ないことである。逆に画一性、ことあげせぬ行動、克己、自己滅却を指向することもあって、T・E・ロレンス（アラビアのロレンス）を指向するものにも再三遭遇した。実はこの二つの指向が表裏一体をなしていることが少なくない。

患者は、大人の世界に「囲い込まれたくない」、「規定されたくない」という強い指向性を示す。それももっともなので、患者は、自身、この時期にもっともよく透見される心的基礎構造を心身の言語がうまく語っていないことを自覚しているようだ。この時期の患者が「レッテルを貼られる」ことを嫌うのはそのためでもあるまいか。外からの規定を誤解とみなすが自己規定は決して容易でない時期だからである。

「若さ」はそれ自体何の倫理的価値体系にも属さない。しかし、擬倫理としての「若さ」は社会から思春期患者にしばしば押しつけられるものである。時には彼らもそれを無理にでも信じこもうとする。と同時にヘンダーソン G. Henderson[13] が韓国社会に指摘したように吸い込み穴のような教育を介して社会的上昇を迫られる渦巻構造 vortex structure が日本にも（ややおくれ、韓国ほど激甚ではないが）成立しつつある中で、「若さ」はほとんど自然な開花をゆるされなくなっている。知的に、成長のための余力をのこさず、現在のために全力を吐き尽すべく迫られているのが彼らである。彼らもうかうかそれに賛成してしまっていることが多いのだが——。

われわれはそういう思春期患者に対さなければならない。新学期までに、休学の期限までに、あるいは期末テストまでに、治療することが求められる。いや、今日では医師も大方は激甚な受験戦争をくぐりぬけてきた人間であり、休学したくない、試験を休みたくない気持を先取りして治療を進めるように、意識的、無意識的に配慮してしまう。しかし、二兎を追うものは一兎をも得ない。どのような局面でも治療優先の原則は貫かれなければならない。西欧では、とくに力動精神医学において、治療費の支払いが重要とされる（むつかしい話ではない。われわれは入場無料の映画はどちらかといえば熱心に見ない）。かわりにわが国では「時間」を患者に支払っていただいている。待合室で待つ時間が端的にそれであるが、休学などの時間の支払いも広義にはそういう意味合いを帯びるだろう。

幸か不幸か、それに思いがけない治療的意義のあることが少なくない。思春期の人たちは、例の渦巻構造の中で、一方では、片時でも立ち止まれば、世の中に、同級生に、とにかく無形の何かの流れに、おくれをとると感じている。たしかに一刻の遅れでも、取り戻すのは予想外に困難である。誰しも、遠足で、靴の紐を結び直している間に見る見る隊伍が遠ざかる心細い体験を持っているだろう。しかし他方では、思春期の人たちが内外の衝迫によって「踊り場のない階段」を駆け上がるように強いられていることはまぎれもない事実であり、この憩いなき登りから「オリる」ことは彼らの秘かな、しかし単独では現実化しえない願望である。医師が、「オリる」ことを保証することが一般に必要だし、一、二年を「支払った」後、「自分は自分だ」という自覚が生まれることもないわけではない。もっとも、むやみに「オロ」そうとすれば患者は当然「踊り場のない階段」の方にしがみつく。ある意味では、精神科医とは「巧みにオロしてあげる」者でなければならない。ここで「巧みに」とは、安全感を失わずに、ということであり、そのためには十分な間接的アプローチ[14]、すなわち根まわし地固めが必要である。しかし時には端的な直言という〝現実《リアリティ》の冷水〟を浴びせることも必要である。

今日が若年性結核の圧倒的に減少した時代であることは、精神科医の荷を重くしているであろう。かつて青年は——兵役はしばらく措くが——神経症よりも結核の脅威下に生きていた。それが苛烈な勉学や無謀な肉体の酷使に自然のブレーキをかけていたフシがある。そして、ひとたび結核が宣告されたならば、それは内心から衝きあげてくる焦りとの精神的な闘いを意味した。一夜この焦りに身を委ねることは、ロシヤ式ルーレットほどの確率で結核の急性増悪《シューブ》の引金を引いてしまうことを意味した。しかし、逆に強迫的に「大気・安静・栄養の三大原則」を守った者がもっともよく生き残ったわけではないともいう。療養は生のリズムを感得しつつ自制しながら心の余裕を失わない者に有利であった。そういう者はしばしば療養期間を、思いがけない自己発見の時期、新しい局面への自己展開の時期となしえたのである。結核は感染症とはいいえ、感染したもののごく一部が発症し、その後の経過も複雑な心理的、環境的な因子がからむ、すぐれてメンタルな、また状況的、家族的な含蓄を持つ疾患であった。

思春期から結核のトゲが抜き去られたこと自体には悲しむべき何ものもないが、思春期における危機はそれだけむき出しにメンタルなもの、状況的、家族＝社会的なものとなったということができる。

これは、「教育爆発」といわれる事象をはじめ、それと並行して起こった、ほとんど枚挙にいとまのない諸事象とあいまって、精神科医が担い通せるかどうか判らない負荷となってひしひしとわが身に感ぜられる。

「教育爆発」は階級という「悪」に代わるものとしてフランス革命の発見した「教育による社会上昇」が二世紀に足らずして早くもゆきづまった結果なのか、過渡的な一事象かわからないが、社会主義国にも早くもみられる現象である。どうやら人類はまだ第三の途を発見していないようだ。そしてすくなくともわが国にみる限り、ただ、皆が高学歴をめざすが故に問題なのではない。問題は教師も青少年も家族すらも、教育の内容や受験の意義、学校選択が、一つの人生選択にふさわしい重みをもはや感じられなくなってきていることである。このような空疎化とともに、学校はただ、強迫的なるものの網をすっぽり児童と思春期の者にかぶせる場になりつつある。もとより、強迫的なものは人間の内に潜んでいるが、それを誘惑して明るみに出し、賞揚し、磨きをかける大道場が学校というものの大きな側面である。

外来を訪れる思春期患者たちの相当大多数が、クラスで少なくとも一度は首席を占めた生活史を持つことは、ここ二、三年、にわかに露わとなった事実で、しずかに省みれば肌に粟を生じさせるような出来事である。登校拒否がいまは前景に立っているようにみえるが、遠からず思春期強迫症がこれに並ぶであろう。両者には深い関係がある。登校拒否の多くは obsession の意味での登校強迫を心中に秘めていることは本書の山中のいうごとく、またいわれてみれば大方の臨床家の知るところであろう。他方、思春期いや学童期の強迫症も、かつての軽視され事実自然治癒の多かったチック症どころではなく、強迫観念を反すうしてついに登校不能に至る。そして、強迫観念を裏打ちしているものは深い安全保障喪失感 insecurity feeling であり、そのことはほとんど露わですらある（私が診た中でもっとも重症の思春期強迫症はかつてA県において日教組が劇的に打倒された時点で起こった教育の急転換の中で起こり、おそらくそれが強い誘発因子となっている）。

もし精神科医のごときものにも一言弁明が許されるとすれば、私はしばしば、揺れて止まない大地の上に家を建てることを求められ、強風の中に灯をともすことを命じられているように感じている。われわれが全面的に臨床に目を向けるようになってから日の浅いことは蔽うべくもなく、なお経験を積み、新しい可能性に目が開かれることを努めつつ時を待つべきであろうが、しかし、時に私は、ビルマ戦線に仆れた若き英国詩人アラン・ルイスのことばをゆくりなくも思い出す。

――「われわれの悲劇は何が善であり悪であるかにあるのではない。何が良く、何が悪であるかが判らないのにしかも決断し行動せねばならないことだ」ということばを。

「詩人はただ警告するだけだ」――これは第一次大戦に仆れた、やはり英国の詩人ウィルフリド・オウエンのことばであるが、精神科医がただ警告するだけで足りるならばこれほど幸福なことはない。しかし医師たる者は、技術者一般とことなり技術それ自体の成熟を待つことができない。患者の存在自身が「とりあえず」問題に立ち向かうことを強いる。それはかつてもそうであったし、これからもおそらくいつもそうであろう。けれども、思春期の精神医療に立ち向かわざるを得ない時、単に思春期というのではなく、一九七〇年代にたとえば十四歳であること、十七歳で、二十歳であることの重さ、をとくに感じないわけにはゆかない。

文　献（初出当時のままとする）

（1）林子平「父兄訓」山住正己・中江和恵編注『子育ての書2』平凡社、一九七六年。
（2）Rümke, H. C.: Over de 'latentie periode', in *Studies en voordrachten over psychiatrie*, Scheltema & Holkema, Amsterdam, 1958.
（3）Sullivan, H. S.: *Conceptions of Modern Psychiatry*, The William Alanson White Psychiatric Foundation, 1940, 1953. 邦訳『現代精神医学の概念』（中井久夫・山口隆訳）みすず書房、一九七六年。
（4）河合隼雄『カウンセリングの実際問題』誠信書房、一九七〇年。
（5）中井久夫「分裂病の発病過程とその転導」木村敏編『分裂病の精神病理3』東京大学出版会、一九七四年。
（6）Balint, M.: *The Basic Fault*, Tavistock, London, 1968.
（7）Stutte, H.: Kinder- und Jugendpsychiatrie, in *Psychiatrie der Gegenwart*, Bd. II, Springer, Heidelberg, 1960.
（8）Valéry, Paul: Au sujet d'Eurêka, in *Variété*, Gallimard, 1924.
（9）中井久夫「精神分裂病者の精神療法における描画の使用」芸術療法、二号、七八頁、一九七一年。
（10）中井久夫「描画をとおしてみた精神障害者とくに精神分裂病者における心理的空間の構造」芸術療法、三号、三七頁、一九七二年。
（11）中井久夫「精神分裂病者の寛解過程における非言語的接近法の適応決定」芸術療法、四号、一三頁、一九七三年。
（12）Quand l'âme lentement qu'ils expirent le soir
　Vers l'Aphrodite monte,
La vierge doit dans l'ombre, en silence, s'asseoir,
　Toute chaude de honte.

Elle se sent surprendre, et pâle, appartenir
　A ce tendre présage

Qu'une présente chair tourne vers avenir
Par un jeune visage…
　Paul Valéry: Au Platane
　　　（*Charmes*, Gallimard, 1924）

夕《ゆう》べゆるやかに鈴懸の樹の吐息《たましい》が
　恋の明星の方《かた》に立ち昇るとき
処女《おとめ》は蔭に坐り、黙《もだ》し、羞らいに
　身を灼かねばならぬ

「若き面輪の一つ現れて
　現身《うつそみ》が未来に向きを変う――」
やさしき予言に不意打たれ、
　蒼ざめつ身を頒つ自らを感じて――。

（13）Henderson, G.: *Korea, The Politics of the Vortex*, Harvard University Press, 1968. 邦訳『朝鮮の政治社会』（鈴木沙雄・大塚喬重訳）サイマル出版会、一九七三年。
（14）中井久夫「精神分裂病者への精神療法的接近」臨床精神医学、三巻、一〇二五頁、一九七四年。

注

「登校拒否」はアメリカにはじまり戦後の日本に及び、ここ数年ドイツをはじめヨーロッパ諸国に波及しつつある。一九七七年夏、イタリアの精神科医と話す機会があったが、彼地では存在せず、彼はそれをイタリアの中、高等教育の多様性と柔軟性に帰していた。私のききまちがいでなければ、彼地では義務教育をおえてのち銀行員としてある年限つとめれば大学経済学部の、技能員《テクニコ》であれば工学部の入学資格が得られ、大学もある合計年数内に卒業すれば断続してよいそうである。社会主義国が労働者経験や「下放」によって行なおうとしているものと幾分通じるところがあり、より自発的でありうるだろう。しかし、大学の急激な増加は実は経済成長によるものでない。その逆である。アメリカでは大恐慌直後に、わが国では敗戦後にみられ、失業者予備軍を父兄の負担でプールする機能を果していることは冷厳な事実であろう。ついでにいえばわが国のアルバイトはわれわれが社会復帰上大いに役立たせてもらっているところだが、わが国がヨーロッパのように外人労働者を導入しない代役を――出かせぎの人とともに――果しているようだ（外人労働者導入の可否得失はわが国でも昭和三十年代にすでに検討されていた）。

（一九七八）

補注

（補注1）　これらの〝美質〞が次第に一部の子に集中してきたのが、高度成長以後の変化である。つまり勉強の出来る子がスポーツもできるようになってきた。これは恥体験を救いようのないものにしている。

（補注2）　一部の者は学童期心性のままに止まって家族内暴行、校内暴力を演じているのかも知れない。

（補注3）　わが国において（一九八二年現在）境界例患者と思春期精神医学がモードであるのは如何なる事態であろうか。

翻訳の内と外
——翻訳家でない翻訳者の覚え書き

翻訳家でない翻訳者とは、たまたまある専門を選んだために、その分野の本を翻訳する羽目になった人のことである。

どちらかといえば一般にも読まれる精神医学のような分野でも、翻訳は専業としては成り立たないから、翻訳の非専門家が業余に行うことが多い。

つい、二、三〇年前までは、ある分野の代表的な翻訳を行っただけで学界の権威とみなされることも少なくなかったらしい。しかし翻訳することの価値が漸減傾向なのは、ある文化と異質文化との接触の際に大量に発生する「文化の連絡将校」（リエゾン・オフィサー）であるインテリゲンチャ一般の価値の漸減傾向と軌を同じくする、自然の成り行きだろう（この一般論は多くの人の言うところと思うが、A・J・トインビーの『歴史の研究』にある）。

欧米の場合も現在精神医学書の翻訳は盛んであるが、翻訳することの業績価値は一般には、ないに等しいらしく、よい翻訳も少なくないのに、訳者の名は奥付に当たるところに小活字で載っているのがせいぜいで、無記名も少なくなく、背表紙に訳者名があるのはまずない。日本の訳者の地位が〝高い〟のは明治以来いや遣唐使以来の文化の連絡将校への敬意の伝統なのか、異質の文化間の翻訳の難しさを評価して、リルケのヴァレリー訳やゲオルゲのボードレール訳、シュレーゲルあるいはパステルナークのシェイクスピア訳など詩、劇の翻訳なみとされているのか（ではもう少し努力が必要だろう）。もっともこの〝高さ〟にはマイナスの面もあって、訳者は原著者の「代弁者」役を仰せつかる。あるアメリカの精神科医の本を訳したところ、「原著者に聞いて下さい」という他ないような質問を時々受けるようになった。

「心おどりしない仕事をしてはいけないよ」と折口信夫はつねづね弟子にさとしたそうだが、たしかに読んで「心おどりしない」ものの翻訳は引き受けないのがよいだろう。やっていて索漠たるものだし、読む人が「心おどり」するはずもあるまい。

読み込んだ本でも、読むと訳すは大違いである。いわゆる翻訳調の発生原因として最大のものは、文章を訳して、話の「継ぎ穂」を、〝訳していない〟ためであると思う。また、単語を単語に移す（これに迫ったものは小林英夫氏のソシュール訳と思うが真の離れ業である）とか文章を文章に移すのは第二義的で、パラグラフをパラグラフに移すのが第一義だと思う。日本の段落と西欧語のパラグラフは違う。彼らはパラグラフ単位でものを考えている。しばしば息の長い「パラグラフ思考」で、翻訳では一ページの中に段落が全然こなくて困る。しかし一般にパラグラフは緊密不可分で、さらに段落に分け難く、分けようとしても結局原文どおりに戻すことになってしまう。

「話の継ぎ穂」を生かすのには、どんな文体を選ぶかが大事で、この段階に時には年余を費やしてしまう。さきのアメリカ人の作の翻訳では、元来が講演に手を入れたものなので、「です」調で日本語の講演に訳してから「である調」に直し、さらに手を入れてみた。原文が非常な悪文とされたものだが、原文を朗読してみると力強いリズムがあって、聴衆が感銘を受けたのも嘘でないと分かったからである。手を入れた段階で、共訳者がテープに吹きこんで聴き、耳では分からぬところに傍線を引いてくれた。

大体、著者の写真を入手し、原典の成立した場面を思い浮べつつ訳す。講演ならばどういう種類の何人くらいを相手にして、季節はいつごろで、と。こうすると、非常に訳しやすくなる。

患者の話の部分が訳しにくいでしょうと言ってくれる人があるが、実際は（少なくとも私には）逆で、校正刷に直しを入れないのはいつも、この部分である。これは職業的なものだろう。逆に強烈な自我の人の文ほど訳しにくく、そういう時は自分の頭が激しい化学反応の場になった感じで、一ページ分がひどく疲れる。

翻訳行為をとおして、同一主題についての私なりの思考と経験が著者と格闘をはじめるらしい。むろん「著者の思考と経験に最大の表現を与える」目標を見失うと全く無意味になるが、格闘はこの目標のためにも無用でないと思える。また、山場ではどうしてもこの格闘が起こってしまうが、うまくのりこえれば翻訳の論理的骨組がしゃっきりとする。「継ぎ穂」がよくても論理的骨組が凜然としていないと、何だかわからぬうちに〝気持よく〟読了ということになりかねない。また私が理解しえた以上をどうして文にしえようか。翻訳でもことはかわるまい。「理解は読者にまかせて文法的にだけ正しく訳しておこう」とする人もいるが、その部分は読者には理解されないだろう。

他の外国語訳はできるだけ利用したい。さきの翻訳ではイタリア語訳の他、十ページ分のドイツ語訳しか存在しないが、それでも有用だった。文学の名作は何度目かの邦訳で定訳に達すると聞く。また訳者は先行訳を十分参考にする。専門書の場合は再訳の見込みが少ないと思うので、せめてこうしたい。原著ではたとえば英訳からの引用だったのがフランス語訳ではフランス原典を引いてあるなどの利得もある。

訳語新作は避けたいが、訳語が存在しない術語ではやむを得ない。誰でも他国語訳を参考にしたり、語根に分解したりすると思うが、非常に役立つと分かったのは香港、牛津出版社刊『現代高級英漢雙解辞典』である。かえりみて、千年の文化移入を経ても日本人は輪郭のどこかぼやけた漢字把握をしていると気づき、異質文化からの翻訳とは、と慄然、次いで憮然とする。

「現代の翻訳文化」に対する批判は多々あるとは思う。しかし、「超大国アメリカとソ連は自国語しか解さぬ学者を大量に生み出しており、やがて日本もその跡を追うだろう」というライシャワーの予言のほうが長期的には的中しそうな気がする。われわれの領域におけるアメリカやソ連の思考には何か蒸留水的単味性が、文体には無機的索漠さが忍び寄っているというのは思い過ごしかもしれないが、日本が同程度の文化鎖国に陥るともっとひどく、もっと抜け難くなりそうで、妙な夜郎自大になると耐えがたい臭気が漂うだろう。その兆候も、氾濫するという「翻訳文化」と重なってすでに見えているかも知れない。異質文化の〝翻訳〟とは、暗号解読的作業と文脈（コンテクスト）的理解を並行させる厄介な仕事で、そのうち〝大国〟の民日本人は放棄するか機械に任せたくなるかも知れない……。

（一九七八）

ある教育の帰結

1

私は思い出す。かつて、勤務評定をめぐる闘争でA県の日教組が劇的に打倒されたことを。なぜなら、それはある少女の運命を大きく変えることの始まりになったからだ。

それはほんの昨日のように思えるが、十年以上もむかしのことである。

ちょうど彼女は小学四年生になろうとしていた。転校して一年あまり、新しい環境に少しずつ馴染みはじめていた。

むろん、彼女は知らなかった。その県の教育界の劇的な転換を。今も知らないかも知れない。

とにかく、当時の彼女にいちばん強い印象のあったことは、テストの数がふえたことだった。中間テスト、小テスト、テスト、テスト、テスト……。先生たちは忙しく、それ以上に緊張しているようにみえた。その緊張は彼女たちにも伝わってきた。彼女たちも、何か駆りたてられるような気がしはじめた。

滑り出しはよかった。彼女はいつも首席に近かった。せいぜい三位だった。それは両親を喜ばせた。

両親は戦争の混沌の中で十分な勉強ができなかったためであろうか、かえって、若い人のような学問への尊敬を抱き続けてきた（お母さんは後に成人教室で王朝古典を熱心に読み続ける人となる）。両親にとっては、少し神経質だが秀才の長男に続く「思いがけない喜び」だった。姉はおっとりしていて、良妻賢母型になりそうだった。

両親の喜びは少女にも嬉しいことだった。花や人形は簡単に忘れられた。少女はもちろん、両親も、捨てられた人形にほとんど気をとめなかった。少女はまた、男の子たちを尻目に、くり返し賞揚され、成績が皆の前で張り出されるたびに少しずつ胸のふくらむ思いをした。両親の注目はそれまでもっぱら兄にあった。そのことにからんで彼女はちょっぴりうらめしい思いをしていた。彼女のために木切れや布でちょっとしたおもちゃ、時には芝の生えた斜面をすべり下りる橇を作ってくれたのは父親だったけれども。

万事が日本晴れでなかったのは、彼女だけが他を抜きんでていなかったことだった。ライバルがいた。この子がいるために、彼女はいつも一番というわけにゆかなかった。いっそうくやしかったのは、ライバルの方は、悠々と遊んでいるようにみえて彼女に劣らない成績をとり続けていることだった。試験の前日にうかうかとライバル——といっても一皮むけば遊びたい気持をせい一杯抑えている少女だ——と夕方まで遊んでいると、相手は翌日悠々と現れて一位をさらってしまう。そんな時はみじめで、ライバルは企んで試験の前日に自分を遊びにさそうような気のすることもあった。くやしい気持で、そんな時、彼女は家族が寝しずまっても納得のゆくまで勉強をつづけるのだった。

大小のテストをくぐりぬけてゆくうちに彼女の生活は変わった。彼女は急速に眠りをきりつめて勉強するようになった。なぜなら、彼女にとって納得のゆく勉強とは、「教科書がそっくり頭の中に引っ越しをするような勉強」だったからだ。

彼女の勉強の仕方を、不器用だ、要領がわるいということはやさしい。しかし、このような勉強の仕方が、誰の心にもひそんでいる強迫的な――いやがうえにも完璧にきちんとやらねば安心感がもてない――心性を引っぱりだしたことは不幸だった。現実の彼女は、後にかなり重症の強迫神経症になってしまうからである。もっとも、それは後からの知恵だ。彼女がこのやり方を苦しいがそれ以外に道はないものと思ったとしても、誰が笑えよう。日本の社会は要領のよさや天才児的な飛躍よりも、「こつこつ地道にやる」子を見込みがあるとする。それどころか道徳的にすぐれているとする。いくら勉強が出来ても「こつこつ地道にやらない」子は、将来の危ぶまれる、いかがわしい子だとされる。それに反して「教科書が頭の中に引っ越しする」ほど真面目な子は日本の社会の中で大いに安心していられる。

いくら高学年だといっても小学生が睡眠時間を時には四時間にまできりつめるのは、ただごとではない。しかし、さしあたりそれは大変「けなげ」な行為だった。両親の心の底には不安がかすめたかも知れないが、彼女の頰は依然桜色だったし、眼差しはきらきらと輝いていた。たとえ、それが緊張の余りだったとしても、である。また、勉強が終われば彼女は深く眠り込む。健康の何よりの証拠ではないか。

なぜ彼女は少女マンガやテレビに誘惑されなかったのだろう。それは彼女には「悪」だった。あれは勉強のできない子が自分を慰めるためのものだわ、と彼女は考えた。両親も今どき珍しくそういったものに心を動かされない彼女を貴重なものに思った。

その両親を誰がとがめることができよう。両親の幼い時には、そもそもそんなものはなかったのだ。

その代わりに、わずらわしい「お手伝い」や「お使い」があった。学校へ行けば――皆が皆そうではないまでも――妙に軍人気取りでむやみに学童を殴って気合いをかける教師たちがいた。旧陸軍内務班のように陰湿な、弱いものいじめがはびこる「大日本少年団」があった。そして慢性的な空腹、親子きょうだいの間の食事のあらそい。自分たちの子どもにそういうもののないことは、わがことのようにうれしいことではないだろうか。美しい教科書、体罰のない学校、自由な放課後――。少女マンガやテレビに毒されない子どもたちは、自分たちより遠くまでゆくだろう。

A県における教育の転換を起こした勢力は、実は、戦前の教育には一本筋が通っていたと考える人たちの集まりだった。しかし、さしあたり、その人たちも学校が祝日に日の丸を掲げ、事あるごとに「君が代」を歌うようになれば第一段階はよしと考えているようだった。そして大方の教師には戦後の教育の新しい面は教えにくいものだったし、父兄も気のり薄だった。生徒もそれがほんとうに重視されていないことを、大人の態度から、かぎ取っていた。そして最後に、日本の大学は事実上新教育を一度も是認していなかった。新教育の成果が学生の採用の基準に少しでも取り入れられたことがあったろうか？

2

彼女が首席でなかったにしても、ひどくいい成績で小学校を無事卒業したことは、誰にも喜ばしいことだった。あとで、この時代を支えたものが、「仲良し三人組」だったことがわかる。彼女がこの年代の子どもたちが時につくる秘密グループに入っていたことはほんとうに幸いだった。でなければ、彼女のその後はもっと悲惨なものだったろう。なるほど、こんなグループの対話をもの好きな大人が立ち聞きしていても、ごく他愛ないうわさ話や「おしゃべりのためのおしゃべり」しか聞こえてこないだろう。しかし、それは恋人たちの対話が第三者にはごく他愛ないものであっていっこうに差支えないのと同じである。この年代に「仲良し三人組」を経験することはとても大切な経験なのだ。はじめて自分と同等の人間を自分と同じくらい大切に思うこと。

しかし、不幸は中学校入学とともにはじまる。三人組は散り散りになる。一人は別の中学へ。一人は別のクラスへ。そして、新学期、新入学の、あの微妙な瞬間。あっという間に友人の輪がつくられて、まごまごしている子どもは、どの輪からもはみ出ている自分に気がつく。あの、あっという間に起こる化学反応のようなものにとり残されるのは、元来、孤独だった子どもだが、遠ざかりゆく旧い友情に後ろ髪を引かれている子もそうなりがちである。やがて、かつての親友が新しい友人と喜々として遊んでいるのをみて爪を噛みたくなる、くやしい思いをするだろう。

そういう気持が彼女に起こったのかどうかはわからない。彼女はそれよりも、中学校入学早々に実施されることになった学力試験にあわてていた。それは、入学生に、小学校時代の学力の蓄積を問うものだったらしい。しかも不意打ちに知らされて勉強の期間はほとんどなかった。彼女は結局すばらしい成績をおさめるのだが、どこか、いままでの勉強のやり方に不安を覚えるきっかけになったのではないかと思われるフシがある。

しかし、困難にぶつかった時は、さし当たり手馴れた戦術を強化するのが人間の常道である。とくに他にも新しい事件に忙殺される新学期にはそうであろう。彼女は友人と別れた孤独の中でその道を歩きはじめた。

初潮という新しい事件が起こった。それは彼女の意識をさほどゆさぶらなかったようにみえる。しかし、それは思春期という容赦ない過程が心身に侵入しつつあり、その波頭《なみがしら》が見えたことである。この変化をよそに、彼女は中学の新しい課目の消化に大童のようだった。

不吉な兆候が現れはじめた。それはまず不眠症の形で現れた。勉強のために高めた意識性が夜ごとの自然な弛緩を起こさなくなったわけである。強迫症の人はたいていは睡眠がすこやかであるとはアメリカの精神科医サリヴァン H. S. Sullivan の言だが、逆にいえば、睡眠がそこなわれれば、強迫症は急速に悪化する。強迫性格の人は強迫症となり、強迫症の人は精神病に近い状態に陥る。

実際、夏休み明けに、不眠にいろどられた彼女の勉強は、男子生徒の顔のために邪魔されはじめた。ある男子生徒の顔が頭の中に浮かぶ。払いのけようとすると、ますます頻繁に現れて邪魔をする。これは、一般に強迫観念や強迫的な表象《イメージ》に対処して、それを意識的に動かそうとする時に陥る悪循環である。これはトルストイの自伝にある話だが、狩猟の好きな少年トルストイにむかって兄が、「今日一日ウサギのことを考えないでいれば欲しがっているものをやる」と言う。これは兄の意地悪なので、まんまとひっかかったトルストイは、ウサギのことを考えまいとすればするほど、その方に頭が行ってしまい、はては混乱におちいってしまう。

異性の同級生やそのきょうだいなどの顔が勉強中に現れるのは、むしろ微笑ましい自然なことと思えるだろう。たいていの人には覚えのあることかも知れない。しかし、よりにもよって彼女にもっとも余裕の欠けている時に起こったこの現象は、彼女にとっては、単純にいまわしいことだった。勉強の邪魔だった。それに、「好きでも何でもない子」だった。「成績のぱっとしない子」だった。勉強第一という彼女の価値観はすっかり固まっていたわけである。第二に、彼女の意識は男の子の存在を意識から排除していた。意識の外では憧れつつ怖れるという少女らしい心理が働いていたことはやがてわかる。それが意識に侵入してきた時、彼女はパニックを起こす。長い彼女の闘病生活が始まったのである。

その間の本人と家族の苦しみや迷いを書くのは、主題でもなく、そもそも書くべきではないだろう。今の彼女は、多少強迫観念にわずらわされながら、きょうだいの赤ん坊の面倒をみたり、時には町へ出て少女らしい服装を整えたり、よそゆきの食事をとったりする。趣味のよい美しいお嬢さんと映るはずだ。けれども、彼女の将来の希望についてたずねた時、私は暗然としないわけにはゆかなかった。彼女は病気が治ったらT大をめざし、大学に残って学者になりたい希望を抱いている。それだけならば、彼女の見果てぬ夢がつづいているといってよいかも知れないし、それは実現の可能性が皆無ではない。強迫症はしずまりかけているし、何かのハプニングを契機に、それこそ、つきものが落ちるように治ることもあるのだ、いつとは予言できないけれども。しかし、私を暗然とさせたのは、そのことばではなかった。大学で何を勉強したい？　という質問に対して彼女は言ったのである。「私はほんとうは勉強が好きじゃない。好きな学問なんてない。もし、掃除のおばさんが一番えらいということに社会で決まっていたら、私は一所懸命努力して掃除のおばさんになるでしょう」と。

3

私は彼女の病気を教育のせいにするつもりではない。ことはそれほど単純ではない。病気の成立には非常に多くの因子がある。よく聞かれることだが、その病気の「原因」など、とても挙げられるものではない。逆に、その多くの条件の一つが欠けていても病気にならずに済むことがけっこうある。われわれの大多数がなんとかその日を送り迎えしていられるのは、多分そのためだろう。逆に言えば、彼女は非常に不運だったのだ。

しかし、ここで言っておきたいのは、勉強が、発達期の子どもにとって、全く、満足のためでなく、安全保障感確保のためのものになっていることである。

少し説明しよう。

満足とは、欲求が満たされることである。満足を求める行動は、快を求め不快を避ける行動であるが、これは本来生の充実の現れであるから、もっともらしい理由などほんとうはない。成就すれば満足感が得られ、失敗すれば欲求不満状態に陥る。ノドが渇いた時に一杯の清水を求める行動から、エヴェレストに登ったり、微妙な知的問題を解く行動まで、すべて、同じことである。対人関係にもそれはある。愛や友情はそのようなものであり、フェアな競争関係もそういうものでありうるだろう。

これに対して、安全保障感を確保するための行動は、「自分は安全に庇護されている」という感じがおびやかされている時に、それを守り、この恐怖をできるだけ遠ざけようとする行動である。理由があり目的があるが、逆に強い喜びの感情を伴った満足感はない。自発的に湧き上がる生命活動の自然の発露ではない。恐怖に対処する意識的な防衛作戦である。

人間の追求するものを満足 satisfaction と安全保障感 security に分けたのは、実はさっき名の出てきたサリヴァンである。サリヴァンは満足を本能的な欲求に根ざすものとし、安全保障感を対人関係の世界に限った。たしかに対人関係において「自分は安全だ」と感じることは非常に重要である。サリヴァンの重視した幼少年期においては、とくにそうだろう。子どもが一人で暮らしてゆけないのは、言うまでもないことである。しかし、満足のためには自分以外の人間を必要とすることも事実であり、また安全保障感も、対人関係に限らないだろう。他の動物や天然現象の恐怖から逃れようとすることも安全保障感追求の行動であるし、それも人間だけに限らないことである。ただ、今の人間においては、人間関係をめぐっての恐怖のほうが大きな位置を占めているし、その恐怖も具体的な現在の恐怖というよりは、想像上の恐怖、予感された恐怖、安全保障脅威感とでもいうべきもののほうが大きいだろう。

ウォーコップ Wauchope というイギリスの哲学者は、アフリカで教師をしたり、沖仲仕をしたりした、かなりかわった経歴の人で、多分もうこの世におられないらしいが、タイムズの組織網をもってしてもその最後ははっきりしないと聞く。日本では英文学者深瀬基寛氏によって紹介され、精神医学界では東大分院の安永浩氏の理論の一つの土台となっている人として知られている。この人は、人間の行動を「生命行動 living behaviour」と「死回避行動 death-avoiding behaviour」に分けている。これはサリヴァンの満足追求行動と安全保障感追求行動にほぼ対応すると私は思う。恐怖はつきつめれば、死への恐怖である、肉体の死にしても社会的（対人的）な死にしても。

ここで、教育において次第に「生命行動」「満足追求行動」の比重が少なくなり「死回避行動」「安全保障感追求行動」になりつつあることを強調したい。

もう一つ強調したいのは、それが当の学生生徒にとってだけでなく、父兄にとっても、教育者にとってもそうなっていることである。

「入試に失敗したら大変である」「席次が下がったら大変である」「この子が大学に入れなかったら大変である」「自分の生徒の進学率とその内容が下がったら自分にも自分のいる学校にとっても大変であり、自分の将来にもかかわってくる」。これらはすべて、「死回避行動」を起こさせる恐怖である。それは強い動機になり激しく持続性の行動を起こさせる。しかし、その果てに、感情のこもった喜びはない。それは次第に人間の心を枯らしてくる。教育全体が単色化してくる。

4

しかし、私は言わねばならない。これらは日本の社会が選びとった途である。そしてメリットがあり、それ以外に、匹敵するだけのメリットのあるコースが目に見えなかったからこそ、進んで入り込んだ途であることを言わねばならない。それは高度成長をわれわれが選んだのと同じである。公衆の暗黙の合意がなければ起こらなかったことである。そして、教育の現状に至る経過と高度成長とはきわめて密接な関係がある。

高度成長は、かなりの教育を受けた人たちに支えられなければ不可能であったろう。その教育も、知る喜びを追求する教育でなく、新しいやり方を迅速に身につける者が勝ちという訓練であったことが、幸いしたであろう。逆説的かも知れないが、大学教育が欧米並みに充実していて卒業者はすでにある部門の専門家であるとしたならば、そううまくは行かなかっただろう。次々に変化する技術の内容を消化する準備を持っている、あまり特殊化されていない人たちこそ、日本の高度成長にぴったりの人たちだったのである。

また、それは、日本の失業者、とくに青年失業者が非常に少ないことに大きな貢献をしている。もし、戦前のように大半が小学校卒で就職したとすれば、不況の時には相当の失業者が発生したであろう。青年の九割が高校へ、過半数が大学へ進むということは、失業保険を支払うどころか、家族の負担で厖大な潜在失業者のプールを維持していることになる。しかも、このプールの中にいる人は、失業者という意識をもつどころか、高学歴者になるという積極的な意識を持ち、はなはだ効率のわるい失業者教育とちがって、進んで教育を受けて、やがて、もっとも技術革新への適応力を持った働き手として世に現れてくれる。

日本に大量に大学が生まれたのは戦後まもなく、高度成長以前の時期であるが、アメリカでも大不況後に大衆大学が出現している。ヨーロッパでも最近新大学が生まれつつあるが、ヨーロッパは十年来慢性不況にある。

このプールはかなり効果的な弾力性がある。不況のために、今、就職すればあまりよい展望がもてそうになければ、その代わりに一段階上の学校に進学して、次のチャンスに賭けるという選択に傾く。しかもその間は父兄負担である。失業手当の支払いを政府はする必要がない。

また、教育は階級制度にかわる一つの階層組織を提供してくれる。階級制度は明白な攻撃の的となり、その維持にはかなりむき出しの権力を必要とする。むき出しの権力は社会の不安定要因であり、しばしば社会体制の脆弱性の暴露であり、まかりまちがえば体制そのものが動揺する。しかし、教育というフィルターを通った階層組織は――教育への機会が必ずしも十分平等でなくとも――真正面からの攻撃を受けにくい。とくに社会の過半数がこの階層組織に関与している場合はそうである。

さらに、それは階級闘争を弱体化する。もし、おのずと、ある階級の人はある教育しか受けられないとすれば、その上限に優秀な人材が集まる可能性が大きくなる。戦後の労働運動の高揚期にあたって、その指導者たちは、鉄道教習所や逓信教習所の出身者が多かった。これらの職業教育訓練所には戦前、貧しいが優秀な青年を集め、そのトップクラスは〝東大出身者〟に匹敵するであろうといわれた。そのような指導者たちも、かりに戦後に生まれていれば、大半は大学卒業者となっていた可能性がある。今日の労働運動の低調化の一要因として、この変化を挙げることができるだろう。戦前、あるいは戦後十年間にはほとんど考えられなかったことだが、大企業組合指導者の地位は、優秀な社員の通るコースの一部となり、組合幹部出身の重役は今日ありふれた事実である。

野党の弱体化、その指導者の老齢化にも同じ力が働いているだろう。

父兄も家族も、教育については「死回避行動」をとらないわけにはゆかない。世間でいわれる、「自分に学歴がなかったからせめて子どもは大学にやりたい」という父兄の気持は、あったとしても一部である。

むしろ、大きいのは、高度成長下の大衆がとらざるをえない貯蓄への態度と似ている点だろう。わが国民の貯蓄率は、長期間にわたるインフレーションにもかかわらず（インフレーションぬきの高度成長はありえない、逆はありうるけれども）、収入の二二パーセントと、アメリカの八パーセントに対してきわめて高い。貯蓄がインフレーションによって目減りすることはわかっている。とくに地価の高騰は、貯蓄の主目標である土地家屋の取得を遠いものにしている。老後の保障も、果たして貯蓄でまかなえるか、はなはだ怪しい。しかし、わが国民は社会保障に十分の信頼を置き得ないし、アメリカのように銀行が大学の学資に融資するわけでもない。隣人が貯蓄する時、全くそれをしないことは、かなりの安全保障脅威感である。満足のための貯蓄はごく一部を除いては現在ありえないだろう。

教育についても事情は同じではないだろうか。戦前の大学生は一年約五万人であったらしい。戦後それは数十倍となったが、大学卒にふさわしい仕事に従事している者の数は戦前に比してそれほどふえていないといわれる。学歴も当然インフレーション的価値低下を起こす。この場合も、貨幣価値の低下を見込みながらも貯蓄せざるを得ないのと同じ事情が働く。それは、単純な損得では答えの出ない強烈な動機——恐怖——にもとづく「死回避行動」である。低学歴者が少数となった時、この恐怖はにわかに増大する。配偶者を得られないのではないかという恐怖すら地平線上にほの見える。

高度成長は終わったのかも知れないが、そのバランスシートはまだ書かれていない。しかし、その中に損失として自然破壊とともに、青春期あるいは児童期の破壊を記してほしいものである。われわれは大量の緑とともに大量の青春を失ったと言えなくもない。

なぜなら、それは第一に、教育を「死回避行動」に変えてしまったから。戦後の新教育が何であろうとも、それは少なくとも「死回避行動」をめざしたものではなかった。戦前の教育でさえ同じことが言えるだろう。これは教育の内実を貧しいものにすることである。教育が「一元化」したのは、原因でなくて結果である。今日の商船大学卒業生が陸上の企業に就職するように、もし多様な教育機関が存在したとしても、単色化はさけがたいだろう。医学部のような特殊な学部でさえ、単に難関であるために挑戦する対象になりつつあり、医師になろうとする心構えの乏しい学生の存在に医学部は困惑しつつある。

最大の問題は、学生生徒はもとより父兄も教師も教育の元来の価値を信じなくなっていることである。発達期は、現在の課題に応答しながら別に成長のための分をとっておかねばならない時期である。その分まで食い込むとは、それは成人になる資本《もとで》をつぶしていることになる。

どこまでが資本《もとで》か、それを決めることはむずかしいが、冒頭にあげた少女の場合は不幸にも明らかに限界線をはるかに超えているといえよう。しかし、この少女を他人事と思える人は、今日ではかなり幸福な種族である。

むろん、人間には人間のしたたかさがある。愛や友情への満足欲求はそう簡単に消えてなくなるものではない。しかし、他方、それらが片隅に追いやられるならば、こまやかさは失われ、粗野なもの、茫漠たるものとならざるを得ないだろう。

今日、わが国のために弁ずる者は、わが国の犯罪率の少なさを挙げる。たしかにその通りであろう。しかし、一方、わが国の精神病院入院者数が自由世界最大であるらしいことも挙げねば不公平というものだろう。

高度成長期にわが国の精神病者数が増加したかどうかは何とも言えない。それ以前にはそもそも精神科医が少数だったからである。しかし、高度成長期の初期には、小児てんかんか精神発達遅滞を専攻する者が大部分だった小児精神科医は、思春期を中心とする年齢の多種多様な患者に忙殺されている。患者の少ない聖域だった小中学生期は、ちょうど高度成長が緑地帯を蚕食したように、もっとも問題の時期となっている。

高度成長の終焉とともに、潜在失業者プールをはじめ、さまざまにそれなりの社会的機能を果たしていた厖大な中・高等教育機関は、そのような意味でも「無意味化」を起こすかも知れない。惰性はなお受験競争激化、高学歴化の方向へ進むであろうが、これらの教育機関が次第に一種のサナトリウムと化してくる可能性がある。学校にカウンセラーを配置しようとする案の現実性はさておき、それはすでに現実の問題となりつつあることを示唆している。

学校が一時サナトリウム化することは、避け難いかも知れない。もしそうならば、それは高度成長の「ツケ」の一つがまわってきたことである。何事もタダでは済まないのが現実とすれば、そういう事態も十分考えられる。それは大変な事態であろうが、その時期を通過しなければ、この十数年の教育過熱下の「安全保障脅威感」を癒すことはできないかも知れないという気さえする。

今日の子どもたちがいちばん恐怖を覚えているのは何だろうか。お化けでも、戦争でもないだろう。落ちこぼれだろうか。そんな程度ではあるまい。ひょっとすると精神科医計見一雄氏（『インスティテューショナリズムを超えて』星和書店）の言われるように「生きつづけてゆけない」恐怖かも知れない。精神病恐怖であるかも知れない。級友の一人二人が休学したことを果たして彼らは他人事と聞いているのだろうか。彼らにとっていちばん身近な安全保障感喪失の危険は、そういうことではないのか。そのために彼らは無理をする。それは時に悪循環を生む。優等生の微細非行も、それにどこかでつながっているかも知れない。

それではどうすればよいのか。精神科医は本来後始末役なので、これは、という提案はできる位置になくて当然である。しかし、いくつかの、あまり規模の大きくない私学の行き方に、学ぶべき多くのものがあるように思う。教育爆発と世にいうが、その反面は教育萎縮である。戦後教育の残る肯定面は私学の地位向上であるが、それを多くの私学は十分に生かし切れていないように思う。まず私学から教育萎縮——単色化——を脱け出ることが、現実にみえる一条の光のように思われる、とくに初中等教育において……。それすら白昼夢であろうか。

（一九七九）

〔本著作集収録にあたっての追記〕大学＝失業者プール説と関連して——人口比でもっとも大学生の多い国はフィリピンである。わが国の犯罪者と精神病者の収容数に関連して——刑務所服役者は四万数千、精神病院入院者は三三万以上である。

本稿は特集・学ぶこと、生きること（「教育と医学」一九七九年八月号）の一部であった。

アメリカにおけるサリヴァン追認

——サリヴァン・コロキウム（一九七七年）の紹介を中心として

1

一九七七年六月十七日、ワシントン精神医学校[1]（Washington School of Psychiatry）は、開校四〇周年を記念して、ハリー・スタック・サリヴァン・コロキウムを後援し、四人の演者が講演した。

この講演の記録は、校長（director）のロバート・G・クヴァーニス[2]（Robert G. Kvarnes）と理事長（president）のロバート・A・コーエン（Robert A. Cohen——NIMH〔米国国立精神衛生研究所〕の臨床研究部長でもある）の開会の辞を添え、さらに、ジョサイア・ロイス（Josiah Royce）の「自己意識の異常についての若干の観察」（*Some Observations on Anomalies of Self-Consciousness*, 1895）とジョージ・H・ミードの「社会的自我」（*The Social Self*, 1913）および「ジョサイア・ロイス——個人的印象」（*Josiah Royce: A Personal Impression*, 1916）を付録として、『精神医学[3]』（*PSYCHIATRY*）誌一九七八年五月号に掲載された。

このコロキウムはそれ自体一つの顕著な徴候である。すなわち、アメリカ精神医学がサリヴァンを追認しつつあることの一徴候である。この現象は、一九七二年に最初の徴候がみられ、一九七六年にわかに前景に出て来る。

2

それまでサリヴァンはアメリカでは忘却されていたのか、という反問があろう。答えはイエス・アンド・ノウであろうが、しばらく、コロキウムの声を聴こう。

クヴァーニスは歓迎の辞を述べて、コロキウムは、サリヴァンゆかりのことばであるという。それは、ウィリアム・アランソン・ホワイト[4]が後援し、サリヴァンが組織した、一九二八年および二九年の「文化とパーソナリティ」なる会合にこのことばが用いられていたからで、これは精神医学と社会科学の学際的協力の先駆であり、当時シェパード・アンド・イノック・プラット病院で並外れた統合失調症治療の成功を収めつつある人として知られていたサリヴァンは、そのコロキウムでパーソナリティ発達に及ぼす環境――文化――のいちじるしい影響を堂々と述べたという[5]。

ところが、とクヴァーニスは反省的につづけていう。ワシントン精神医学校は教育こそ年々盛んとなったが、理論的、学問的研究を促進する活動のほうはどうも不十分だった。それに、精神医学に対するサリヴァンの影響は肌で感じられるほどのものとなっているのに、一九四九年のサリヴァンの死以来二五年間、サリヴァンの理論あるいは臨床観察を基礎としてこれを発展させたものも、サリヴァンの理論と他の理論との比較研究も、ほとんど出ていない（例外はパトリック・ムラヒ[6]（Patrick Mullahey）の大著だけであろう）。しかし、本学も四十歳で、個人ならば人生を回顧する時で、この催しはそれにふさわしく、再出発の契機となろう、という。

それから、サリヴァンが精神医学に与えた影響は、強力だが、奇妙なものである、ということを述べる。つまり、生前、サリヴァンが刊行した本は一冊だけで、それは『現代精神医学の概念』[7]（*Conceptions of Modern Psychiatry*）だが、これは一九三九年の第一回ウィリアム・アランソン・ホワイト記念講演がもとであり、一九五二―三年に財団の援助下にユージン・マイヤー（Eugene Meyer）、ヘレン・スウィック・ペリー（Helen Swick Perry）[8]がサリヴァンの講義から何冊かの書籍を編み出し、これらは国の内外に読者を獲得するが、ごく最近まで、サリヴァンの対人関係理論のあとを継いで発展させた論文はじつに乏しかった。この二五年の空白は奇妙で私には説明がつかない、という。しかし、過去を云々してもはじまらぬので、三年前（一九七四年となる）から、本校の「精神療法上級講座」全六学期中一学期をサリヴァンの理論および臨床に充てており、私自身、二つのセミナーをパーロフ（Morris Parloff）博士と共同で主催しているが、サリヴァンの遺著は精神療法を真剣に学ぼうとする者には宝の山だというに尽きる。サリヴァンのことばは、単純にみえてそうではない[9]ので、人間が誕生以来どのようにしてみずからの体験を組み立てつつ成人となるかというサリヴァンの考え方がほぼ分かったといえるまで『精神医学の対人関係論〔その後『精神医学は対人関係論である』として邦訳刊行〕』（*Interpersonal Theory of Psychiatry*, Norton, 1953）を三回か四回読み直す必要があったが、分かってみれば、きわめて驚くべき、刺激に富む考え方だった、という。

それから、最近のサリヴァン復興を慶賀し、最初にチャプマン（A. H. Chapman）の『ハリー・スタック・サリヴァン――人と作品』（*Harry Stack Sullivan: The Man and His Work*, Putnam, 1976）をまず挙げて、

「重厚さのない超単純化」と片付ける。次にレストン・ヘヴンズの『関与しながらの観察』（*Participant Observation*, Aronson, 1976）を「価値あり」とプラスに評価する。それからジラード・クザノフスキー（Gerard Chrzanowski）の『精神分析への対人論的接近』（*Interpersonal Approach to Psychoanalysis*, Gardner, 1977）の広告が昨日着いたし、ペリー女史のよく調べたサリヴァン伝が近く出版される〔一九八二年に刊行〕。最後に、コーフート（Kohut）やカンバーグ（Kernberg）らが境界例やナルシシズム人格の分析治療を一般に承認させる仕事をやっているが、あれはわれわれサリヴァンに訓練された分析家は過去四〇年間すでにやってきたことだ、と言っておくのがフェアだ、とむすぶ。あとは短いサリヴァン伝で終わる。

3

次に立って開講の辞を述べるロバート・A・コーエンも異口同音のことを述べているが、かなり含みは違う。

本校は、不定期的だが何回もウィリアム・アランソン・ホワイト記念講演を催している。年一回フリーダ・フロム＝ライヒマン記念講演があり、同じく年一回イーディス・ワイガート（Edith Weigert）記念講演もある。ところがサリヴァン記念講演というものは一度もなかった。このコロキウムは、サリヴァンも本校と関係があった事実を公式に認めることである（傍点筆者——少なくとも『精神医学の対人関係論』を死に至るまで講義していた人に対してはやや奇妙な発言でなかろうか）。ボブ（クヴァーニスのこと）も同感だと思うが、本校はサリヴァンだけではなかったことが分かっていただけよう。[10] ある意味ではサリヴァンを本校の建設者というのはよかろうし、サリヴァンが創立グループに加わっていなければ、本校の発展経過は変わっていただろう。しかし、私や妻（メイブル・ブレイク・コーエン Mabel Blake Cohen）――サリヴァン遺稿の編集にたずさわった――その他多くの者にとってはサリヴァンがいるから本校に入ったわけではない。募集広告が出た時われわれが手紙を出したのはハドリー[11]（Ernest Hadley）宛てであり、入校してから、クララ・トムソン（Clara Thompson）[12]、ルース・ベネディクト、ロバート・ウェルダー（Rcbert Waelder）、エーリヒ・フロムの講義をきいてからはじめてサリヴァンの声を耳にした次第である。サリヴァンは大物で重要人物だったといっても、本校は何人かの共同事業であり、その人たちのほうがサリヴァンより劣るということは決してない、とコーエンは強調する。

ここから、話は日本に移る。コーエンらが比較文化的研究の可能性を打診するために日本の精神病院を視察したのは一九六二年のことであるが、日大（東京医科歯科大学と誤記してあるが）の井村教授[13]を訪問したところ、教授室に招じられてジャクソンとサリヴァンの肖像が並んでかかっていたのに驚愕した。尋ねると、この二人は私の神様です*という答えが返ってきたし、「日本人らしくないがジャクソンとサリヴァンを畏敬する人ならありうるだろう率直さで」――とコーエンは言う――井村教授は、サリヴァン歿後一五年にもなるのにサリヴァンに教わった者がいっこうにサリヴァンの発想や理論をその後発展させていないのにがっかりしていると語ったので、コーエンは返答に窮した。実をいうと事態がそうなっている理由は自慢できるものではなかったので、ワシントン精神医学校から精神分析研究所は脱退していたし、色々ごたごたがあって、コーエンらは両方と関係を保っておきたかったが、相当辛かった、という。

＊　井村・コーエン問答について通訳にあたった山口隆博士よりの私信によれば、井村教授はサリヴァンを師匠《マスター》と言われた、神《ゴッド》はコーエン氏の記憶ちがいである由である（山口博士は当時同席の人にも確められた）。ことは一七年の昔でコーエン氏の年齢は今、八十歳に近いと思われるから無理はないけれども、コロキウムでサリヴァンについて「奥歯にもののはさまった」言い方をしているコーエン氏の脳裡で「師」が「神」に化学変化を起こしたのはいささか皮肉であろう。

次に、さっきもチャプマンの本の話が出たが、ということで、その書評を書いたレズリー・ファーバー（Leslie Farber）は、チャプマンもサリヴァンの性格をよく言っていなくて、もっとひどいことを述べているが、サリヴァンのそういう一面は認めなければならない。もっとも彼のどぎつい皮肉は一部の人のみに向けられて誰でもというわけではなかった、という。

それから、サリヴァンとの個人的体験に入って、サリヴァンだけが自分の先生でなく、また自分の先生にランクをつけたくないが、私のスーパーヴァイザー中でサリヴァンだけはふしぎなことに、そのことばを一句一句思い出せる人である。それはどうも、患者についての自分の報告をきいていて、患者と治療者の重要な相互作用をピックアップして強調するサリヴァンのやり方に原因があるらしいとコーエンは言っている。これは、スーパーヴァイザーとしてのサリヴァンが、本質的な箇所をつかむ臨床眼とそれを簡潔で印象深いことばで表現する力を持っていたことを示唆すると思う。サリヴァンの表現については色々いわれるけれども、筆者には、かりにサリヴァンの体系が忘却される——おそらく一部は言うまでもないこととして一部はより適切な洞見によって——日が来ても彼の片言隻句は残るのではないかと思う。それは、臨床的洞察の圧縮されたものである以上に、われわれの臨床的体験を一挙に結晶させる触媒のごとき力を持っている。何もサリヴァンに限らず一般に臨床的なもの、精神療法というものは、そういう形で伝達されてゆくのであろう。千万言を費やしても伝達がむつかしいのも事実だが、一言が多くを一挙に啓示することも事実である。少なくとも筆者が臨床上の師から学んだのはそのようにしてであった。サリヴァンが多くの人に強烈な感銘を与えたのも、これによるところが大だったのではなかろうか。クヴァーニスのいう空白の二五年間、サリヴァンの思想は、A・H・チャプマンの言によれば「口伝てによって」アメリカ精神医学界全体にひろまったのであり、そのようにして、レストン・ヘヴンズの言うごとく、サリヴァンが二五年間「アメリカ精神医学界を秘密に支配していた」のは、少なくともその傍証となろう。

コーエンによれば、彼が患者を淡々と叙述している時はサリヴァンはあまり口をさしはさまなかったが、患者に対する彼の個人的反応に及ぶと、サリヴァンはコメントをくり出してきた。もっとも、サリヴァンは、よくブランディをちびちびやったり、犬の頭を軽く叩きながら喋ったので、これで聴くほうはたいへん楽になったという(14)（チャプマン前出書によればサリヴァンは夕食後にブランディをする習慣があったし、コリーを飼っていた）(15)。批判されても、ひどくみじめな気持ちにならずに数時間のスーパーヴァイジングを終えて、「これはゆるされる失策で、自分でも今は分かったので、これからはもう少しうまくやれるぞ」という気分で彼の家を退出できたので、徹頭徹尾サリヴァンの注意が自分に集中してきたらきっと自分の自尊心はもっと打撃をこうむっていたろう、という。

もっともコーエンのこの話からサリヴァンが事実をなおざりにしたという印象を持たれたとしたら、

それは間違いだと筆者は思う。クヴァーニスの『サリヴァンのケースセミナー』を読むと、われわれにはかなりよい症例報告にみえるクヴァーニスの報告が終わると、サリヴァンが事実の欠落を次々に指摘してゆくのはみごとという他ないし、クヴァーニスの患者が第二次大戦中に護衛駆逐艦にのっていた事実について、駆逐艦の生活と護衛駆逐艦の生活は違う、アリューシャン海域の護衛駆逐艦の生活はどういう体験であるか、想像する必要があるとして、出席者のうち、大戦中海軍に召集されていた者を名乗らせ、たずねている。この患者の発病直前のドライヴについても同じ質の突っ込み方をしていて、要するに、患者の「ストーリー」（土居健郎『方法としての面接』）が見え、さらに患者の体験が眼前にほうふつとして来るまで追求する徹底性がサリヴァンの身上の一つだと筆者は思う。

コーエンに戻れば、サリヴァンは、しかし、どこに向けてもヒットをとばせた人ではなかったので、時には、助言を非常に必要としていた患者のことを話しにいったら、私が君にしてあげられることは、その患者と手を切らせることです、といわれたそうである。もっとも、これはサリヴァンの無力なのか、コーエンと患者との関係が治療者交代を必要とするような泥沼に入り込んでいたとサリヴァンが洞察したのか、分からない話である。(16)

コーエンの開会の辞は「今日、われわれは、井村の実に的を射た疑問に応えて本校が発展してきたと言いうるのではなかろうか」とつづく。一五年前の井村教授のことばが何らかの形で衝迫を与えつづけてきたとしたら、サリヴァンに傾倒し、その思想が本国アメリカにおいても継承発展されていないことを惜しまれてきた井村教授もある感慨をもよおされるのではあるまいか。

4

ここで筆者なりに、クヴァーニスのいう「二五年の空白」と一九七〇年代におけるアメリカ精神医学界のサリヴァン追認に手短かに触れておこう。

もっとも、この二五年間は、サリヴァンの遺著が次々に刊行された期間でもあった。

一九五三年に『現代精神医学の概念』が市販本になった。その出版元のニューヨークのノートン（Norton）社がもっぱらサリヴァンの出版を引きうけることとなる（エリック・エリクソン、オットー・フェニケル、カレン・ホーナイの出版社でもある）。同年には『精神医学の対人関係論』が出る。これは、ワシントン精神医学校における講義を録音とサリヴァンのノートから編集したものである。これは『概念』に対する説明不足、圧縮しすぎという批判にこたえたもので（『概念』に付された一九四六年の序文参照）、おそろしく周到詳密な初期発達論が過半を占める。翌年には『精神医学的面接』（*Psychiatric Interview*）が出る。これは講義のうち面接論だけを別冊にしたものである。次は『精神医学の臨床研究』（*Clinical Studies in Psychiatry*）で、一九五六年に出た。これはフリーダ・フロム＝ライヒマンの臨床の場として有名なチェスナット・ロッジ（Chestnut Lodge）病院院長宅でサリヴァンを招いて毎日曜行われた講義のうち、『精神医学の対人関係論』と重複する部分を省いたものである。『対人関係論』を入門者向けとすれば、選ばれた少数の精神科医相手の講義で「臨床経験を積んではじめて分かる本」とチャプマンが評するのも無理はないところがある。しかし、『対人関係論』が『概念』の主に前半（第一、二講）に対応するのに対し、こちらは、その部分もあるが、第三講、第四講に対応した新展開と言うことができる。しかしどちらかといえば第三講に対応する部分の比重が大きく『概念』の白眉とされる第四講はついに十分展開されなかった。それはサリヴァンの死によって中断された展開といってもよいだろう。

次に、サリヴァンの初期の統合失調症論文をまとめた『人間的過程としての分裂病(17)〔その後『分裂病は人間的過程である』として邦訳刊行〕』(*Schizophrenia as a Human Process*)が一九六二年に、『精神医学と社会科学の融合』(*The Fusion of Psychiatry and Social Sciences*)が一九六四年に出る。とくにこの二冊は編者の詳細なコメントが付されている。

それらのコメントや、いずれの遺稿集にも付された長文の序文からよみとれるように、およそ整理の下手だったサリヴァンのノート類を整理し、講義の録音と聴講者のノートを照合して、一般に入手できる形にしていったのは、主にワシントン精神医学校で教育を受けた人たち、とくにペリー女史を中心とする女性たちだった。そもそもテープレコーダーのない時代に扱いにくい録音機を操作してサリヴァンの講義を記録しておいた功績は「機械に強い」一女性であった。

サリヴァン遺稿集の編集態度が問題になり、「編集者がやるべきところを読者がボールペン片手に一人一人やらねばならぬ」(チャプマン)といわれる。たしかに簡単な辞書を引けば判明する人名の綴りや生歿年の誤りをそのままにしていることをはじめ、講義にはさけがたい反復をそのまま忠実に活字にしているなど、サリヴァンを一般の読者にとりつきにくいものとした点は否めない。これらはおそらく彼(彼女)らがサリヴァンを畏敬するあまりの事態かもしれない。しかし、かりに、パスカルの『パンセ』に現に起こったように、サリヴァンの既刊本が全く乱丁の書を綴じ直すように再編集されることが将来あるとしても、最初の刊本としては、過度に編集されるよりも過度に〝忠実〟な編集のほうが望ましいであろう（『対人関係論』の序文に明記されている編集方針は首肯しうるもので、編者たちは決して無原則だったのではない。ついでに言えば、筆者の経験では、サリヴァンの〝悪文〟は音読すればかなりの迫力を人に伝えるもので、もともと講義だといえばそれまでであるが、一般に書くよりも語るに適した思想家があるもので、サリヴァンもその一人かもしれない）。

そもそも彼（彼女）らの努力がなければ、サリヴァンの著作は『概念』以外はなくて、論文も古い雑誌や必ずしも入手しやすくない雑誌に散在するだけで、「ネオフロイディアンの一人」として名だけを挙げられるだけに終わったかもしれない。それは、コーエンのことばのはしばしからも察せられるごとく、一九三〇年代後半以来、サリヴァンの本拠であるホワイト記念財団、ワシントン精神医学校、『サイカイアトリー』誌編集委員会のいずれにおいても、サリヴァンは次第に孤立し、サリヴァン反対者が多数を占めつつあったので、サリヴァンが論争に勝ち、一時『サイカイアトリー』誌がサリヴァンの個人雑誌の観を呈するに至ったとしても、その反動がサリヴァン歿後の無視となったとみられるからである。二〇年余サリヴァンの後楯となりつづけたロス・マクリュア・チャプマンはサリヴァンの死の直後に世を去るが、『アメリカン・ジャーナル・オヴ・サイカイアトリー』誌に掲載されたチャプマン追悼文は、二ページ余にわたる詳細なものでありながら、サリヴァンとの交渉にふれるどころかサリヴァンの名さえ登場しない。

A・H・チャプマンによれば、サリヴァンの伝記的事実の発掘は七〇年代に着手されたので、その間にサリヴァンを知る人は次々に世を去り、伝記に、永遠に埋められない空白が生じたという[18]。

5

サリヴァン自身が成熟した対人関係の苦手なことは、みずから認めるところでもあり、心を許した友人には、たとえ友人が間違っていてもその側に立つほど忠実であり、経済的援助を惜しまなかったとは言え、他の人々、とくに精神科医同僚の一部にははげしい攻撃の矢を放ったらしい。彼の"biting sarcasm"がどのようなものであったにせよ、その傷跡は、今日のアメリカ精神科医の発言からもなお読み取れるほどである（彼の著作も、皮肉や反語に満ちたものであり、きまじめに読むと読み誤る箇所が少なくない）。

これに加えてサリヴァンの同性愛は一部には周知、大方も推測していたところであり、少年時代の関係はともかく、成年期にも「くり返し同性愛への内的な促しに屈し」「具体的に語ることは今なおその人たちの家族を傷つける」（A・H・チャプマン）ことが真実とすれば「作家などならともかく医者の同性愛は〝医師よ自らを医せ〟原理によって問題となる」[19]（チャプマン）かどうかは別として、サリヴァンの親友、あるいは愛弟子と名乗ることにはいささかの勇気を要したかもしれない。空白の二五年において、青年時代（一九三〇年代）、サリヴァンの自宅に同居して、ゲーテに対するエッカーマンに似た役割をつとめたムラヒはこの点でも例外である[20]。

この事情の影響を受けないのは、当然ながら女性と外国人であり、アメリカにおいてはサリヴァンの思想は、口伝てを別とすれば、主にフリーダ・フロム＝ライヒマン、クララ・トムソン、ややおくれてヒルデ・ブルック（Hilde Bruch）らの女性の著作を介して知られていった面が大きい。このことは、精神医学よりも一足早くアメリカの精神科看護の領域でサリヴァンの影響力が前面に出た理由でもある。

外国におけるサリヴァンの影響を展望することは今の筆者の力に余る。イギリスの対象関係論あるいは反精神医学に対する影響はもっともよく語られるが、もう一度正確に跡づけし直す必要のあることと思われる。わが国においては戦後アメリカ医学が脚光を浴びた時期にサリヴァンは主に『概念』を中心に読まれ、たとえば井村教授らによってコミュニケーション理論がとくに焦点をあてられて、すぐれた日大学派の統合失調症家族研究を生んだ。大陸ヨーロッパにおいては、力動精神医学においてはイタリア出身でスイスで活躍した精神科医ガエターノ・ベネデッティ（Gaetano Benedetti）が臨床家としてのサリヴァンに注目し、その統合失調症治療を摂取するとともに、最初の外国語訳として一九六一年以降、フェルトリネㇽリ社より『概念』『対人関係論』『臨床研究』『面接』のイタリア訳を刊行させた[21]（彼の活動が一九六〇年代末より脳腫瘍のため大幅に制限されたのは惜しむべきことである）。他方、人間学派あるいは現存在分析に属する人たちのサリヴァンへの注目も記すべきであろう。『概念』は晩年のビンスヴァンガーの机上の書であり、オランダのファン・デン・ベルフ（Jan Hendrik van den Berg）は「フロイトから出発しユングを経てここに至った」と筆者によく読み込まれたサリヴァンの数冊を指した[22]。ウィーンに生まれ、チューリヒで心理学を専攻した精神療法家ヨーゼフ・ラットナー（Josef Rattner）の『対人関係の心理学』（*Psychologie der Zwischenmenschlichen Beziehungen*, Walter Verlag, Olten u. Freiburg i. B., 1969）は、ヨーロッパにおけるサリヴァン理解の一水準を示すものと思う。この二〇四ページの小冊子は、ベルリン自由大学における一九六七年の講義をもとにしているが、今日なおサリヴァンの思想全体の解説書としてはもっとも簡にして要を得たものであり、データには他にみられない正確さがある（筆者はサリヴァンの生歿年月日とサリヴァンの文献目録を本書によって得た）[23]。一九二八年生まれ、略歴によるかぎり、ヨーロッパを長く離れていない著者はただサリヴァンの本を読み込むことによってこれだけの理解に達したと思われる。

6

クヴァーニスの触れているムラヒの大著は、サリヴァンの遺稿出版の一応の完成時点を告げるものといえるかもしれない。ムラヒは、遺稿の価値を説きつづけ、編集の相談にのり、出版を促しつづけた人らしいからである。

とすれば、サリヴァンの遺著『パーソナル・サイコパソロジー』（*Personal Psychopathology*）の一九七二年における刊行は、風向きの変化の最初の兆候とみることができるだろう。もっとも、この判断には若干の説明が必要と思う。

ある意味では、この三七〇ページ余の著作は、サリヴァンがみずから企てた唯一の著作であり、一九二九年には最初の形が出来上り、一九三〇年の「シェパード・アンド・イノック・プラットにおける訣別講義」に骨子が述べられ、一九三一―二年にはタイプスクリプトの形で回覧され、一九三三年にはシカゴ大学から出版されかけたが「不明の理由」で却下されたものである。歿後、遺稿編集委員会は、この出版の可否を討議したが、一部を『人間的過程としての分裂病』に収録し、一九六五年には若干部数の写真複製版を作製したが、出版を否としたものである。その理由はいろいろあり、この本の序文にペリー女史が記していることも事実だろう。しかし、この本を手にしてみれば、却下の理由、周囲がサリヴァンに出版を思い止まるよう忠告しつづけた理由はほぼ明らかである。それはA・H・チャプマンのいうごとく、本書が、サリヴァン自身の「性器」レベルにおける同性愛体験の告白と読めてしまうものをはじめ、サリヴァンのほとんど自伝としてよいほどのものがチャプマンの推定では、内容の三分の一を占め、さらに、前青春期に性器レベルの同性愛を経験することは将来統合失調症にならない保証のようなものだという主張まで含むからであろう。

一九七〇年代アメリカにおける同性愛に対する社会の態度の急変がサリヴァン解禁の一つの理由であろう。

それと思い合わされるのは、一九七三年に出たウィリアム・ウォーレン・バートリー三世（William Warren Bartley III）による『ヴィトゲンシュタイン』（*Wittgenstein*）であり、ポール・ローゼン（Paul Roazen）の『ブラザー・アニマル——フロイトとタウスク』（*Brother Animal: Freud and Tausk*）、『フロイトと追随者たち』（*Freud and followers*）である。いずれも調査にもとづく聖者伝説破壊であり、その底には一九七〇年代にニクソンにはじまりケネディに及ぶ偶像破壊的なジャーナリズム活動との連関があろう。たとえば、バートリーによるヴィトゲンシュタインの赤裸々な同性愛耽溺の叙述は、およそ聖者伝に近いマルコム＝フォン・ライトのあるいはエンゲルマンのヴィトゲンシュタイン伝と対蹠的であり、ジャニク＝トゥールミンの『ヴィトゲンシュタインのウィーン』のごとき広い文化的な前後関係を欠いていて、ヴィトゲンシュタイン理解をどれほど深めるかはともかく、われわれは次々にくり出される、

「天使も踏み込むを怖れる」領域の事実に圧倒されないわけにはゆかない。A・H・チャプマンの『サリヴァン――人と作品』（一九七六）も同一軌上にあるもので、その長くない（五一ページ）サリヴァン伝はそれでも今日までのサリヴァン伝では最長のものであり、これまでサリヴァン著作集の序文やコメントにちりばめられていた聖者伝的なサリヴァン像に対する挑戦である（サリヴァンとヴィトゲンシュタインは、およそ無関係にみえるが、神なき時代の一種の聖者のハロをまとっている共通性があるだろう）。

一九七六年は、チャプマンの伝記とともに、ケンプ（Edward J. Kempf）の『精神病理学』[24]（*Psychopathology*, 1920）の復刻と、クヴァーニス編の『サリヴァンのケースセミナー』の出版された年でもある。

ケンプの復刻はサリヴァン解禁と無関係とは考えられない。セント・エリザベス病院でホワイトの下で副院長であったケンプは、この著書が（モズビー Mosby という著名な医学出版社から刊行されたにもかかわらず）反響を呼ばなかったことに失望して、まもなく開業し、一九七一年に八十六歳で世を去っている。しかし、この本はホワイトがサリヴァンに示して精神医学に導き入れたその本であり、その症例記述はサリヴァンのつねに嘆賞するところで、論者によればサリヴァンの初期思想はケンプのすでに記したものが少なくないという見解を述べる者もある。この本がいかに売行き不振だったとはいえ、米国議会図書館にも収められていなかったのはいささか奇妙であり、事実、復刻はイリノイ大学図書館で発見された一冊からとったものである。本書は性衝動とくに同性愛衝動の抑圧をきわめて重視しており、「急性同性愛性恐慌」（acute homosexual panic）[25]に精神病理上最大の重要性を置き、この語を急性精神病とほとんど同義語に用いている。この本が長らく極端に受容されなかった機微の一部にサリヴァンの『パーソナル・サイコパソロジー』と同じ事情があり、復刻も同じく同性愛とサリヴァンの解禁という事態によ

るものかと推測される。(26)

逆にクヴァーニスの『ケースセミナー』は臨床家としてのサリヴァンの一端を示そうとするものであり、一九七六年をサリヴァン解禁がサリヴァン追認に転回する年とする上で欠かせぬものであろう（サリヴァン自身は一例も症例報告をせず、テープレコーダー到来以前としてはずば抜けて詳細な彼の臨床研究記録はシェパード・アンド・イノック・プラット病院に眠っている――日本の言語学者・加藤澄が正当な手続きを踏んで入手している〔二〇一二年追記〕）。

一九七七年以降はクヴァーニスが一部述べたとおり、サリヴァンについての紹介書が続々出版されつつある時期である。それらのすべてを通読したわけではないが、一般に次のような、これまでみられない特徴があると思われる。

（一）まず、サリヴァンを、アメリカの土壌が生んだ最大の精神科医とする評価である。その延長として、ネオフロイト派どころか、フロイトからも独立した人とみなし、時にはチャプマンのごとくサリヴァンはフロイトに「リップ・サーヴィス」をしていたにすぎないとして「フロイト的精神分析的」精神医学と「サリヴァン的対人関係論的」精神医学とを対立させるに至る。サリヴァンの精神分析からの距離は、論者によって区々であるが、サリヴァンそれ自体を中心にすえる動きは共通である。

（二）サリヴァンの後期思想に重点を置く。とくにチャプマンは初期の論文を少数を除いてはbanal（通俗）であり、無価値に近いとまで言っている。一般に「空白の二五年間」に公刊された著作群に依拠する叙述よりも、「サリヴァンはこう考えていた」という形の叙述が前面に出ているように感じられる。彼らの多くが、ワシントン精神医学校、チェスナット・ロッジ病院その他で、サリヴァンに直接接し、指導されたためであろうか。とすれば、口伝てによって伝えられてきたというサリヴァン思想の特質は不変で、たんに地下水脈が地上に現れた違いであるといえるかもしれない[27]。

サリヴァンの対人関係論的精神医学を行動科学の方向に展開しようとする傾向と、逆に人間学＝現存在分析に通ずる面にも光を当てようとする傾向とが、あくまで精神分析の枠内における革新として理解しようとする流れと並んで新たに出現しつつあるようにみえるが、その赴くところをしばらく見守るほうがよいだろう。

（三）サリヴァンの臨床的方法に焦点をあてる。

生涯ほとんどアカデミックな職につかず、精神病院勤務医、開業医、臨床指導医として終始したサリヴァンであったが、彼の説くところは、臨床にほとんどもとづかない（強いていえば思弁と個人的体験によって跡づけた）発達論を中心とする理論的側面と、臨床的体験の集積に分かれ、両者はそもそも文体からして画然と異なる。前者は推敲に推敲を重ねたノートをもとにし後者は簡単なメモを片手にくだけた口調でほとんど即興的に講義した、とペリーは『対人関係論』の序文に述べている。前者が周囲の要請もあり、いささか晦渋な定式化、体系化を当時主流の隣接科学――たとえばルース・ベネディクトの文化人類学やサピーアの言語学あるいはブリッジマンの操作理論――を援用しつつ試みたとすれば、後者は日々の実践の中でおのずと彼の血肉となっていったものであることが、文体の相違ひとつからもわかるだろう。前者はサリヴァンにニューディール時代のアメリカ科学者の色調を添えるものであり、サリヴァンの思想といえば、すでに定式化されている便宜もあって、主にこれが紹介されてきた。後者は、当然、より非体系的であるが、サリヴァンの臨床実践の中から生まれたものとして、前者に尽くせない価値を持つことが認められつつあると思われる。すなわち既刊本でいえば『概念』第四講（「治療概念」）、『精神医学的面接』『臨床研究』への評価の高まりであり、『ケースセミナー』の刊行である。前者に属するものがほぼ出尽したとみられるのに対して、後者は、なお明るみに出されるべきものを録音、速記、ノート、スーパーヴァイジングの記録などの形で残していることが想定される。

この特徴は、おそらく、ケネディ政権下における古典的精神分析――それは一九三〇年代末期にアメリカの大学精神医学として公式に採用された――の有効性に対する懐疑（ケネディ自身が肉親の治療に関連して抱いた懐疑といわれる）に端を発し、一旦、生物学的精神医学に傾斜し、社会精神医学的方法を急激に実践に移し、一九七〇年前後において精神病院患者の半数を退院せしめたアメリカ精神医学が、それらの帰結にやや失望しつつ、臨床精神医学の正道のありかを模索しつつあることを示唆するのではあるまいか。

いずれにせよ、問題はなお多く今後に残されているといえよう。たとえば、サリヴァン後期の思想の重視が、サリヴァンの一九二〇年代の臨床実践と切り離して行われるならば、サリヴァンの全体像を見失うことになろう（ちょうどヴィトゲンシュタインの後期思想のみをとりあげる最近の傾向のように――しかもサリヴァンはヴィトゲンシュタインと異なり前期思想を一度もみずから否定してはいない）。サリヴァンの思想とくに臨床思想を発展的に把握する作業はなお未着手なのが現状といえよう。コーエンの言にもかかわらず、サリヴァンの思想を新しく発展させるという「井村の要請」は、まだ果たされているとはいいがたく、サリヴァンの解禁と追認にとどまっているのが正確なところではなかろうか。(28)

その意味で、シェパード・アンド・イノック・プラット病院に勤務する女医クラーレンス・G・シュルツ（Clarence G. Schulz）によって、「シェパード・プラット時代——自一九二三年至一九三〇年——における サリヴァンの臨床的貢献」（Sullivan's Clinical Contribution During the Sheppard Pratt Era 1923-1930）なる一文がサリヴァン・コロキウムに報告されたことは、ほとんど未知の領域に一条の光を投げかけるものであろう。

7

前に述べたように、最近アメリカにみられる「サリヴァン解禁」あるいは「追認」現象においてはサリヴァン後期思想の重視がいちじるしいように見受けられる。

これは、現在この「追認」の原動力となっている人たちがサリヴァンの晩年に教えを受けた人たちばかりであるという事情も手伝っているだろう。むろん、それぱかりではなくて、いかなる大詩人もその若書きの詩は、分析すれば、実に多くの摂取や時には端的な模倣から成っているのと同じことがサリヴァンについても言われうるだろうし、また現にいわれている。

けれども、同時に若書きの時代に、すでに周囲は後年の大詩人を予感し、それどころか、すでに天才詩人である、と讃嘆している現象が少なくない。このような感覚を早く周囲に与えることが、「天才という現象」の一つの秘密であるかもしれない。おなじことは「臨床眼」についてもありうるだろう。ウィリアム・アランソン・ホワイトが、まだ精神医学にほとんど触れていないサリヴァン、今日の考証では精神医学に特に関心をもっていたとすら言えないサリヴァン、軍の都合でたまたま連絡将校として派遣されてきた一介の軍医、を精神医学に招き入れ、セント・エリザベス病院長の身でどうやら短期間に濃密なイニシエーションを行ったのもそのような機微があろう。あたかも、セント・エリザベス病院の活動が最高潮だった時で、ホワイトの下にケンプ[29]、ハドリー、ドゥーリー（Lucile Dooley）などの臨床家が集っていた[30]。

そしてホワイトの知己チャプマン（Ross McClure Chapman）は当時、セント・エリザベス病院から遠くないメリーランド州タウスンにあり「治療中心の病院」をうたうシェパード・アンド・イノック・プラット病院の院長であったが、経験一、二年のサリヴァンを招き[31]、二年後の一九二五年にはサリヴァンのために臨床研究部長（director of clinical research）なる職を新設している。これは決して名目的な職でなく、サリヴァンに自分の特別病棟をもたせ、サリヴァンに好みの看護士を採用する権限まで与えるもので、サリヴァンもその自由を十二分に活用した。

この間、サリヴァンは一九二四年にメリーランド大学医学部の精神医学講師《インストラクター》、翌年（一九三〇年まで）準教授の称号を得[32]、学年を通してではなかったらしいが週一、二回学生に講義している。一九二六年には『アメリカン・ジャーナル・オヴ・サイカイアトリー』誌の編集委員（associate editor）になっている[33]。サリヴァンが精神医学をはじめたのは早くとも一九二〇年初頭、最初の論文発表が一九二四年（二編）であることを思えば、アメリカの伝統の一つに有能な青年を抜擢して要職につけることがあり、またこの時代のアメリカが第二次大戦後のように学者を“publish or perish”（論文を出しまくらねばおしまい）の境遇に追い込んでいなかったとはいえ、サリヴァンの精神科医としての出発はまことに幸運な出発である。「不遇」とは元来よき師にめぐり遇えなかった意味であると聞くが、そのような意味も

含めて、サリヴァンが不遇であったとはいえない。(34)

8

精神科医がすぐれた理論を形成するのは、自分をモデルとするか、あるいは教えられるところの多い患者に最初の二年間に遇った場合である、と聞いたことがある。(35)

サリヴァンが一面では自分をモデルとしつづけたらしいことは衆目のほぼ一致するところでもあり、『パーソナル・サイコパソロジー』が裏書きすることであろう。しかし、サリヴァンの臨床の原体験も同等あるいはそれ以上の重要性があるだろう。

この点でシュルツ女史がコロキウムに寄せた「シェパード・プラット時代――自一九二三年至一九三〇年――におけるサリヴァンの臨床的貢献」はぜひ知りたい時期のものである。(36) ただ、女史はサリヴァンが面接のやりとりと速記者に書きとらせた一九二六年から二七年にかけての資料を中心にしているので、これは七年半にわたる「シェパード・プラット」時代の中期に当たり、生前既刊の論文、たとえば「統合失調症における思考の奇妙さ」（Peculiarity of Thought in Schizophrenia, 1925）に載っている長文の面接記録より晩い。しかし、彼が文化人類学者との接触によって「対人関係」理論を定式化する直前であることにも価値があるだろう。

シュルツ女史によれば、サリヴァンは「重症の患者と話すことが少なくともどこか患者のためになっている」という信念を持っており、いまでこそとりたてて言うほどのことではないかもしれないが、当時ではユニークだったし、いままた、振り子が精神薬理学のほうに傾き、精神療法家が自信を失いつつあるかもしれないことも考え合わせたい、という。ただ、彼の焦点は、患者が「いい気分」になってくれるように、とか、患者の「役に立つこと」をしたい、というところにはなかったので、「せんせいは私を助けようとして下さっているのですね」という患者に「いや、違う」といい、「私は君のおかれている場（状況）に何があるのかを見つけようとしているのです」と応えている箇所がある。

このころはサリヴァンも自由連想をしきりに用いているが、あとで「この種の患者にはあまりよくない」と書いている。

サリヴァンを知っていた職員に聴くと「同輩の医師や研修医には厳しかったのに患者にはたいへん優しく丁寧だった」というが、これは伝説で、――とシュルツはいう――そういう時もあるにはあったが、攻撃的、批判的、辛辣で時には残酷なくらいだったという感があったが、患者のイニシアティヴをたえず前面に押し出そうとしたことは一貫していて、「医者の話を受身で聞いておればよい」と患者が思っていても、それをそのまま認めることはしなかった。

また、患者に、はっきり「希望」を処方した。たとえば将来復学した場合の話をしたり、わざわざ呼んで「君は治ると僕は思っているが間違いかね」とたずねたそうである。

シュルツは、当時のサリヴァンの技法の特徴を十ヵ条に要約してから、面接記録を八例ほど出している。ここにも生《なま》の記録を十分出したいところだが、ページ数からみても到底無理であるから、やや堅苦しくなるが、その十ヵ条を並べてみよう。

（一）彼は患者の「否認」を受けて立ち「否定」にも（積極的に）対処しようとした。

（二）過去を忘れようなどとせず、葛藤にはらむ体験を解らせ自己の中に統合させようとした。
（三）葛藤をはらむ箇所がどこまでの拡がりであるかを患者自身がはっきり限定するようにさせた（範囲をひろげやすい患者側の自然的傾向に抗して「局地化」「具体化」につとめたことであろう）。
（四）妄想内容を肯定することは避けたが「君はそう考えているという事実は信じている」とした。
（五）非現実的なものの見方に対してしばしば「真相はこうだ」と指摘し、患者をからかう手を用いることもあった。

患者の生活史を聞き出すためには――、
（六）ユーモアや皮肉で患者を挑発したり、
（七）患者が医者の時間を空費するような出方をすれば断乎さえぎり、
（八）いろんな考え方を出してみて患者の感想を引き出そうとし、また、「連想を口に出してほしい」という合いの手を入れ、
（九）時には自分の人生体験を引き合いに出した。
最後に、（一〇）サリヴァンが何よりも重視したのは、生きづらさ（difficulty）[37]の開始のストーリーであった。患者はそれを思い出せ具体的に話せるものだとサリヴァンは考えて、念を入れて繰り返したずねているが、患者もサリヴァンも不満足に終わることが多かった――とシュルツはいう。
さて第一例は〝妄想型〟の青年との押し問答である。

「君は今敵のまっただ中にいるという気がしているの？」

「センセイがたをそういう目で見たことはありませんなあ」

「ここにいる人の一部は患者じゃなくて患者に変装しているだけだと思わないの？」

「思いませんよ」

「どうして笑うの？」

「患者をそんな風に考えたことありませんもの」

「それがおかしいの？」

「ふつうじゃない話のように思いますよ」

「ただごとじゃない考えが湧いているとき、を隠すために笑うのが君のいつも使うやり口じゃないかね？　われわれをわき道にそらせるために笑うのではないかね？」

「いいえ、私には人を迷わせる理由などありませんね、不必要に」

「〝不必要に〟ってどういう意味？」

「センセイの質問に答えているのですよ」(38)


こんな調子である。字面からは患者がはぐらかそうとしているのか、サリヴァンが言葉尻をとらえて食いさがっているのか分からない問答が延々とつづく。あとでサリヴァンは「こういう態度の患者相手の経験ではうまく行かなかったことが多いが、どうしたらよいか分からない。かなり頭のいい患者の場合、一日三、四時間ずつ間を置いて問いづめに問うて合計三六時間もやれば、それまでの好意的態度が一変して、驚くほどの妄想体系をぶちまけることがある。こういう患者は、時にはたいへん危険だが私には治療の手がかりが全然みつからない。州立病院へまわされる前に妄想内容を聞き出しておくのが私たちの義務だと思う――あちらではそういう手数などかけないから」とコメントしている。この患者は近所の子供と争って大きな石をぶつけたために法廷から入院を指示された患者で、面接は他の医員の前で行われたという事情があるが、とにかく、サリヴァンが並外れて根気のよい人だったことは呆れる程である。(39)

第二例は、サリヴァンが当時しばしば試みていたように急性幻覚妄想状態をアルコール酩酊状態で過ごさせた二十三歳の〝統合失調症〟青年で、五ヵ月後には妄想がうすらぎ、院内活動に積極的に参加できるようになった例である。面接は入院初期のもので、サリヴァンが妄想内容を扱うやり方の一典型だそうである。話は、患者がサリヴァンを警官だと断言することに始まる。


「どうして私を警官と考えるのかね？」

「いつもやってきたじゃありませんかね、私を留置場へ入れようと」

「誰が？」

「皆ですよ」

「皆が君を？　悪いことをしたと人に思われてるのかね！」

（顔をなで口をもぐもぐさせる）……

「なぜ皆が君を留置場に入れたがってると思うのか、わけを言いにくいの？」

「言いましたよ、全部」

（実は何もいっていない）

「自分の言うことは全部ほんとうと思うの？　間違ったことを言ったことは全然ない？　君はいつも正

しいの？」

（首を横にふる）

「よかった。君はうぬぼれ屋じゃない。で、ほんとに私を警官だと思うの？　……私の足が大きいから？（患者笑う）それともそう考えたいだけ？　……病院《ここ》に君を連れてきたのは警官？」

「母です、母ときょうだい……」

「なら私が警官でなければならないのは、どうしてか知りたいぞ。ちょっぴり変てこじゃない？」

（患者うっすらと笑う）

「うす気味わるいことじゃない？　うんと気を廻さないと出てこないことじゃない？　それとも私の車の青十字をみたの？」

「せんせいの車を知ってます。はい」

「あれは医者が欲しいと思えばボルティモア警察がくれる医者マークで、救急車と同じさ。後《うしろ》につけてるのは交通のお巡り《スピード・コップ》より優先通行したいからさ。でも警察許可証があっても私が警官ということにならないよ。○○君、君は皆を敵に廻している感じがするのではないかね、君には味方は誰もいない、と。それが君のいいたいことでは？」

（患者は「違う」と手を振る）

こういう問答には読者それぞれの感想があろう。面接速記録からかなりランダムに抽き出された問答であって、サリヴァンがさわりを選んだのではないことを念頭に置いていうのだが、妄想患者に対して精神科医がとりがちな「ああ、また例の妄想だな」という一種の職業的な〝わけ知り〟の態度あるいは

「いつわりのへりくだり」(condescendence)の態度のないことだけを筆者は指摘しておきたい。

引用文だけからではやや誤解されそうだが、シュルツによれば、サリヴァンは「なぜ」患者がその妄想を持ったかよりも、妄想のはじまった前後の事情を優先させる人で「いつからそう考えるようになったの？　いつその考えを持ったの？　最初はいつ？」ときいている、という(速記に頻繁に出てくるのであろう)。

妄想的説明づけを「信じられない」と明言し論理でそれに挑戦することもサリヴァンのしたことだとシュルツはいう。例は『概念』にも出てくる、歯のかけらをのみこんだために自分の胃を食いつくし、世界を破滅させたという少年である。

「家にいたらこういうことにはならなかったはずです」

「君は一セント、私は二千ドルと半ドルで賭けようよ、これまでよく起こったことかどうかにね。ボクサーが歯を折られて呑みこんだらどうなると思う？　世界を破滅させたとボクサーは考えると思うの？　呑みこんだ歯が胃と腸を食い尽くす、とか？」

「いいえ」

「じゃ、君の場合とどう違うの？　どう違う？……私は変だと思うよ」

「皆そう思うでしょう。でも私は知っているんです、そうなったんです」

「私の理論を役に立ててくれないねえ。胃が悪いんじゃなくて罪の意識だ、という説ですが」

「え？　せんせいも世界が破滅に向かっていることは御存知のくせに」

「五千年か六千年か七千年か八千年か九千年、一万年後には世界は破滅に向かうだろうよ。でも私にはどうでもいいね。私は生きていないだろう」

「はい」

「じゃ、もう少し話そう……ね、いいかい、実に罪の意識みたいな気がするよ、人間の想像力ってすごいからね。私が生徒だった時、女の子に赤インクを入れた水をのませて、ワインだといったらすぐひどく酔ってね、びっくりして赤インク水だと教えたら、相手はすぐ中毒を起こしたと思ったよ。で、女の子をだますことは一切やめにしたね。……君はそう思いたくなかろうが、君の想像力と良心の共同作業だよ。胃でおしまいにせずに、外へ出て世界を食べつくしたんだって？」

「はい」

「実に想像力のように思うなぁ。君は事実って思ってない。それとも思ってるの？　そういう気がするだけ……」

（患者はつとめていた自動車部品販売店が焼けてしまったと断言する。サリヴァンは反対してついこの間部品をその店で買ったという。それから、患者が何につけても「破壊した、破滅させた」と思う傾向があることを話題にする）

「世界を破壊しつつあるんです」

「どんな風にして？」

「言いました」

「君の胃を破壊することで？」

「そうです。他に方法はありません」

「その考えの道筋は奇妙じゃない？」

「いいえ、一生そう考えつづけるでしょう」

「そうしないことを希望するね」

このインタヴュー全体を聞けば、サリヴァンが患者に心に浮かぶことをためらわずに話すように促し、また、漠然とした言い方、一般化した言い方には苛々して、「事実」と「情報」を知りたいと言っていることが分かるし、話を滑稽な程の極端に持っていって患者の現実吟味力を高めようとしたようでもあるとシュルツはいう。


(食事するたびに世界が寒くなると患者はいう)

「どうして」

「判るんです。雪です。今の季節に雪が降るとは思えないでしょう?」

「これはまた! それが君の証明? 雪は私のほうがものを食べるせいではないとどうして思える?」

「そうじゃないからです。私の食事です」

「先週のカリフォルニアの嵐は君のせい?」

「そうです」

「中国の革命は?」

「何でもです」

「バード少将が南極を飛行したのは?」

「何ですって?」

（くり返す）

「何でもです」

「何？」

「破壊です」

「破壊？……自分がそんなに重要人物だと思うのはどうしてだろう？」

「私は重要人物じゃありません」

「天候や国際政治を左右しあらゆる破壊行為のもととなっている人間はかなり重要人物のような気がするがね。そういえばそんな気がして来ない？」

「いいえ。そんな風にとられますが。でも真実を知るためには病院にいては絶対にいけないんです」(40)


またサリヴァンは、患者の声の調子が患者自身の望みを表現していることを患者に話し、この考えを患者と共有しようとしたらしい。「君の自然な望みの声と君の訓練の声と」があると彼は言ったそうである（妄想を語る音調と自然な希望を語る音調とが違うことは精神科医ならば思い当たることである）。

この辺から対話の例を省かねばならないが、性についての質問は実に優しく、最初の押し問答とは別人の観があるとシュルツはいう。また、睡眠のパターン、眠らず床にある時に去来する考え、そして夢、に対する関心が深く、傷つきやすいものを扱う態度で質問している。「君の人生に個人的興味があるわけではないのだ」とことばをはさみつつ――。

筆者は外国人として英語でのやりとりの微妙なニュアンスを汲む自信はないが、サリヴァンの面接を読むとシュルツの指摘に尽きないものを感じる。たとえば、対話の「チェンジ・オヴ・ペース」あるいは患者との距離のとり方の巧みさである。「論理的挑戦」とシュルツがいうものも、ユーモアに通じるものを感じさせないではない。実際、前後関係からみると、対話の場に一種の余裕感、緊張緩和の効果をもたらしているように筆者には思われる。たんなる論理的挑戦ならば妄想体系強化の方向にむかっても不思議ではないが、(41)シュルツによれば、体系強化はサリヴァンの強く避けたところで、〝事実・現実・思い出の世界〞に患者を保つのがサリヴァンの努力目標だった。

また、サリヴァンはさきに妄想内容だったものが患者の夢に出てくることに注意を喚起している、という。(42)

シュルツは、サリヴァンの面接記録の中にその後の発展の萌芽を多く見ている。まず、面接を忠実に記録した最初の臨床医であろう。次に幼年期、家族とくに両親の影響の重視で、これは後年のサリヴァン理論に展開されているところである。その他、スタントンとシュワーツの『精神病院』(A. H. Stanton and M. S. Schwartz: *The Mental Hospital*, Basic Books, 1954)にはじまる、精神病院を一つの社会組織《ソシアル・システム》とみなす考え方もサリヴァンのシェパード・アンド・イノック・プラット病院の実践から伸びた枝であり、急性精神病に対するアルコール酩酊の活用をみればサリヴァンが今日いれば補助手段として向精神薬の活用に大いに手腕をみせただろうし、病院の「チャプマン・ビル」に残る、不安の生理学的効果研究に用いた機械の残骸をみれば今日盛んな病者の知覚研究にも積極的関心を持っただろう。サリヴァンは精神療法以外の治療にも大いに関心のあった人で、病院の「新患棟」に緑色タイルの水治療法設備を自分で設計している。もっとも患者がテニスなどをやることには大体冷やかで、今日の「活動療法」などに対しては何というだろう、とシュルツは言い添えている。

逆に、シュルツの指摘するとおり、サリヴァンは面接でも症例検討会でも、逆転移にはほとんど顧慮していないし、また、患者への質問からみて解離の機制はこの時点では問題になっていない。逆転移理論の発展にはサリヴァンの対人関係論とくにパラタクシス概念が大いに貢献したところであり、不安が「解離されたもの」の「自己」への侵入を防ぎ、「自己」を解体から守るという理論はサリヴァンの理論の一つの柱となるのだが、彼の臨床の核心が、対人関係論が面接の場に持ち込まれず、まだその名も与えられず、そして解離などはそういう現象すら存在しないかのごとくに面接を進めた時期にすでにあることを指摘したいと思う。

最後に「サリヴァンの最大の貢献は統合失調症者の相当数が回復可能であることを示した点で、この楽観論はとくにセント・エリザベス病院に集うものの共通財産であったが、これが今日まで続く最大の影響であり、以後の統合失調症治療法の追求も一九二〇年代に胚胎したこのオプティミズムである」とシュルツがいうのは、その通りであろう。

9

残る二講演(43)と付録は、比較文学のことばをかりれば「影響研究」ということになるだろう。一つはサリヴァンの対象関係論への影響研究であり、いま一つは十九世紀末のアメリカの社会心理学者ロイスを先駆者として彼からミードを経てサリヴァン、という、サリヴァンへの影響研究である。この種の研究は、なお、着手されたこと自体に意義があるといおうか。しかし、従前の、漠然たる憶測的影響論を出ようとする動きであることだけはまちがいない。

「ハリー・スタック・サリヴァンと対象関係」(Harry Stack Sullivan and Object Relations) を語るエアンスト・A・ティコ[44] (Ernst A. Ticho) はヨーロッパで教育を受けた心理学畑の人で、一九四〇年代に精神分析学史の研究にアードラーとユングから着手した。サリヴァンを知ったのは一九五〇年代に統合失調症者の治療を始めてからだという。

ハンガリー出身のアメリカ物理学者・哲学者のマイケル・ポランニー (Michael Polanyi) を引きつつ、「知識にはその獲得過程で知る人の個性がどうしても入り込み、それが知の本質的な部分をなしている。ポランニーのいうようにアインシュタインとケプラーがそうならば、心理学のほうはもっとそうだろう」といい、ユングの統合失調症論が環界や対人関係の力をほとんど顧慮しないことと、アードラーが〝ゲマインシャフツゲフュール〟を重視して統合失調症者を神経症者よりもさらに社会的責任を回避し社会的要請から退却しているとしたこととを対比して、両者の気質と来歴の相違に帰している。メラニー・クラインとアンナ・フロイトの相違をクラインのほうがより幼い児童と退行した成人を扱ったためとする。サリヴァンが若年統合失調症者の治療にとくに関心を寄せ、特別な患者を選んだのも偶然でない。サリヴァンは最良の論文の一つ「社会精神医学研究」(Socio-Psychiatric Research, 1930)[45] において (おそらく誰よりも早く) 看護士の選択に触れ、治療者と患者の相性を問題にし「似た者は似た者によって治される」と言っているが、たぶん、自分の幼年時代の出口のない孤独感が統合失調症者の強度の孤独感をよく感受し受容するようにさせたことが分かっていた。孤独の刺すような苦しみを叙述した部分はみごとであり、また烈しい不安よりも孤独のほうがさらに耐え難いと彼は言っている。

ティコはヨーロッパ人としてアメリカ精神医学の楽観主義におどろいたし、統合失調症者は転移も起こさないとしたフロイトの考えに影響されてきたので、サリヴァンが勇敢に統合失調症に立ちむかい、彼らを二級市民と考えず、さらに、彼をはじめフロム＝ライヒマン、ヒル、フェダーン、ウィル、サールズらが統合失調症者の強烈な転移を証明したのに驚いたという。これには、サリヴァンの、自由連想の放棄とそれに代わる技法の発展、対人関係論的な考え方、関与しながらの観察者という概念があずかって力があり、治療同盟と今日いうものをつくろうとした彼の努力がある。その上に立って転移性歪曲（彼のパラタクシス的歪曲）を患者と語り合うことも有効だった。これがティコの評価である。

一方、サリヴァンは不安を広くとって罪悪感、劣等感、無価値感をも包含させており、このためサリヴァンには「超自我」の起源が分からなくなり、うつ病の理解を妨げたのだろうとティコはみる。超自我の内面化過程を辿らなかったサリヴァンは、当然、内的対象関係を理解しえなかった。ティコによれば、対象関係論は自己と対象とその関係の発展とを追求し、広義には対人関係と並んで「過去に内面化した他者との関係の固着、修正、再活性化によってつくられる精神内構造物」の起源と性質を問うもので、したがって、対人関係の内面化、その自我と超自我発展への影響、精神内界的と対人的の両対象関係の相互作用を重視する。対象関係論の発祥はフロイトの「自我とエス」である。超自我を「両親と子供の関係の沈渣」かつ「内的世界の一部」としているからである。自我のほうは「放棄された対象備給の沈殿物」である。

サリヴァンは初期から対象関係のはじまりについて独創的な観察を述べている、とティコはいう。それは母子関係における母親の不安の伝染力や「よいお母さん」と「わるいお母さん」との区別、遡っては「よい乳首」と「わるい乳首」との区別である。両者の合一ができないと後年問題が起こるという。この辺りは、他の点では異なるメラニー・クラインとの類似性は明らかで、どちらがどちらに影響したというものでなく、二人ながらに重篤な退行患者を扱った帰結であろう、とティコは考える。この初期の「分裂《スプリッティング》」への注目はフロイト、ユング、ブロイラーと同一だが、サリヴァンはより楽観的で患者の対人関係改善によって分裂を修復できるとした。ペリー[46]によれば、サリヴァンは患者の「頑として私的なもの」を人間的経験の世界へ移動させるのが精神科医の任務で、「頑として私的なもの」に没入している人間はどうしようもなく病的だ、と考えていたらしい。サリヴァンの「個性の否定」ははやくから論議をまき起こしたものだが、ティコは「私的な小児的作用素」をもたぬ人間はいないと一言している。

クライン派も善悪両様の「乳首」（部分対象）ついで「両親」（全的対象）が内面化されるとする点はおなじだが、クライン派が内的世界を強調し環境因子を低くみるのに対して、サリヴァンは逆である。ウィニコットは環境を重視するが「一次的自己《プライマリー・セルフ》」[47]という概念はサリヴァンにはなく、「自己とは他者の評価の反映の集大成である」とみる。したがってウィニコットらの「真の自己」と「ニセ自己」との区別もない。

サリヴァンには衝動理論も欠けており、内的対象関係によって発達する構造の理解もない、とティコはいう。サリヴァンは「経験的自己」だけを問題にし、もっぱら自己を外界との関数と捉えた。それは重要だとしても、内的世界の自律性は等閑に付されえないとティコはいう。また、「無意識」ということばをサリヴァンは避けていて、「解離されたもの」がそれに当たるのだろうし、「選択的不注意」は

「前意識」で起こることだろうが、サリヴァンの無意識概念への態度は矛盾している、とティコはむすんでいる。

この辺でサリヴァンと対象関係論との対比が言い尽くされているかどうかは保留したいのが紹介者の本心である。何といってもサリヴァンの『精神医学の対人関係論』は言語以前の幼児の意識に即した[48]古今を問わずもっとも詳細な本である（ジョイスの『若き芸術家の肖像』すら三歳児タックー坊やの片言からはじまっているではないか）。ウィニコットの一次的自己に当たるものをサリヴァンは語っていないわけではない。ただ、いかにも乳児のことらしくきわめて星雲的に表現しているだけだ。それにサリヴァンの「自己」（self）は、ユングの自己ともちがうようにウィニコットの自己ともちがう（明快な定義がある）。なるほど「無意識」（unconscious）は出てこないが、中期以後には「意識」（consciousness）も出てこないので、「覚醒意識」（awareness）ということば（邦訳ではことわって「意識」としたが）を使っている。また、たしかに「超自我」ということばを使わなかったが「自我」ということばも中期以後には使っていない[49]。この辺はブリッジマンの操作主義の影響があろう。「個性」の否定も「それが科学の対象にならない」という限りにおいてである。さらに、「一次的自己」が「一次ナルシシズム」と関連する概念とすれば、サリヴァンはバリント（"Basic Fault" 参照）に先立ってフロイトの「ナルシシズム」概念のあいまいさを文献に当たって指摘している（『概念』の注（41）で）。その他にもバリントの概念との並行性はいくつかみられるので、ティコは文中で断っているとはいえ、対象関係論をクラインにつながる人たちだけで代表させるのはやや狭いのではないかと思う。少なくとも対象関係論は自我心理学とみずからを対比させつつ発展したという一面を無視できないだろう。たしかにサリヴァンの概念が十分明確でないという批判はありえようし、それはサリヴァンその人がもっとも痛切に——時には自虐的なまでに——意識していたところである。しかし、今後は治療実践面での対比も必要だろう。弟子クヴァーニスの揚言「対象関係論者のいうところはわれわれが四〇年来ずっと実践してきたところだ」がはたして揚言にすぎないかどうかを知るためにも——。

10

残る、レナード・S・カトレル・ジュニア（Leonard S. Cottrell, Jr.）による「ジョージ・ハーバート・ミードとハリー・スタック・サリヴァン——未完成の統合」（George Herbert Mead and Harry Stack Sullivan: An Unfinished Synthesis）は、ミード（一八六三—一九三一——アメリカの哲学者、社会心理学者）を経てロイス（Josiah Royce, 一八五五—一九一六、アメリカの哲学者）に遡る系譜、とくに「自己」概念の社会的起源についてのアメリカ的系譜を描こうとするものである。しかし、この系譜は少なくともサリヴァン‐ミードについてはすでに言われてきたところである。ロイス‐ミードの系譜も新しい発見ではありえない。

興味があるとすれば、わが国ではあまり知名ではないロイスに関するものであって、付録「自己意識の異常に関する若干の観察」（Some Observations on the Anomalies of Self-Consciousness, 1895）は今日なお読むに堪えるものであり、たとえば「共通感覚」（ロイスによれば common sensitivity）概念をその体系の不可欠構成分として興味ある展開を行っている。しかし、ここはロイスを論じる場ではないし、この種の祖先さがしは科学史ではよく行われる作業であり、「自己と非自己との区別は主として社会的に発生したものであり、経験的自己意識の心理的起源は社会生活にある」というロイスの定式はさらに遡及することも可能であろう。[50] またロイスがジャネにもジャネ自身認める影響を、このサリヴァンとはおおよそ異質――と思う――な心理学者に与えたことを考え合わせれば、[51] この種の系譜づくりは、サリヴァンをアメリカ思想の伝統につながるものとして追認するのが大きな狙いという見方も可能ではあるまいか。[52]

予言者は故郷に容れられない、というが、サリヴァンは、若干の留保や人柄についての屈折した言い廻しを伴いながら、アメリカ精神医学の「密教」から「顕教」になりつつある。一九三〇年代後期におけるアメリカ精神医学の力動精神医学受容のように、いく分公式化され、教育に適した――しかしサリヴァンは精神医学教育にかなり悲観的であった[53]――、標準化されたサリヴァン的精神医学がつくられるのか、その繰り返しにはならないのか。「サリヴァン・コロキウム」だけからはなお予測をゆるさない問題である。

筆者は、最後に、サリヴァンの重要な指摘で、ほとんど注目されないものを一つ挙げておきたい。それは「昇華」が真の満足をもたらさず、しばしば偏執症《パラノイア》に陥る危険を持っている、という指摘である。私の知る限り、力動精神医学において昇華（sublimation, ――sublime 崇高な）は数少ない、留保なしの「良きもの」であるとされている。しかし、サリヴァンの指摘は痛いところを衝いており、それがかえってこの指摘への注目を妨げているのではないかとさえ思えてくる。たとえばフロイトのいう昇華とサリヴァンの昇華とは違う、などの保留。しかしフロイトは――そして他の誰も――昇華の首尾一貫した理論をつくっていない。そして昇華への醒めた見方なしには、フラストレーションの多かったその生涯の中でサリヴァンがすぐれた統合失調症治療者でありつづけることはできなかったのではあるまいか。フェレンツィの一面のごとき、熱狂的、献身的、誇大的治療者とはなりえても――。[54]

（1） 一九三六年に、サリヴァンがかって勤務したシェパード・アンド・イノック・プラット（Sheppard and Enoch Platt）病院長のロス・マクリュア・チャプマンがワシントンに設立した、精神科従事者の専門教育のための学校で、カンザス州トペカのメニンガー・スクールに比すべきもの。

（2） 元来スカンディナヴィア系の姓であるが正確な発音は不明。精神科医となった当時チェスナット・ロッジ病院勤務医として病例をサリヴァンにスーパーヴァイズされた。その記録がR. G. Kvarnes, Gloria H. Parloff eds., *A Harry Stack Sullivan Case Seminar: Treatment of a Young Male Schizophrenic* (Norton, 1976) である。

（3） 一九三七年より、ワシントン精神医学校と同一母体の、ウィリアム・アランソン・ホワイト記念精神医学財団から刊行された精神医学専門誌で、サリヴァンが長く編集主任をつとめた。

（4） ホワイトは、アメリカのナイチンゲールに当たるメアリ・ディックス女史の力によって、ワシントンに設立されたアメリカ最初の近代的精神病院セント・エリザベス病院院長当時、軍の連絡将校として駐在した軍医サリヴァンの才を見抜いて精神科医となることをすすめ、一時直接指導した人。チャプマンとともにサリヴァンのかわらぬ理解者だった。

（5） サリヴァンは当時、社会科学への関心に目覚めつつあったところである。彼が「対人的」（interpersonal）の語をキーワードとして用いるのは一九二七年以来である。

（6） 一九三〇年代、青年時代サリヴァンの自宅に同居していたアイルランド系の人で、サリヴァンの理論を口伝てに聞く機会にめぐまれ、サリヴァンの『現代精神医学の概念』の付録となった論文をはじめ、何回かサリヴァン理論の紹介、遺稿の編集にあたっている。ここでは大著『精神分析と対人論的精神医学』（*Psychoanalysis and Interpersonal Psychiatry*, 1970, Science House）を指している。

（7） 一九四〇年『サイカイアトリー』誌に掲載。この雑誌のバック・ナンバーがしきりに求められたため、サリヴアンの講義だけをムラヒの論文を付して再刷。市販されず購入した者は、口伝てで存在を知り、ホワイト財団に直接申し込んで郵送を受けるという方法をとらざるを得なかったが、これで一万三千部が出たという。もっともサリヴァンは二刷以降再刷を望まず、財団理事会決定で四刷を重ねる。一九五三年、サリヴァンの死後四年、はじめてノートン社より市販される。イタリア訳一九六一年、邦訳一九七六年（みすず書房）。

（8）ワシントン精神医学校出身の女性。実質上サリヴァン遺稿の編集の中心。最近サリヴァン伝を執筆し、近くBasic Books社より刊行予定という（あるいはすでに刊行されたかもしれない）〔その後中井久夫ほか訳『サリヴァンの生涯』1・2として、みすず書房より刊行〕。

（9）サリヴァンの難解は本国でも有名で、「まず英語に訳してもらわねば」と言ったのは東部のE教授であり、邦訳者の一人山口隆博士が渡米の機会にたまたま一四人の精神科医に「目下邦訳中」といったところ皆 “impossible!”（ウソダ！）といった。そこで「君らは読むか」と反問すると一三人は「厄介で読めない」といい、残る一人は「自明なほど易しい」といったそうである。邦訳には五年を要し、はじめ二年は訳の文体を定めるのに費やされた。原文の難解さについて好意的な人（たとえばペリー女史）はジェイムズ・ジョイスに通じる（ともにアイルランド系）といい、好意的といえない人は教養不足（村の小中学合同学校以後まともな学校教育を受けていない）に帰する。しかし、講演が人を魅きつけたことも事実で、ペリー女史らの編集を批判する人もいる（サリヴァンを崇めるあまり、明白な誤記も訂正していないなど）。

（10）サリヴァンのためにチャプマンが奔走してつくったといわれていることを踏まえてであろう。

（11）創立者の一人。サリヴァンと同じ病院でほぼ同時に破瓜型統合失調症者の精神療法に成功。

（12）やはり同じ病院でサリヴァンと親交をむすび、サリヴァンを分析し、追悼文を書いた女性分析家。

（13）井村恒郎日大名誉教授。いち早くサリヴァンの価値を認め、戦後まもなく読書会を主宰し、邦訳をアレンジし、退職記念講義にもサリヴァン評価を述べておられる。

（14）サリヴァンは相手の眼をみて話せなかった人で、これはアメリカでは不誠実な人間という印象を与えるマナーだから、「長い間統合失調症の人を診ていてこうなった」と弁解していたらしいが、生来強かった羞恥心によるものとみてよいだろう。あるいは、視線の威圧力を患者に及ぼすのを避けたか。

（15）サリヴァンは終生独身であり、生涯不犯であったらしい。しかし、ひろい家に住み、色々な人がきて泊った（亡命当時のエーリヒ・フロムはニューヨークのサリヴァンの家に住みついた）。家事、経済、あるいはその他秘書的なことは、サリヴァンは非常に苦手だったが、養子にした元患者の男性が上手に切り盛りしていたという。

(16) コーエンの例が疑わしくてもサリヴァンが万能選手でなくてもふしぎではない。チャプマンによれば、サリヴァンはもっぱら男性患者が得手で、女性患者の治療は上手でなかったという。サリヴァンはかえって女性患者の症例をよく出すが、三百回も面接を重ねてから本質的な問題に気づいた、などとあり、彼の徹底性と正直さが現れているが——サリヴァンは成功例ばかりを出す人ではない——やはり男性患者が本領であるし、強迫症や統合失調症と比べればヒステリーに対して精彩を欠くのも事実だろう。チャプマンは、症候性精神病などは駄目だったといい、正規の医学教育欠如を理由にあげているが、そうでなくとも一般にどんなすぐれた精神科医でもすべての患者を治療できるわけではない。

(17) これらの遺著の課題はサリヴァンのあずかり知らぬところであるが、『精神医学の対人関係論』は「精神医学とは対人関係の理論なり」、『人間的過程としての分裂病』は「分裂病とは人間的過程なり」と読みかえたほうがサリヴァンの主張が分かりやすくなるだろう〔その後に刊行された邦訳題はそれぞれ『精神医学は対人関係論である』『分裂病は人間的過程である』〕。

(18) もっとも、ペリー女史は、一九二〇年代のサリヴァンについて、当時のシェパード・プラット病院の看護士をたずねてインタヴューを行っている。彼女のサリヴァン伝に内容が掲載される可能性がある。

(19) 最近まで同性愛（少なくとも未成年者との）を犯罪としていた欧米諸国にあってはその〝治療〟は精神科医の避けられぬ問題であった。もっともサリヴァンはのちに触れるように同性愛（性器レベル）の積極的肯定論者であったから、「自らを医そうとして医せなかった」わけでなく、この聖書の句を以てサリヴァンの精神科医としての能力を云々するのはいささかお門違いだろう。

(20) ただし、二五年間の空白をいう人々がサールズのような、チェスナット・ロッジ病院を中心として活動した、一九五〇―六〇年代におけるもっともすぐれた統合失調症治療者の名を挙げないのは外国人にはいささかふしぎに思われる。対象関係論者に属するとされるからであろうか。クヴァーニスが対象関係論者の名をあげて、それはわれわれが四〇年間やってきたことだと揚言していることは一つの示唆であろう。

(21) 私はイタリア語の訳を評価する力を持たないが、『概念』の邦訳にあたってしばしば参照して有益であった。

(22) 彼は第二次大戦下に統合失調症臨床にたずさわり、人間学的な立場からの学位論文（出版されている）を書いたが、次第に神経症治療に移った。しかし彼の著作（ほとんどオランダ語で書かれているが）の中にサリヴァンはよく引用されている。

(23) 前出クザノフスキーの著作の末尾に完全な文献目録が掲載されている。

(24) この本にはダーウィンの病跡に充てられた一章がある。もっとも早いダーウィン病跡論に数えられると思われるので注記しておく。

(25) イギリスで長く臨床にたずさわった鈴木純一氏の直話によれば、同性愛性ショックはたしかにわが国の臨床では想像もつかないほどの〝些細な理由〟、たとえば男性医師が男性患者の時間外の買物に付き添うことで直ちに誘発されるという。氏は逆に、帰国後しばらくわが国の患者がこのショックを起こすはずのところで無反応なのを訝かられた由である。

(26) サリヴァンは、ケンプの著書を意識し、それに応える意味でこの本を書いたのかもしれない。題名もほぼ同じであり、症例の組み入れ方も酷似している。「個人」なる形容詞の付加は、個人発達に添った叙述であることを意味しているが、この語の二義にかけて、サリヴァン個人の精神の病理であるというジョークが古くからあったらしい。

(27) 一般に臨床的なウィズダムはきわめて伝達しにくいものであり、逆にこのような伝達継承が実際にどのようになされてゆくかを追跡することは精神医学教育あるいはひろく医学教育に資することが大きいと思われる（教育分析、症例検討会、スーパーヴァイジング・システムは二十世紀の大きなインヴェンションであるが、十分だろうか）。

(28) 今はちょうど、サリヴァンの晩年に指導を受けたかつての若手が、アメリカ精神医学の指導者となったところであろう。前記クヴァーニスやクザノフスキーはその代表である。

(29) このコロキウムでそうシュルツ女史は語っているが、A・H・チャプマンの「サリヴァン――人と業績」によると、ケンプは一九二〇年にニューヨークで開業しており、サリヴァンとはちょうど〝すれちがい〟だったという。このほうが正しいかもしれない。いずれにせよ、ホワイトがまずサリヴァンにすすめたのはケンプの『精神病理学』であり、ケンプの影響は病院の雰囲気に漂っていただろう。

ちなみにこの本の出版年をA・H・チャプマン――シェパード・プラット院長とはむろん別人――は前掲書で一九二一年としているが、本のタイトル・ページには一九二〇年となっている。タイトル・ページの記載が実際と違うことはあるので、あながちチャプマンがまちがっているとは言いがたい。彼がこの本を少なくとも手にとってみたらしいことは本のページ数が正しく記されていることから察せられる――チャプマンの本とケンプの本の復刻版の発行年はともに一九七六年で、それまでケンプの本は稀覯本だったといわれるが――。しかしチャプマンはあっさり「一九二一年本」とかいているので、チャプマンの、目下（おそらくペリーの『サリヴァン伝』が出るまでは）もっとも詳しいサリヴァン伝も安心して依拠できるとは限らない気がする。一般に日付が年の単位まで食いちがうのはサリヴァンの伝記につきもののようである。注31も同じ難しさを物語っている。

（30）皆ジョンズ・ホプキンズでアメリカ近代精神医学の開祖アドルフ・マイヤーに学んだ人たちのようである。ただし個々人の伝記をくわしく調べたわけではない。

（31）サリヴァンのシェパード・アンド・イノック・プラット病院への着任は一九二三年とされているが、シュルツ女史によると、チャプマン院長とサリヴァンとの往復書簡からみて、一九二二年後期、十一月か十二月だろうという。

（32）常勤の教員ではない。一九三〇年シェパード・プラット退職の年。もっともそれ以後も時々この大学で講義したともいわれる。サリヴァンが正規のアカデミックな地位についたのは一九三九年にワシントンのジョージタウン大学医学部の精神科正教授となったときだけで、それも年内に辞職している。

（33）一九三九年まで。

（34）サリヴァンは速成医学校を卒業しているにすぎないことが明らかにされており、しかも「精神医学」の成績は「D」――合格最低点――だったという。

もっとも幸運な出発と他人にはみえるものをサリヴァン自身がどう考えていたかは別の話で、〝ヤンキー〟を中軸とする当時のアメリカ文化への適応が彼に無理を強いていたことは故郷を離れて以来、長く「ゆりかごの言語」であるアイリッシュ・アメリカンが口から出なくなり、一九二〇年代のいつごろかにこの抑圧がとれてふたたびかなり自由に会話ができるようになったといわれる。人を型にはめる「アメリカ清教徒文化」への呪詛はしばしば出てくる。『現代精神医学の概念』には、シェパード・アンド・イノック・プラット時代のこととして、患者と面接していたサリヴァンが、医員が会合のためにその部屋にどやどやと入ってくると患者をつれて室外へ出るくだりがある。この時代、クララ・トムソン女史のほかは、サリヴァンがつき合ったのはもっぱら自分の選んで雇った看護士で、彼らと近くの自宅でしばしばアルコールを交えながら深夜まで語ったらしい（一九二五年には十五歳の元患者を養子とし、この人は終生サリヴァンと同居して家事一切をとりしきっている）。サリヴァンがとうとう看護婦を自分の病棟に立入り禁止とするのは一九二九年らしい。その翌年サリヴァンが病院を去っているのは、大不況下でもあり、アメリカにおける看護婦の発言力の大きさを思えば、それに関連する事情が伏在しているかもしれないと憶測される。

その後も精神医学界におけるサリヴァンは結果的にはみずから「世を狭く」しているとみられる行動が少なくない。

この辺はサリヴァンの人となりとされるが、彼に言い分がなかったわけではない。サリヴァンがアメリカ社会への批判を失わなかったことと彼の理論が単純な適応理論に終わっていない——と言えるだろう——こととは関連しているだろう。

(35) 東大分院講師の飯田真氏より。氏はエルンスト・クレッチュマーの言と語っておられたかに記憶する。

(36) サリヴァンのほんとうの出発期は一九二〇年はじめから一九二二年秋までの約三年間のセント・エリザベス病院時代だろうが、この期間のことには情報がなさそうである。

シュルツ女史はシェパード・アンド・イノック・プラット病院の上級精神科医である。その点で一級資料を使った報告であることはたしかだが、サリヴァンと机を並べた人かどうかは不詳。ことはすでに半世紀の過去に属している。

(37) サリヴァンは「疾患」(disease)を斥け「障害」(disorder)ならまだしもといっているが、よく使うのは「擾乱」(disturbance)であり、さらに困難(difficulty)という独特の表現を好んだ。

(38) 患者とのやりとりは〝面接らしい〟日本語でのやりとりに訳さざるを得ないが、骨子は変えていないつもりである。

(39) サリヴァンの本には時々「何百回目の面接ではじめて真相が分かった」むねの記述が出てきておどろかされる。もっとも『現代精神医学の概念』に載っているように、三回で本例に似た型の患者の妄想体系を話させたこともある。それは、どうもイギリスがソビエト革命を阻止するために派遣した工作員ではないかと思われる人で(モームの『アシェンデン』を思わせる話だが)、工作に従事しているうちに誇大妄想を抱くようになった、ややこしい例である。

(40) この患者が回復してから語った、筋のとおった物語——罪の意識の出所が明らかである——については『概念』邦訳一九二—三ページ参照のこと。

(41) もっとも、かたまった妄想型にこの種の挑戦を行って一旦急性緊張病状態に陥らせ、そこから治療する方法を後半のサリヴァンは説いている。もっともさらに妄想と医師への不信を強化するリスクがあると付言しているが——。

(42) いかに患者をさいなむ妄想もまず夢には出てこないものである。逆に妄想や幻覚を夢にみる時は軽快の兆であり、実際、昼間の幻覚妄想の力はぐっと弱まっており、まもなく消失することは筆者(およびおそらく多くの精神科医)の経験である。

(43) スタントン（A. H. Stanton）の「洞察をめざす精神療法における自我解釈状態の意味」（The Significance of Ego Interpretative States in Insight-Directed Psychotherapy）はサリヴァンに事よせて自説を披露するもののように思われるので、省略する。

(44) Ph・D。ワシントン・ジョージタウン大学（短期間ながらサリヴァンが正教授だった大学）の精神医学臨床教授である。元来はエルンスト・A・ティーホという名であろうが、帰化人の名のよみ方は本人にきかないと分からないのが正直なところである。

(45) *Schizophrenia as a Human Process*, p. 256 ff. に再録されている。

(46) 「個性の幻想」（The Illusion of Personal Individuality）――『精神医学と社会科学の融合』所収――への序説。

(47) 外からの刺激によって生じた二次的な自己でない、身体とその機能の意識の自覚から生じる自己。この論文は対象関係論の紹介の意味がつよいが、わが国では対象関係論のほうがサリヴァンよりひろく知られている（らしい）し、また、主題はサリヴァンなので、対象関係論の紹介は大幅に省く。

(48) 幼児がもし語れたらという仮定のもとに。

(49) たとえば『現代精神医学の概念』では consciousness と ego は各々一―二回出てくるだけである。

(50) ロイスはヘーゲリアンとして出発した。

(51) アンリ・F・エランベルジェ『無意識の発見』（H. F. Ellenberger, *Discovery of the Unconscious*, Basic Books, 1970）。

(52) むしろサリヴァンの定式がロイスあるいはミードの定式をあまり発展させたものでないことに驚くべきかもしれない。逆にジャネへの影響は、エランベルジェの如き人に指摘されなければ見過ごされそうであるが、それだけよく統合《インテグレート》されているということもできよう。この点からいえば、自己を「システム」として捉えるサリヴァンの自己概念がポーランド出身のアメリカ社会学者――具体的調査者でありつつ一般的方法論を展開しえた人――フロリアン・ズナニエツキ（Florian Znaniecki, 一八八二―一九五八）のシステム概念に触発されていないかどうかを調べる必要のほうが大きいかもしれない。社会学にサリヴァンを開眼させたのはこの人の『欧米におけるポーランド貧農』だといわれるからである。一般に、サリヴァンの初期の読書は『概念』の注や初期論文の注からある程度分かるので、それをふまえた研究こそ望ましいと思う。サリヴァンは本文ではフロイトとアドルフ・マイヤーとホワイトを挙げているが、注を眺めてみると、ホワイトの影響は直接の教育体験、マイヤーはその弟子たちあるいは教科書レベルのものを経由してであり、フロイトはまず『日常生活の精神病理』をとおしてでなかろうか（この本からフロイトに接近したとすればサリヴァンの多くの概念たとえばパラタクシス概念の発展もなるほどと肯けはしまいか、理由を述べると長くなるけれども）。フロイトと並んでユング（主に『早発性痴呆の心理』）とフェレンツィの影響も首肯できるものである（フェレンツィにはいたく関心を示し、クララ・トムソン女史にすすめてフェレンツィに会いにゆかせている）。

サピーア、ルース・ベネディクトら文化人類学者の影響は周知であるが、動物生態学（今日のエソロジー）への関心、パヴロフへの注目、ヴィゴツキー（『言語と思考』の中で統合失調症的言語を問題にしている。一般には内的言語の分析で知られている）の発掘（おそらくロシアから帰化したカサーニンに教わってであろう）ももっと脚光をあびる必要があろう。逆に意味論（たとえばモリスの Signification and Significance ——はっきりサリヴァンを引いている）への影響も注記する価値があろう。

（53）　サリヴァンのようなタイプの人にあっては悲観論と情熱は十分両立する。

（54）　サリヴァンは、統合失調症者に「分かる、分かる」という治療者を戒めて、「患者と手をたずさえて統合失調症の森の中にさまよい入る医者に対して、時に患者が暴力を振るうのをみれば、統合失調症者も満更でないと思う」と辛辣に語っている（『臨床研究』）。妄想的断言に対しては、「えーと、そういうこともあるかもしれないが、しかし、うーん、まさかとも思えるし……」のような答えしか用意できないといっているが、中立的な開かれた態度とは実際にはこのような見栄えのしないものであると筆者は思う。

（一九七九）

世に棲む患者

人は皆草のごとく、その栄光《さきわい》は草の花のごとし（第一ペテロ書一の二四）

1

統合失調症圏の病を経過した人の社会復帰は、一般に、社会の多数者の生き方の軌道に、彼らを〝戻そう〟とする試みである、と思い込まれているのではないだろうか。

しかし、復帰という用語がすでに問題である。彼らはすでにそのような軌道に乗っていて、そこから脱落したのではない。より広い社会はもとより、家庭の中ですら、安全を保障された座を占めていたのでは、しばしば、ない。はじめての社会加入の過程にあって、そこでつまずいた場合が多くても当然であろう。

これは、言うまでもないことのように思える。しかし、私の言いたいのは、多数者の途に――復帰するのでなく――加入することが、たとえ可能だとしても、それが唯一の途ではないだろうということである。また、敢えていえば、つねに最善の途だろうか。

証拠は、ただ周囲をみわたせば足りるであろう。多数者に倣わせようと強いることは、成功したとみえる場合にすら、時に、何のために生きるかがはっきりせぬままに周囲の眼を怖れる萎縮した人生に彼らを導くであろう。あるいは、たかだかB級市民の刻印の下に生きる道を彼らに示すにすぎないのではないか。

考えてみれば、統合失調症を経過した人は、事実において、しばしばすでに社会の少数者《マイノリティ》である。そのように考えるとすれば、少数者として生きる道を積極的にさぐりもとめるところに一つの活路があるのではあるまいか。

2

むろん、少数者として生きることは一般にけわしい道であり、困難な生き方である。私が、他によりよい選択肢がたくさんあって、なおそう主張するのではないことは、まず了解いただけると思う。

もっとも、多数者として生きることにもそれ自体の困難性があることは忘れてならない。現にうつ病者は統合失調症患者に比して非常に少ないわけでは決してない。彼らは、生き方のいささか〝不器用〟な多数者側の人といえないであろうか。多数者として生きるために必要な何かがひどく不足する人もいるが、うつ病者のように（むろん相対的に、つまりその人にとってであるが）中毒量に達している人もあるわけだ。

そして、あえていえば、統合失調症を経過した人にとって、ある型の少数者の生き方のほうが、多数者の生き方よりも、もっとむつかしいわけではなさそうである。

わが国の人口の中で、現実に、執着気質者が多数である、と私は思わない。しかし、執着気質者の生き方が一つの通俗道徳として定式化されていたというべきか、このような定式をとり込んで、いろいろな傾向の人たちが現実に執着気質的人生を歩んだ、というべきか。

さらに言えば、統合失調症を病む人々は、「うかうかと」「柄になく」多数者の生き方にみずからを合わせようとして発病に至った者であることが少なくない。これは、おそらく、大多数の臨床医の知るところであろう。もとより、そのことに誰が石をなげうてるであろうか。彼らが、その、どちらかといえば乏しい安全保障感の増大を求めて、そこに至ったのであるからには。しかし、それは、彼らに過大な無理を強いた。再発もまた、しばしば「多数者の一人である自分」を社会にむかってみずから押しつけて承認させようとする敢為を契機としていないであろうか。

3

まったく、経験、それももともとよりわが国だけの、そして狭い私の経験によって言うことだが、寛解患者のほぼ安定した生き方の一つは——あくまでも一つであるが——、巧みな少数者として生きることである、と思う。

そのためには、たしかにいくつかの、多数者であれば享受しうるものを断念しなければならないだろう。しかし、その中に愛や友情ややさしさの断念までが必ず入っているわけではない。そして、多数者もまた多くのことを断念してはじめて社会の多数者たりえていることが少なくないのではないか。そして多数者の断念したものの中に愛や友情ややさしさが算えられることも稀ではない。それは、実は誰もが知っていることだ。

現実に、多くの患者が治療者や家族の思いもよらない生活世界をもっている。そして、そのことを人に語らないでいる。私が知りえたのも、彼らがうっかり洩らしたことばの端からであったことが多い。ところが、その生き方を実はすでに十数年前からしていたことが少なくなかった。

たとえば、うっかり洩らしたのであろうが、まるで当然のように「いつものグループの待ち合せ場所で、昨日、こんなことが……」「えっ、いつもの？　グループ？」

時には何気なく告げられることもあるが、それは相当に信用されてからのことである。私の場合、十年くらいかかっただろうか。

どのような生き方かといえば、たとえば、全く自宅に閉じこもっているばかりと思われていた人が、しばしば、決まった曜日に家をぬけ出して決まったところへ行っている。それは、孤独に、ひとりで列車にのって、ある港町に海をみに行き、また帰ってくる、とか、ある町の映画館に行くとかのことである。出かけるのはひとりだとしても、たとえば、あるビア・バーの常連であったり、ある評論家のサロンに入ったりする。そういうところへは一旦入ってしまえばしめたもので、ひっそり聴き耳を立てている人間は咎められないものだ。何年も株の売買で生活していて、証券会社のある支店では知られた名であったりする。株は、兆候的な感受性と用心深さとが釣り合っていて、ひとのあとを追わない人のほうがよいようだ。しかも、電話のやりとりだけで済む。

これらのひそやかな場は、ほとんどいつも、ある「思いがけなさ」を持っている。たとえば、海をみに行く列車は、あまり知られていないローカル線で、思いがけない方角にある。ビア・バーは、もっぱら外国のビールを供するバーであったりする。そういうところを何パーセントの人が知っているだろうか。証券会社の支店だって家の近くというわけではない。評論家のサロンがどこにあって、いつ開いているかを、どうやって嗅ぎつけるのだろうか。

これらが〝思いがけない〟のは、どうも、生活圏を一歩一歩、連続的に同心円的に拡大してゆくことが、一般に生活圏の拡大であると、（少なくともわが国では）観念されているからである。

ひとりではなく、何人かが待ち合わせて行動することもある。たとえば、ある曜日の午前に待ち合わせて、銭湯の朝風呂にいっしょに入り、あと昼ごはんをたべる、とか。それにしても、朝風呂をやっている銭湯をどうやって知るのだろうか。

少数者のつねというべきか、秘密の情報ネットワークがあるらしい。それをつきとめたことはないけれども、精神科医の私的な事件や状況にくわしいのは驚くべきものがある。しかし、多くをゆだねなければならない相手の情報は集めたくなって当然である。

さし当たり、これらの事実から次のことがいえるだろう。

まず、彼らが決して人間嫌いではないことである。現に、入院中の患者が窓に鈴なりになっていないだろうか。彼らは――彼らに限らないだろうが、彼らはとくにはなはだしく――ひとに見られることを好まない。ひとに見られていないという保証さえあれば、彼らは熱心な人間観察者である。そうでなければ、どうして、あれらの思いがけない場所を発見できるだろうか。日々決まった軌道を歩んでいる多数者には、そもそもそんな場があるなどとは思ってもみないような場であることが少なくない。そして、そういう場所の経営者も気質的に同類であることが多かろう。

もちろん、非公式の場が好みである。また彼らは、紹介状をたずさえたり、周囲の誰かに紹介をたのまない。これらが拘束力を持つからであろうか（紹介されたならば、たとえ紹介されたところの感じがよくなくて止めたくても、礼儀上何回かは足を運ばねばならない対人的なわずらわしさがある）。つまり、彼らは無名性を好む。そして非公式の場とは、無名性を許容する場である。この場で彼らは予想外に情報通でありうる。ゴシップにくわしかったりもする、特に精神科医の。

次に、彼らが、それを秘密にしておこうとすることである。一般に、家族にも治療者にも語らない。したがって、何パーセントの人が、このような〝前進基地〟〝橋頭堡〟をもっているのかを云々できない。

なぜ彼らは、それらを、そっとしておこうとするのであろうか。

まず、それらが、彼らにとって非常に大切なものであるらしいことがいえよう。彼らは、それを本能的に感じとっているようである。

一方、おそらく、彼らは、この大切さが一般に理解されず、知られれば、どちらかの方向に乱されることを直感しているのではあるまいか。

二つの方向とは、大いに奨励されることと、やめるようにいわれることである。いずれも、いわば、自然に伸びようとする植物のツルの自然さをそこなう行為である。無理に引っぱるにしても剪定するにしても。

奨励の場合でも「それなら、こうした方がもっといいのでは？」という〝助言〟になりがちである。こういう横からの口出しのような〝助言〟に遭うと彼らは「橋頭堡」そのものを放棄してしまいがちである。「よいこと」と支持しても、気のりのしない反応がかえってくる。まるでお次には必ず、干渉的な〝働きかけ〟がくるに決まっているかのように。

さえぎるのは簡単である。「まだ、働いてもいないのに、そんなぜいたくをして」「そんな暇、そんな元気があれば、職をさがしたら」「そんなことはちゃんとした職についてからだ」。このような冷水をあびせて彼らを〝発奮〟させようとする人は多いが、まあ多くは虻蜂とらずに終わるだろう。

実際には、職についている――持続的でないにしても――人もけっこう多いが、たとえば、「また職を変えました」という報告に接して、ただちにかすかにでも眉をひそめる治療者には、彼らは決してこの種のことを打ち明けないだろう。

逆にいえば――この種のことを嗅ぎつけるためにでは決してないが――、治療者は、社会の多数者の価値観から自由であるほうがよいということになる。

治療者というものは常識と社会通念とを区別して考えるべきであると私は思う。社会通念は、「精神科の患者は働かない人間であり働くことが先決である」と教える。しかし、視野をひろげれば、常識は、必ずしもそう教えないだろう。急性期にはまず鎮静、そのあとは休息、それから探索行動、そして、社会の中に座をみつける、という順序は「身体病」の場合には一般の承認するところである。どうして、精神科の病いだけが例外なのであろうか。

4

私は探索行動といった。時間を追ってみれば、それは、まさに次第に拡大する探索過程である。いくつかを図示してみよう（内容は多少ぼかしてある。**図1**）。

このような対人的探索行動は、実は、寛解期の初期からはじまっている。寛解期初期における、おどけ、ふざけ、からかいなどの行動がまさにそれである（からかいの意味を含んだことを記した紙片をそっとわたしたりもする）。精神科医の大森健一、高江洲義英、入江茂氏および町沢静夫氏が独立にその初期対人的接触再開の意義をみとめている。また大森、高江洲、入江氏らは、それが、おびえと表裏一体であることを指摘された。最初のおずおずした対人接触の再開であるからには、当然である。もちろん、〝真面目〟な対人的接触再開もありうる。しかし、〝おどけ〟た方が、ひっこみがつかないようになりにくい。子どもが一人で新しい対人的な輪に入ってゆく時にはしばしば、おどけてみせるのを、われわれは観察しないであろうか。

急性期とは、対人関係的には、折り合い点が発見できない状態ということができる。誰の罪でもなく、そうなのだ。患者とその周囲とは、むなしく、折り合い点をみつけようとして苛立ち合う。患者のさし出すものに、周囲が〝誠実に〟反応しようとしても、それに対して、周囲は鍵が鍵穴にぴったりはまる

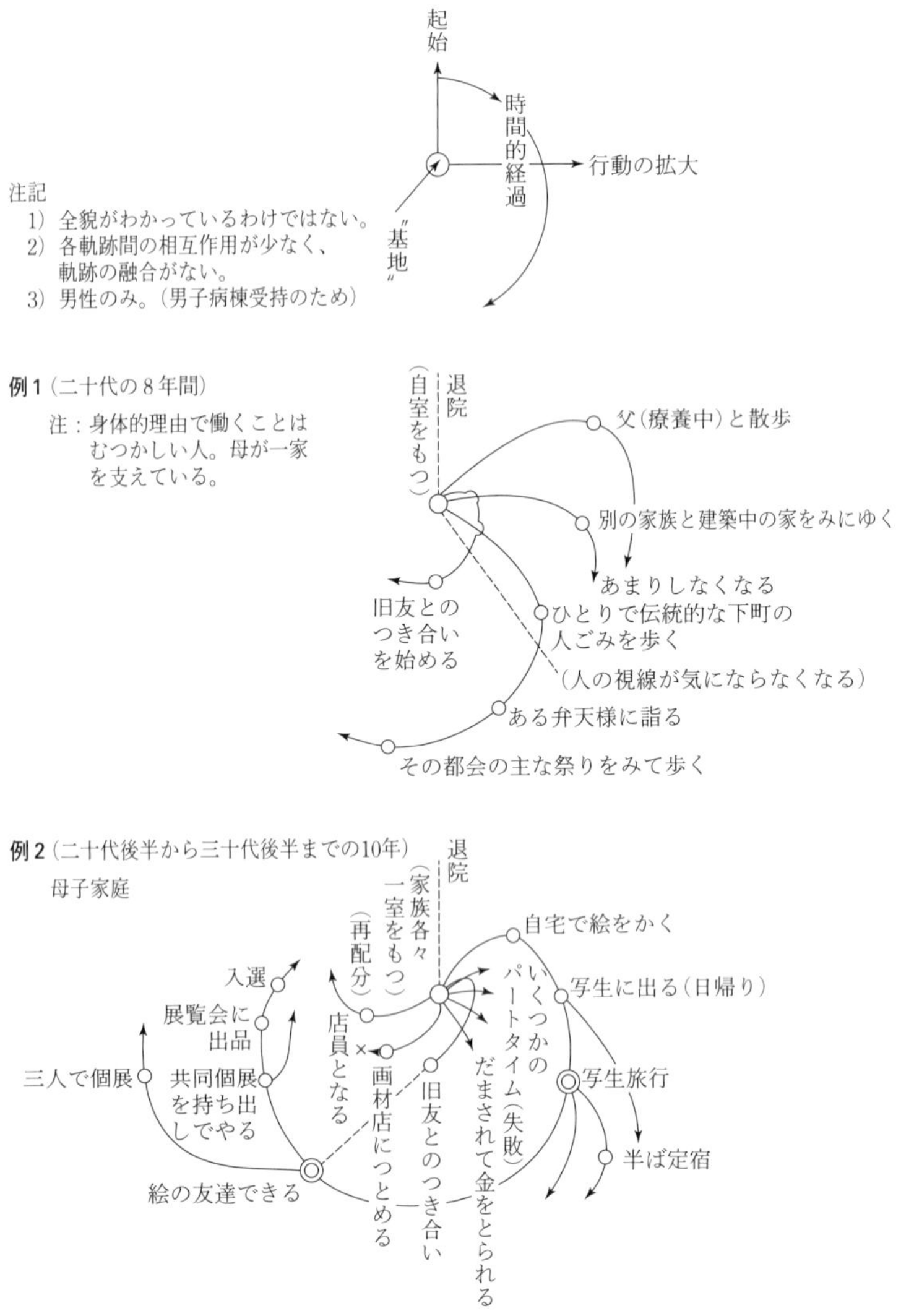
起始
時間的経過
行動の拡大
"基地"
注記
1）全貌がわかっているわけではない。
2）各軌跡間の相互作用が少なく、
軌跡の融合がない。
3）男性のみ。（男子病棟受持のため）
例 1（二十代の 8 年間）
注：身体的理由で働くことは
むつかしい人。母が一家
を支えている。
退院
（自室をもつ）
父（療養中）と散歩
別の家族と建築中の家をみにゆく
あまりしなくなる
旧友との
つき合い
を始める
ひとりで伝統的な下町の
人ごみを歩く
（人の視線が気にならなくなる）
ある弁天様に詣る
その都会の主な祭りをみて歩く
例 2（二十代後半から三十代後半までの10年）
母子家庭
退院
（家族各々一室をもつ）
（再配分）
自宅で絵をかく
入選
展覧会に
出品
いくつかのパートタイム（失敗）
写生に出る（日帰り）
店員となる
画材店につとめる
旧友とのつき合い
だまされて金をとられる
三人で個展
共同個展を持ち出しでやる
写生旅行
半ば定宿
絵の友達できる

図 1-a

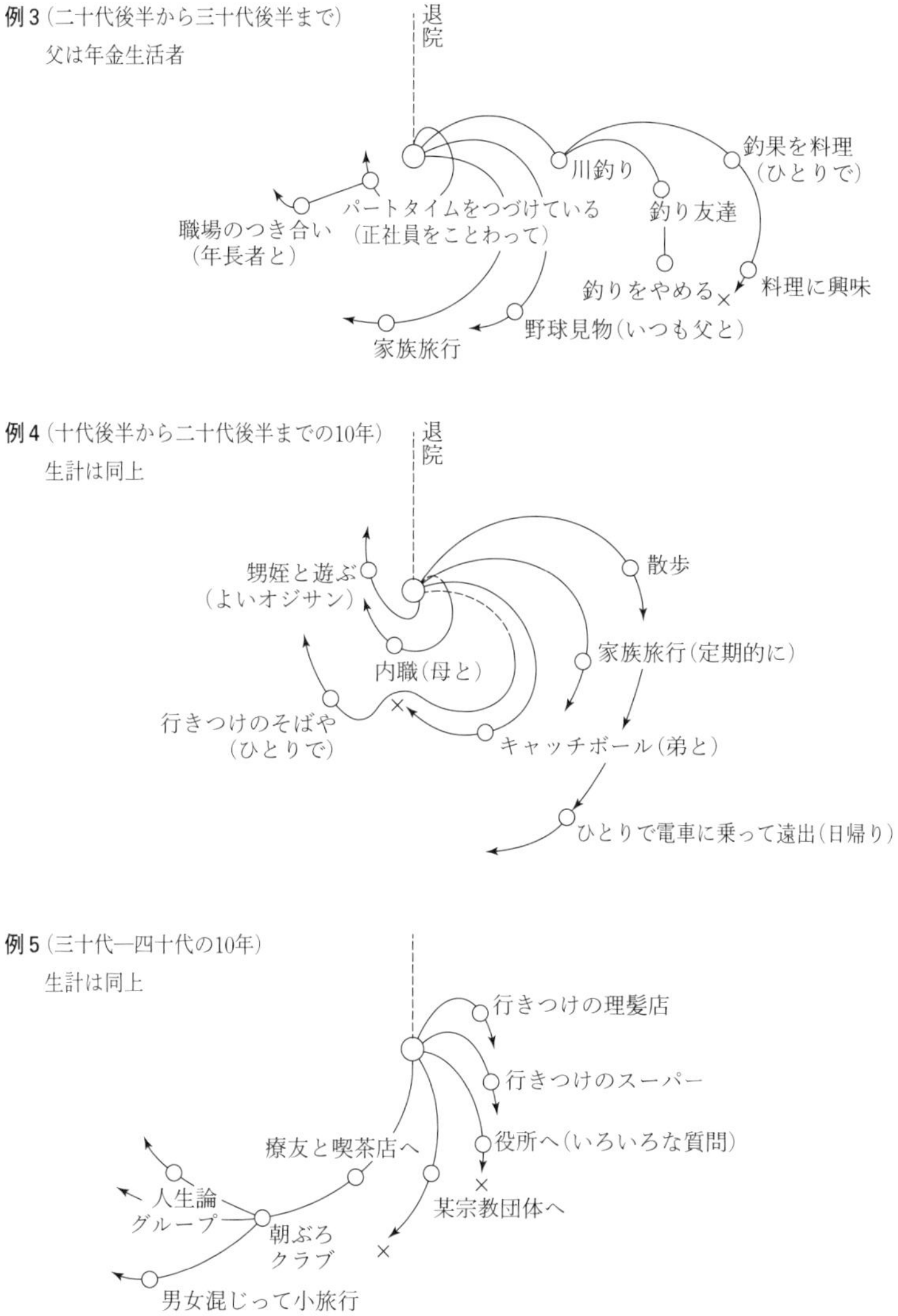
例 3（二十代後半から三十代後半まで）
父は年金生活者
退院
職場のつき合い
（年長者と）
パートタイムをつづけている
（正社員をことわって）
川釣り
釣り友達
釣りをやめる
釣果を料理
（ひとりで）
料理に興味
家族旅行
野球見物（いつも父と）
例 4（十代後半から二十代後半までの10年）
生計は同上
退院
甥姪と遊ぶ
（よいオジサン）
散歩
内職（母と）
家族旅行（定期的に）
行きつけのそばや
（ひとりで）
キャッチボール（弟と）
ひとりで電車に乗って遠出（日帰り）
例 5（三十代—四十代の10年）
生計は同上
行きつけの理髪店
行きつけのスーパー
役所へ（いろいろな質問）
某宗教団体へ
療友と喫茶店へ
人生論
グループ
朝ぶろ
クラブ
男女混じって小旅行

図 1-b

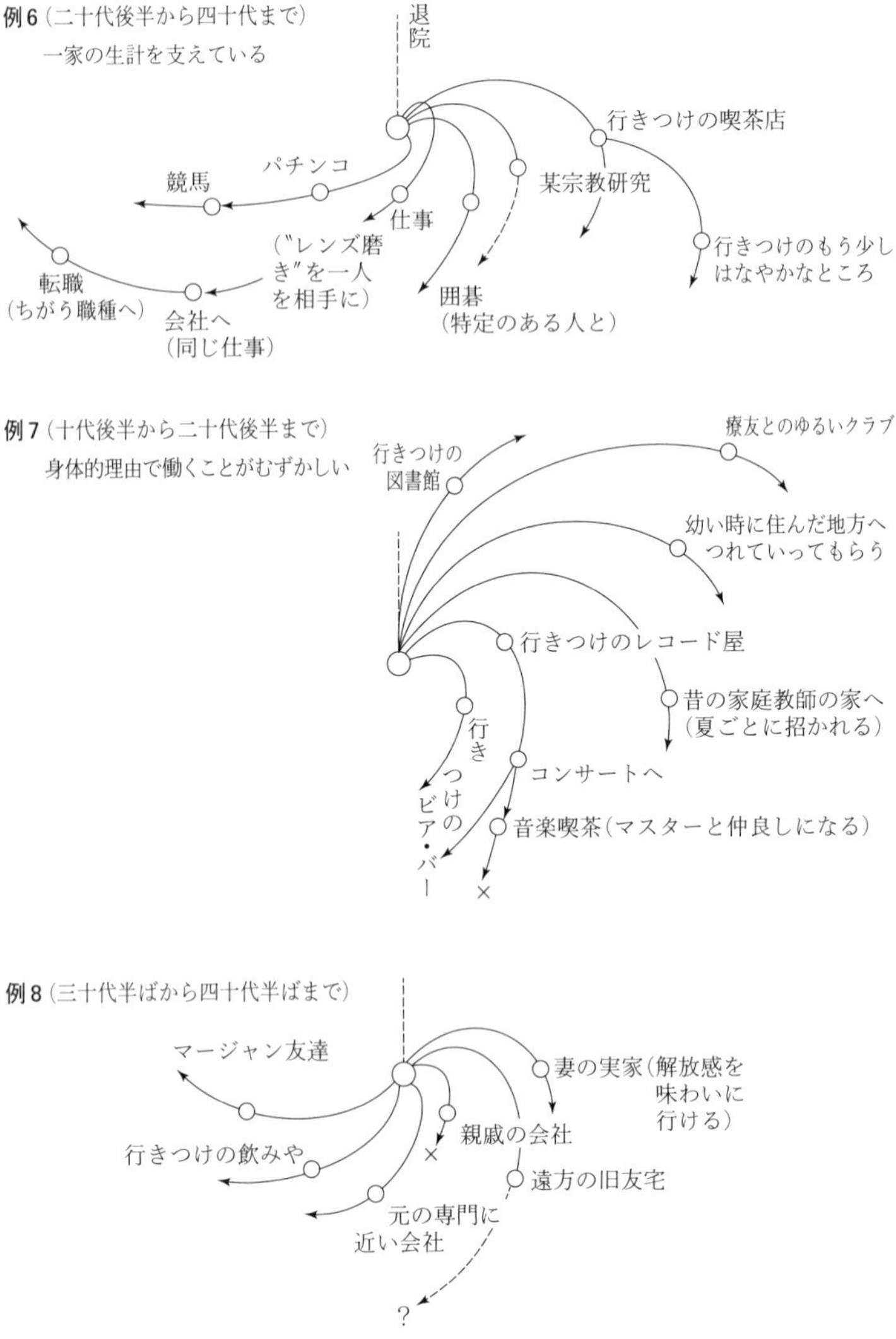
例6（二十代後半から四十代まで）
一家の生計を支えている
退院
行きつけの喫茶店
パチンコ
競馬
某宗教研究
仕事
（“レンズ磨き”を一人を相手に）
行きつけのもう少しはなやかなところ
転職（ちがう職種へ）
会社へ（同じ仕事）
囲碁（特定のある人と）
例7（十代後半から二十代後半まで）
身体的理由で働くことがむずかしい
療友とのゆるいクラブ
行きつけの図書館
幼い時に住んだ地方へつれていってもらう
行きつけのレコード屋
昔の家庭教師の家へ（夏ごとに招かれる）
行きつけのビア・バー
コンサートへ
音楽喫茶（マスターと仲良しになる）
×
例8（三十代半ばから四十代半ばまで）
マージャン友達
妻の実家（解放感を味わいに行ける）
行きつけの飲みや
親戚の会社
×
遠方の旧友宅
元の専門に近い会社
?

図 1-c

ような正解を得られず焦る。患者の側も同じであろう。お互いに、いわば正解のない問題を解こうとしているかのようだ。ここで、ヴァレリーの定式「われわれは自分と折り合える限度においてしか他人と折り合えない」を思い出そう。急性期とは、何よりもまず、自分と折り合えない状態である。

患者の〝社会復帰〟、より正しくは社会の中に座を占めようとする行動を探索行動とみることによって、われわれの眼はいささか柔軟にならないであろうか。社会通念によって順序を規定したり、個々の行動の成否を性急に判断したり、お説教を行ったりすることに少しは慎重にならないであろうか。逆に、患者の探索行動は、患者の鼻面をつかんでひきまわせば見えてこない。逆にそうしなければ、おのずと、いささか蝸牛の歩いた跡にも似た軌跡がみえてくるのではあるまいか。

私が、蝸牛をあげたのは、寛解期初期の患者が、蝸牛の画を描くからだ。その意味はいろいろな解釈がありうるだろう。しかし、端的に、寛解期初期の患者は、角を出しはじめた蝸牛そっくりではなかろうか。角を出したのに喜びすぎて、もう二度と角を引っこめないようにとヤットコで角をつかむ愚はさけたい。われわれは、とりあえず蝸牛の前の石をのけるなど、一般には探索行動の邪魔をするものを除く手伝いをするのがよいのではなかろうか。ただ、蝸牛が断崖にのぞめばそっと転導する必要はあるだろう。そのことは後にふれよう。

急性期には、つのる病勢の出鼻を挫くようなアプローチも必要であろうと思う。たとえば、薬物の増量にしても、病勢の勾配よりゆるやかに、あるいは病勢のあとを追うようにして増量すれば、効果はうすく、結局大量の薬物量を必要とする。「兵力の逐次投入」は一般に感心されない。しかし、回復過程においては、その歩みに半歩おくれてついてゆくのが原則であると私は思う。

薬物の減量にして、すでに然りである。薬物の場合はいわば理の当然であろう（われわれの観察している、鎮静化過程のある時点の横断像は、薬物存在下に、いわばそれと天秤の左右の皿のごとく釣り合ってのことである）。行動面では、いささかまだるこしいと思われるかも知れないが（少なくとも治療者に）、治癒過程の里程標がみえているかどうかが決め手であり、早すぎる促しは、治療者に——おそらく患者にも——里程標を見えなくする。それが、「急がば廻れ」という事態になってもふしぎではない。

5

ところで、第八回の熱海ワークショップにおいて鈴木純一氏は、わが国において社会的パワーを獲得するのは、職場を中心とする同心円的構造である、と述べられ、これをイギリスの放射的構造と対比された。すなわち、イギリスに長く滞在して治療実践を行った氏によれば、彼の国で社会的パワーを獲得するには、職場と全く無関係な、いくつもの場に根をおろすことができていると評価される必要があり、職場を中心に、ホビーも、談笑も、家庭同士のつき合いもしている人もいないわけではないが、そういう人はあまり高く評価されないとのことである。たしかに元首相ヒース氏は、アドミラル・レースに参加するヨットマンであり、交響楽団を指揮する人でもある。他にも才能を発揮する場があり、閉鎖的なクラブにも加入しているだろう。
しかし――と私は鈴木氏に申し上げたのだが――、わが国でも、そのような生き方をしている人は決して少なくない。むしろ、それが社会的パワー・アップにつながらないだけ、より〝純粋〟なあり方とみられてよいのではあるまいか。

私自身の体験であるが、私はおよそ十年、五千戸ばかりの団地に住んでいた。団地の発足以来の十年の歴史をみると、興味ある現象が浮び上ってくる。

ほとんど一、二年のうちに、全員がいっせいに入居したので、いわばスタート台に同時に並んだことになる。その大部分が結婚直後である。その点でかなり均一な集団であった。

発足の第一、二年目の団地自治会の活動はめざましかった。第一群である。主役は弁護士、建築士、公認会計士などだった。彼らはきわめて有能だった。建築士は建物の原価計算を行った。公認会計士は、決算書の盲点を発見した。たとえば、建物の補修費の積み立てであるが、建築士は、七年間はほとんど補修費が不要で、八年目から急激に必要となるだろう、と見積った。税理士は、その間の利子が算入されていないことを指摘した。現実に一部の返却が行われたのは、官僚組織に対して、彼らがいかにヴォルテージの高い説得力のある論拠を呈示しえたかの端的な証明である。彼らは、きわめて有能な専門家だった。「この道に生きる人たち」だった。
四、五年目になると、彼らがいなくなっているのに気づいた。当時、団地から出て一戸建にうつることは、一つの「成功」の標識だった。まっ先に「脱出」に成功したのが彼らであってもふしぎはない。
代って、次の時期に活動したのは、組織力を誇る野党の政治クラブや宗教団体に属するらしい人だった。第二群である団地はさまざまな同好会やクラブ活動が盛んとなったが、その大半は、辿ればどちらかのヒモがついている、などとささやかれるようになった。

彼らは、第一群の登場人物のように、単独では有能な専門職の人でなかったかも知れない。しかし、組織指向性がつよく、少なくとも集団の中の一人としては有能な人たちだったのであろう。多くは勤勉実直な人であった。
七、八年目になると、彼らも次第に減っていった。そのころから、集団活動はにわかに低調になり、団地は急に静かになった。しかし、そのころから、私にきこえてきたのは、高音部にかくされていた低音部の活動だった。残った人たちのうち、生活に張りのある印象の人たちは、鉄道趣味の人であったり、ＵＦＯの研究家であったり、書籍の収集家であったり、要するに、思いがけない趣味の持主であった。これを第三群としよう。
彼らが社会人として決して有能でなかったわけではない。ある人は、ある業種にコンピューターをはじめて導入した人であり、その業種全体が彼のシステムをモデルとしているという話だった（しかも彼は文系大学卒であった）。多くの人が、それぞれの業種で「ユニークな仕事」をしている人だった。ただ〝多数者〟と違っているのは、彼らの労働に対する価値観であった。「社と運命を共にする」「男子一生の仕事を求める」のとは対極的に、職業は「世を忍ぶ仮の姿」であり、「この世に生きるために払う税金」のようなものであった。といって、この価値観は彼らが仕事を楽しみ、また十分有能である妨げになっていなかった。

彼らは、人嫌いではなかった。ただ、彼らの奥の院に参入する人を選んでいた。

6

私は、いわゆる〝社会復帰〟には、二つの面があると思う。一つは、職業の座を獲得することであるが、もう一つは〝世に棲む〟棲み方、根の生やし方の獲得である。そして、後者の方がより重要であり、基礎的であると私は考える。すなわち、安定して世に棲みうるライフ・スタイルの獲得が第一義的に重要である。「働かざる者は食うべからず」（パウロ）と人はいうだろうか。しかし、安定して世に棲みえない——そのような座をもたない——人に働くことを求めるのは、控え目にいって苛酷であり、そして短期間しか可能でないことだろう。

患者の生活支援組織も、まず、そのようなライフ・スタイルの獲得と保持への道をなだらかにすることが望ましいと私は思う。いうまでもないが、支援組織とは、どのようなライフ・スタイルであれ、患者に押しつけるものでなく、その患者が探索行動の結果、次第に獲得するライフ・スタイルを支持するものであり、その前提として、探索行動を行うことを（性急に成否をあげつらうことなく）保証するものであってほしい。

私は、安定したライフ・スタイルとして、同心円型のみを考える必要は全くないと主張したい。むしろ、「世に棲む患者」のライフ・スタイルは、自然に、さきに述べた意味での少数者のライフ・スタイルに似たものとなっていることを指摘したい。

それは、ある種の植物が根を張ってゆくのに似ている。「オリヅルラン型」とでも名づけて、同心円の「ヤマノイモ型」と対比すればいかがであろうか。

山中康裕氏が動物生態学者河合雅雄氏より教わったこととして私に教示されたのであるが、私の図式は、子ウサギがはじめて巣から外へ出る時の行動に似ているそうである。つまり、子ウサギは巣から顔を出し、まず、いちばん近くの草むらまで一目散に走ってゆく。何度かその草むらと巣を往復してから、次に近い草むらに足をのばす。ここから第一の草むらに戻る。時には巣にまで戻る。こういうくり返しの中で行動圏を次第に拡げるのだという。寛解途中の患者がしばしばウサギの絵を描いたり、粘土でつくることが思い合わされる。ウサギは長い耳――つまり感覚の鋭敏さを頼りに安全保障感の確保につとめる動物だから親近感をもつのだろう。

このようなライフ・スタイルは恵まれた階層の患者のみがとりうるものであり、現にそういう人だけがとっている、という反論がありうるだろう。たしかに、恵まれた層の患者は、このようなライフ・スタイルを家族や治療者に語る。「働かないくせに」の辱しめをうける心配がないからであろうか。たしかに、都市中間層の患者は、語るに慎重であり、農村部となれば、さらに用心深い。また、たしかに、その生活圏拡大は幅が狭い。しかし単に貧富だけではなく、たとえば農村地帯よりも漁村のほうが、窮屈さが少ないらしい。朝の海でアワビをいくつかとれば生活者となれるからであろうか。それに漁村は別の家の庭を通って自宅に帰るといった開放性があるようにみえる。

なるほど、この形で十分ツルを伸ばせないことはあるだろう。その場合は、大体、社会に根を張れない不幸な人としてむなしく日を送ることが多く、発奮して「ヤマノイモ型」になることを私はほとんど知らない。そもそも統合失調症を経過した人を、うつ病親和性格へと「性格改造」を試みるのは、かなり途方もないことではないだろうか。

そして、少なくとも、「オリヅルラン型」のライフ・スタイルの方が、より豊かな「感覚型の人生体験」を与えるだろう、「行動型の人生体験」ではないまでも、である。

しかし、行動をしないわけではない。一般に患者は、思わぬ体験をしており、思わぬことを知っており、思わぬところに知人をつくり、思わぬところに行き、思わぬところに旅をし、思わぬ親戚の家族に親しみを持ち、思わぬ親戚の子になつかれ、思わぬ動植物を育て、思わぬ免許をとっている。われわれ周囲の者は少なくともこのツルを切らぬように心がけるべきだろう。

7

もとより、このようなライフ・スタイルで根を張るためには、いくつかの前提条件があるようである。まず、社会の側の要因から述べよう。

第一に、ウサギの巣に相当する中心、すなわち「基地」が必要である。

この「基地」の中心には、イギリスの作家ヴァージニア・ウルフが女性にとっていちばん必要なものとした「女がひとりでいられる部屋」にも似た、「患者ひとりの部屋」であろう。患者であろうとなかろうと、誰でも、どんな恰好をしていようととがめられることのない部屋を一つ持っているかいないかで精神健康が大いにちがうものだ。百歩をゆずっても、せめて誰にも侵されない一隅があって、そのうえ物理的にも何らかの仕切りがあるとよいだろう。

とくに、病気を経た人には、問いただすような視線がつらい。この有害な視線の「被曝量」は少なければ少ないほどよい。そういう意味で、この「基地」の周囲は、一般の世間よりも「被曝量」の少ない空間であるべきだろう。誰でも必要十分の理由をまって行動している（あるいは行動しない）わけではない。たえず、頭の片隅に自分の行動が問われた時の答えを用意しておかなければならないことは、非常な緊張の源泉であるばかりでなく、理窟をこえた（感覚=運動的な）生きる喜びをますます枯らすことになるだろう。

さきに述べた「橋頭堡」は、一般に「基地」にはなりえないものである。ある患者は病院からの外泊中も、日曜日には「家にいないでほしい」という家族のことばに従って喫茶店を転々としなければならなかった。彼はいったん退院はしたが、一年で再入院になった（四〇年後の今、彼は病院の近くのアパートに住み、年賀状を送ってくる〔文庫版への追記〕）。「デイ・ケア」や「リハビリテーション・センター」が「橋頭堡」の域を出て「基地」になりうるかどうかはなお今後の問題である。しかし、患者が下宿し、それに対して支持組織が機能することのほうがより自然であろう。この下宿に患者あるいは元患者があつまる、自然発生的なクラブに対して、非公式的なアプローチで支持を加えるほうが、「患者クラブ」を組織するよりもよいかもしれない。一般に「非公式的」であるほうがよい。ただ、見守る誰かも必要である。すでに、散発的ながら多くの試みがなされていることも私は知っている。

この「基地」が、どういう形にせよ、存立を脅かされるか、変質するか、端的に消失すれば、患者の伸ばしているネットワークは、直ちに消失するか、さもなくとも、萎縮してゆく。

次に、本人の側の要因を列記したい。

一般に、「基地」を出て戻れないほど遠くに行かないほうが望ましい。たとえば、住み込み、寮なども、それが「基地」となりうるか否かを吟味せずに「とび込んでゆく」ことはすすめられない。また、「基地」からの、枝ののばし方自体も〝非公式的〟であるほうがよく、公式的なものに本人が固執したり、周囲がさせたりすることは望ましくない。少なくとも、いきなり「公式的な」場へとび込むには十分慎重である人のほうが世に棲みやすい。

高度成長には少なくとも一つはよい点があった。それは「アルバイト」、パート・タイム勤務、家庭教師、塾の先生などになる機会を大量に提供してくれたからである。一般にこういう非公式な仕事の場での足ならしは実りあることが多い。それも、ことわる自由、やめる自由のあるほうがよいのは、知人や治療機関の紹介よりも、本人自身が発見した仕事、あるいは（元）患者同士で紹介し合う職の方が長つづきする印象がつよいことからも分る。患者はしばしば、求職広告の中から味のある仕事をみつける力を持っている。時には、「海外派遣の優遇措置あり」などに目のくらむこともあるが。

仕事の方への枝ののばし方について、もう少し言えば、試行錯誤は、元来の——病気になる前の——志望から少し斜めに下ったところで安定することが多い。たとえば、画家志望の人が画廊の店員になり、哲学的詩人たろうとした人が美術教育の教材を作る仕事を選び（のちに郷土詩人になった――追記）、会社で営業部に配置されなかったことを遺憾としている人が、セールスマンとなる、という場合。考えてみればたいていの人生は「棒ほど願って針ほどかなう」ではなかろうか。

これらの場合、十年近い迂回ののちに、元来の志望に次第に近づくことに成功している。遠まわりのできる人のほうが長期的には収穫がしばしば多いのは、何も病気を経験したかしないかには関わらないだろうが、迂回できる能力の大きな力をやはり言っておくべきであろう。「迂回できる能力」は治療者にもほしいところだ。

また、寛解後の達成を誇らないということも、重要であるようだ。たとえ、著書が出版され、作品が入選し、短期間に高額の収入を得ても、課長その他に昇進しても、どこか、そのことから超然としていることである。周囲の人にそのことを秘めている場合もあって、それはさらに一つの強みとなる。

一般に、成功は危険なものである。病気を経過していようといまいと、失意の時よりもむしろ得意の時の方が精神的に不安定となりやすい。周囲も、さりげなく祝福するにとどめたほうがよい。激賞などするよりも、そのほうが、一般に、「あなたならそういうこともあってふしぎでない」という含蓄がつよく、より強い、そしてむろん、より安定した支持となる。

些細な好意にも敏感である人が少なくないが、反面に押しつけがましさに対しては、拒絶できるか（神田橋條治氏が「拒絶能力」を重視するゆえんであろう）、そっと回避できるほうがよい。これは、一般的に、さらりとした対人関係をもち、人にふりまわされないことである。自らはめだたぬようにしながら対人関係を観察する機会をもつことは、かなり重要な意味のある体験である。

このように、のめりこまない良さは、仕事についても言えることで、仕事なり勉強を途中で切りあげて床につくことができる、といった「能力」は、つねにプラスに働く。逆にいえば、発病直前にしばしば行ったような「一夜の冴えに賭ける」ことをしないという意味がある。

微妙な（「微分回路的な」）感覚が現実吟味性を失わないこともプラスである。株をやれる人がいることはその例であろう。交通事故にあうことも、病気を経過した人には少ないような気がする（一人の医者が知る範囲はそう多くないので、こういう否定形でしか表現できない事態の確かさは高くないが）。

極端な党派性はマイナス要因であると思うが、そういう人を私は知らない。そして、多少のひいきはプラス要因である。それは、この世に多少の味つけをするものだから。ひいきの野球チームがあること、ひいきの俳優、歌手があること、好みの歌があること、など。

その他にもまだまだ挙げうる、と思う。一般に、このような点は、患者を周囲からみても魅力あるものにし、それは、また好ましい〝良循環〟にみちびく。

一般に、精神医療にたずさわるものは、自分が盲目的でないオプティミズムを持つように軌道を微調整しつづける必要がある、と思う（医師その他医療関係者のペシミズムを敏感にキャッチすることは、精神科の患者に限らないが、精神科の患者は例外でないどころか、その最たるものだと思う）。診察が「君を診察していることは君に匙を投げていない端的な証拠だ」というサインであることが望ましい。それは現実の力を持つものだ。

かつて結核療養所に長く勤めた者は、結核の予後に対して悲観的であった。たしかに、重症の患者、悪循環におちいってゆく患者というものはある。それが濃縮されてあるのが療養所の慢性病棟である。日々そこで働きながら悲観的になるな、といっても、それは無理な相談であったかも知れない。しかし、それが結核患者全体の様相を正しく反映したものでなかったことも事実である。精神科においても事情は同じである。

8

しかし、治療者と患者の共有しがちな「哲学」あるいは「固定観念」で、患者あるいは元患者が世に棲む妨げになっているものがある。その二、三については、間接的アプローチによる手当てがとくに必要である。

第一は、「治るとは働くことである」という哲学あるいは固定観念である。これは、容易に逆転されて「働くと治ったことになる」という命題となって患者をあせらせる。あるいは（魔女狩りに代って登場した精神医療の基本線の一つとして）患者を「労働改造」させようとする。

私は作業療法一般を否定するのではない。ヘルマン・ジーモンは一人一人に作業の種類と量を「処方」した。一人一人を識っていなくてはできないことである。西丸四方先生の「行動分析的精神療法」に近いのではないか。私には端的な「労働改造」は陰鬱な思想であるように思われ、その下に行われる成果もはなはだ疑わしい。患者はしばしば「ぶらぶらしている自分」を恥じ卑下するが、この感情は精神的萎縮にみちびく有害なものであり、また事実に即してもいない。病人は「治療という大仕事をしている」者であり、このことをそっと告げることが必要であると思う（現実に「ぶらぶらしている」とおとしめられることが多いのは、かつては結核患者であった。二十一世紀に入ってからはうつ病患者であろう。標的は時々変る〔文庫版への追記〕）。

この命題を患者自身もとり込んでいることが多いのだが、患者と治療者の不毛な押し問答は、この命題を少し変形した命題にもとづくことが多い。たとえば「治ると薬はいらない」を逆転して「薬をのまなければ治ったことになる」。「薬をのまなければ」を「退院したら」「通院をやめれば」等に置き換えても同じである。

ところで、このような逆転した命題をたずさえて押し問答にくる患者は、実は「治る」ことに深く絶望していることが多い。この場合、治療についての合意や治療の方向について患者が十分知らされていないことが少なくなくて、何から「治る」のか、途方にくれている、ということが背景になっていることも少なくない。

第二には、「健康人とは、どんな仕事についても疲労、落胆、怠け心、失望、自棄などを知らず、いかなる対人関係も円滑にリードでき、相手の気持がすぐ察せられ、話題に困らない」という命題である。患者の持つ超健康人幻想はつとにオランダの精神科医リュムケも指摘しているが、精神科医もこの幻想を分有しているかも知れない。

「完全治癒」（restitutio ad integrum）以外のものを治癒と認めない傾向は精神科医に著しい。マンフレート・ブロイラーのいうごとく、「あれほど大きな体験を経たからには、人柄が全然かわらない方がふしぎである」という見方のほうがまだしも自然であろうか。それだけでなく「発病前の生き方に戻ることは、いつ再発するか分らない不安定な状態に戻ることである」といいうるであろう。

「治る」とは「病気の前よりも余裕の大きい状態に出ること」でなければならないが、これも、よく考えると精神科の病気に限らないことだろう。この超健康人幻想は、患者を不毛な自己点検に追い込み、結局、病気は治っても「本職＝患者」が残ることになりかねない。それだけでなく、しばしば、患者自身が他の患者を（あるいは自分を）「判定」し「診断」し「差別」するという事態が起こる。この眼は、公衆や医者の眼のとり込みであることが多いが、とにかく、こういう眼がつくられると、治癒への歩みを足踏みさせる要因となるのが普通である。

次に、「発病前後の体験からの持ち込み」があるが、その中にはいちじるしいマイナス要因がいくつかある。

兆候性優位の状態がある程度以上遷延したことの結果というべきものが特にそうである。「焦慮の時期」の後遺症といおうか。

まず、「信頼しにくいはずのものに軽信的で、まず信じてよさそうなものへの不信」という逆転がある。これと近縁なものをいくつか挙げれば、「遠い可能性をすぐ実現しそうに思い、手近な可能性を等閑視（遠く感じる）する」という逆転もある。「用心すべきところに大胆で、大胆であってよいところに臆病」という逆転もある。身体感覚の軽視もある。「火事場の力」を出し切って「消耗」する。「行動においては正面からの攻撃に固執し、思考においては裏を考える」という矛盾。「馴れたところに親しまず（「馴染む」より「退屈する」）、みなれない、新しいものに好奇心をもつより先に恐怖する」という萎縮的な事態は、その結果であろう。

これらは、さしあたり病気を経験していない人間のものさしで表現するより他はないような事態であり、個別的には、そのままの形では話題にとりあげにくいだろう。より一般的に、「微分回路的感覚」の失調をきたす因子を考えてみたい。これらは、そういう因子がある期間以上働きつづけた結果と思われるからである。その因子の中で不安と因果思考との悪循環が大きいと私は思う。

この悪循環は、因果思考のほうから外すのが現実的であろう。少なくとも、患者に対する人間が因果思考を強化する態度に出ることは有害であるように私は思う。われわれは、「なぜ」「どうして」ということばを患者に向けて使いすぎないであろうか。かつて神田橋氏は「なぜ」なる語への禁欲をすすめた（名古屋市立大学精神科研究会において）。いかにもと思う。

9

多くの患者あるいは元患者が友人を持っていること、時には親友がいることに注目したいと思う。治療者には何かわからなくとも、彼らにはどこか魅力があり、それが人をひきつける力を持っていることを念頭に置くべきである。この友人が利害のからんだ友人でないことだけはたしかである。むろん、これらの友人が何かの自己満足のために友人となっているということは、つねにありうることだろう。しかし、それは他の場合にも言えることである。

長期的にみれば、病気をとおりぬけた人が世に棲む上で大事なのは、その人間的魅力を摩耗させないように配慮しつつ治療することであるように思う。「人好きのするように治す」（近藤廉治）。私はかつて、「心の生毛《うぶげ》」という、きわめて漠然とした表現を用いた。以後、それ以上、表現を彫琢できなかったが、この表現は、臨床にたずさわる者同士ではどうもよく通じることばのようである。

それが摩耗すれば、周囲にとっても困ったことになるだろうが、患者の孤立は結果として非常に深まる。少なくとも、患者の探索行動の描く軌跡を尊重することと患者の寛解してゆく個人的ペースを乱さないことは、患者が、どこか人をひきつけるものを持って社会の中に座を占めるための前提である、と私は考えている。

注記

なおドイツの精神科医テレンバッハは、破瓜型統合失調症患者の社会復帰問題についてこう言っている。すなわち、「社会は、どんなに僅かの量であっても仕事をさせるということをリハビリテーションの基本方針とするのはやめて、むしろ彼らの孤立化を防ぐ一方で、変容した彼らの願望と可能性の枠内で可能な限りの動きを促進するような活動形態を求める方針で進むのがよいだろう。分裂《マ》病患《マ》者の置かれたかかる状況を正しい光の中でみようとするならば、客観化可能な仕事の遂行を仕事の理想とする考えから離れて、ゲーテ的な活動の概念を求めるべきだろう。活動しているということは個人の主観性と彼の可能性の変遷との表現なのであるから」（H. Tellenbach, Das "Zwischen" und die Rolle — Zur Konditionsanalyse endogener Psychosen, in *Zeitschrift für klinische Psychologie und Psychotherapie*, 26/2, 1968. ——邦訳、鈴木茂・木村敏訳「「あいだ」と役割」『現代思想——特集「分裂病の人間学」』八巻、一一号、九六頁）と述べている。「メランコリー型」の抽出者テレンバッハの言だけに重みがあるだろう。

文庫版（二〇一一）への付記――その後、患者の世に棲む仕方は変わっていった。病院近くのアパートに住むという形を経て、ケースワーカーなどの職員が関与するグループホームさらに訪問看護、介護という形になりつつあるが、私が働いた時代では、アパート退院どまりであった。

（一九八〇）

インドネシアの精神神経学会とボゴール精神病院訪問など

1

私たち神戸大学の精神科の者が、インドネシアの第二回精神神経脳外科学会に招かれて、高原都市バンドンに渡ったのは一九八〇年の十一月であった。

なぜ神戸大学か、ということだが、この大学は国際医学交流の西日本の担当校で、そのセンターもあり、彼地との間には人の往来が盛んである。インドネシア大学の学長先生が、外国から学者を招待するならぜひ神戸大学から、と学会事務局などに粘られたことを後から伺った。

2

インドネシアは東南アジア切っての大国であり、日本との関係も深い。人口一億四五〇〇万余。イスラーム教国として知られているが、文化的地層はさらに深い。イスラームの下にヒンズー文化が、その下に土着の文化がある。イスラームは、ヨーロッパ文化より少し前に入り、これに対する精神的抵抗の砦となった。決して一つのイスラーム文化国に西欧文化が侵入したのではない。むしろイスラームはヒンズー文化の対外的弱さゆえに西欧文化と対決すべく採用されたらしい。結局、生まれたこの三重構造は、わが国の、江戸儒教、平安密教、古神道の三重構造と似ている。ポルトガル、ついでオランダから西欧を吸収したのもわが国と同じである。ポルトガルは、十六世紀以降、「倭寇」に代わるアジア第三国貿易担当者となるのだが、オランダはそこで終わらなかった。日本とはオランダの植民地となった不幸が違う。もっとも、スマトラのアチェ族が最後に降伏したのは、たしか一九〇八年、つまり二十世紀のことである。一方インドネシアの「蘭学」はわが国より徹底しており、十九世紀半ばにオランダ語を通じて西欧を学ぼうとして興った運動は、わが国の技術中心と違い、文化、哲学、思想、文学中心であり、オランダ語による文学、思想の著述に至る程であったため、インドネシア知識人の東西に引き裂かれた魂の傷は、わが国よりずっと深いといわれる。マルクシズムが入ったのも同時期である。その命運は相違点の方が多いけれども、かつてのＰＫＩ（パルティ・コムニスタ・インドネシア）はどこの共産党よりもわが国に似ていたらしい。

3

こんな筋書きを、二、三冊の本からまとめ上げたり、インドネシア語の独習書をめくっているうちにジャカルタ国際空港に着いてしまった。翌朝、四〇〇キロの道のりをタクシーでバンドンまで。枝道がないからというが、車の多さに驚く。そういえばこの国は産油国。国営石油公社プルタミナのタンクローリーとガソリンスタンドが目につく。そのため国際収支が六〇億ドルの黒字国となって、ようやく、九年ぶりに第二回の精神神経脳外科学会を開くのである。

この国の精神科医は当時一五六人、うち児童精神科医二人、精神分析医一人。神経科医は八十余人、脳神経外科医二十余人。おそらく東南アジアで一、二の勢力であるが、むろん、わが国の精神科医四千余人とは比較にならない。ただし、彼らは卒後四年未満のレジデントを算入していない。わが国は──？　医師が保健所に「精神科医です」と届け出たら精神科医だ。その実状を知るや知らずや、彼地の精神科医はわが一行五人に、君たちは皆精神科医か、と聞き、溜息をつく。

彼らはおそろしくよく働く。大学病院は七時、公立病院は八時に始まり、二時に終わる。神風診療はわが国だけの特産品ではない。ただし医薬分業だから、診察をおえてまた薬剤部の前に行列をつくる光景はない。二時間休んで、大学教授で邦貨四万円という低収入を補うために四時から夜八時、九時まで自宅で患者を診る（結局月収邦貨四〇万円くらいになるらしい）。家族と食事を共にすることは休日しかない、と彼らは言う。だから、本も読めない、実験もできない、と彼らはぼやく。ちょうど昭和三十年ごろまでの私たちのように。しかし彼らに悲壮感はない。陽気で実践的だ。よく食べよく喋る。すごくせっかちな人たちが多い印象さえある。演者の話が長くなってスライドが仲々変わらないと、スライド係の医学生は次のスライドをちらりと映してみせたりする。じれったいらしい。

4

いくら九年ぶりでも学会にかけた意気込みと準備に私たちはほとんど圧倒された。七時にはホテルの前に会場行きのバスが停っている。そして正確な開会。時間厳守。発表全文はタイプに打たれ、コピーされて入口に積まれている。スライドも分かりやすい。

発表中に質問用紙が全員に配られて、終わったら発表者の手許に次々と届けられる。似た質問や、質問だか自己顕示だか分からないものは、これで封じられるはずだ。活発なやりとりは五分の質問時間ではしょせん無理だから、それはロビーで、ということだろう。非常に能率のよい方法で気持がよい。居眠りする人などいない。かすかなざわめきが、発表の勘どころで起こる。こんな気持のよい聴衆は見たことがない位だ。

5

精神科医に限っていえば、発表は、薬物と精神衛生に関するものが多い。もう古典になった薬と、われわれのまだ知らない新薬とが並んで発表されている。聴衆は今日の臨床にも生かそうという姿勢である。精神衛生は、紀元二〇〇〇年まで——といえば二〇年間だが——全国一二〇箇所ほどの保健所《プスケスマス》のうち優良な二〇箇所に精神衛生センター《プーサット・クスハタン・ジワー》を併設するということ、医師と土地の治療師が協力して精神医療にあたること。語る人は虹のような気焔だが、「彼は精神衛生のセールスマンでね」という注釈も聞かされる。悪意ではなく、実際困難は多いのだろう。

性についての発表も目立つ。性の交わりの神聖についてのヒンズーの観念を引きついで、この国の人は性の持つ力を重視する。売春は皆無ではないだろうが、わが国よりも少ないと思うくらいだ。ギーアツ夫人の『ジャワの家族』によれば、離婚率は高いが、それとこれとは別だ。そして、結婚は、わが女性週刊誌の教えるのとは反対に、新婚当初はぎくしゃくして当然で二〇年後に熟した夫婦愛を尊ぶという。これは現実的で健康な考えだ。インドネシア人の夫人となった日本女性は、夫に非常に大事にされているという話も聞く。逆にこの地の女性とひとたび結ばれれば、その魅力のゆえに離れられぬとも。なにかまじないを使うらしいですよ、と半ば真顔で在留邦人は言う。黒目がちの大きな瞳が二重瞼にふちどられてきらきら輝く。瞼裂の狭いわれわれ北方の民の眼は決してあの光はもちえない。

アルコール症がないのは、飲酒を禁ずるイスラームゆえ当然としても、やはり、私たちを驚かせることだ。といっても、酒を持ち込めば鞭打ちというサウディ・アラビアなどと違ってうすいビールはあって、なかなか味がいい。日本のとちがって百パーセント醸造品で、アルコール混入などしていないからか。

上層階級が肥満していて年より若くみえ、逆はまた逆である。これは食物のせいにちがいない。インディカ米のスティームド・ライスは日本人の好みに合わないようだが、おかずをよこに置くとよく香料のきいたその汁を吸い込む。それをみて私はあっと思った。これなら胃に入ったら胃酸をただちに吸収するだろう。つまり、酸に弱いバクテリア――それはなかんずくコレラ菌だ――はそこで殺される。どうも現地食がいちばん安全なのかもしれない。考えてみれば自然なことだ。

6

世評どおりジャワ人は含羞で遠慮がちである。わが国民に近い心情といわれるところだろう。しかし、インドネシア語が耳に聞きやすく、インドネシア人がかくも雄弁であるのは大いにわが国とちがう。私の先生だったドイツ人が、マライ語（インドネシア語）は東洋のイタリア語だ、と言っておられた含蓄がはじめて納得できる。朗々と響き、機関銃のように早打ちだ。英米人の英語が間のびしてきこえるのははじめての体験である。それにしても、造語力の豊富なこの国語が全土にひろまっていることは、今後この国の強力な武器となるだろう。さらにタイプで打てるのは、大いに羨ましいところだ。すでに医学教育はすべてインドネシア語で行われている。これはすばらしいことだ。

この間まで薬品の輸入も途絶えがちで、精神科治療は電撃療法に頼るより他なかったことが多かったと聞いた。神戸大学から発表した、統合失調症の絵画療法とうつ病の断眠療法は、いずれも「薬が要らない」という点で注目されたようである。しかし、石油収入は、今後、そのような事態をなくすだろう。そして今年訪れた彼地の医師は、精神科のレジデントが急増しつつあると語った。

7

学会を終えてボゴール精神病院 Rumah Sakit Jiwa Bogor をインドネシア大学・クスマント教授の紹介

で見学する。ボゴールも美しい街だ。大統領離宮があり、壮麗な教会があり、ナポレオン戦争中の短い英領時代にシンガポールの建設者ラッフルズの開いたボゴール植物園がある。東洋最大、自動車で廻るのがせい一杯だ。その街はずれのひときわ緑の濃い所に精神病院はある。

一八八二年だかの創立。クレペリーンも一時逗留して、比較精神医学の構想を得たところだ。しかし、第二次大戦までの資料は全部失われたとのこと。日本軍が破壊したらしいと察してうなだれる。熱帯で精神病院を運営する難しさは、容易に想像できるだろう。この五〇〇床の病院は、十九世紀の設計に忠実に修理しつづけて来たのだが、大きな開口部と、青空の透けて見えるインドネシア風の瓦葺き（雨がまっすぐに降るからこれでよいらしい）を持ちながら、清潔に秩序正しく維持され、その過半数は開放であり、患者の自治に委ねている部分もある。

「あの臭気がない」とわれわれは囁き合った。精神病院に付きものの匂い——日本でも欧米でもいっしょだ——がない。これは、水浴を一日三回行うこの地の習慣と、五〇〇床に二〇〇人という多数のナースによるものだろう。彼女らは生き生きとしていて、少しも権威的でなかった。六人の医師も、患者とのやりとりを見ると、全然権威的でなく、日本のあるタイプの医師のような、ゲタバキで接する人のようであった。患者が会議室へ入って来ても、門外へ出ても、人々は許容的であるようにみえた。

一万数千床のごく一部である。インドネシアの同僚も、どこもこうではない、〇〇は汚い、と率直であった。しかし、このような精神病院が一つでもあるということは、かなりすばらしいことである。とくに、入院患者の半数が無料、半数が一日五〇〇円程度で万事が済んでいるのだから。ピストルを腰にした分隊の行進する某国国立精神病院（これも止むを得ない事情があるのだろう）はもちろんのこと、わが国にもはたしてこういう病院が一つでもあるか、とわれわれは自問した。

8

実は、個人的に病気の相談も受けた。つてを頼ってこっそり訪ねてこられる。家族の悩みはいずこも同じである。そして、知識階級の、西欧文化と伝統文化との間に引き裂かれた魂の傷は、さきに述べたように、わが国よりもさらに深い。知識階級の少年患者はそれを集約して表現しているようにさえ思えてくる。

とても、西欧人のような距離を置いた眼で眺められるどころではない。われわれの患者の中でもいちばん都会化された部分から出てきた人たちそのものである。肌身に近く感じられる。

しかし、われわれは、家族を精神的にはげまし、治療の妥当性を証言するくらいしかできなかった。実際インドネシア人は工夫の才と対人関係への敏感さを持った民族だといたるところで感じたが、精神科の治療にもそれは現れているようであった。しかし、いかにも多勢に無勢である。とくに富裕な階級は医療にシンガポールやホンコンに行くようであった。それは一つの見栄だとある医者は語っていた。といって、精神科治療のような長くかかる作業を、これらの都市の医師といえどもできるわけがない。

結局、土地の治療師の出番とならざるを得ない。知識階級の人たちも、最後のたのみの綱は、土地の治療師のようであった。彼らは、西洋医学の医師よりも、ずっと深く家庭に入り込み、ずっと長い時間、悩みを聞く。日本でも多分そうであるだろう。しかし、私の知った例では、日本の治療師の多くよりひざを乗り出して話を聞いている感じがした。治療は、日本と同じ。水子など無視された霊を鎮魂するものから、ほとんどカウンセラーあるいはコンパニオンに近いものまで幅が広い。

悪魔《セタン》や（下級の）神《デワ》や魔《ジン》の出没する世界が、患者についての話を聞いていると皮一枚下にひらける。インドネシアの夜は黒しゅすのように濃くたちこめた闇で、魔性のものがうごめいている気がする（フィリピンでは夜はただの夜だった、少なくともマニラでは——キリスト教が〝掃除〟したのだろうか）。戦前の日本の闇を幼い記憶からかすかに蘇らせれば、ここに通じるものを感じはする。しかし、それよりもはるかに濃密な闇だ。この国の大気の香りが日本よりもはるかに強烈なように。そしてインドネシアは夜の国だ。赤道の太陽が地平線に直角にすとんと沈むと、ありとあらゆるものが蘇り、語り出し、踊り出し、さまよい出す。昼が「ケ」であり夜が「ハレ」である、といってよいのであるまいか。昼間かいがいしく手伝っていた学生たちは、学会の最後の夜、演劇をみせた。伝統演劇の形式の中に政治諷刺を盛り込んでわれわれに訴えているらしい。彼らはこれをやりたいために学会の下働きを引き受けたのではないだろうか、とさえ思える。しかし、何というしなやかな優雅な身のこなし、何という危うい平衡の上でふるえる舞踊。これがいくぶんせっかちでそわそわしていた昼の学生たちの変容した姿とは。

夜の世界が基本だという感覚は、芸術作品にもよく現れている。そもそも、絵が描かれる布や紙も、染色の布も、彫刻される木材も、黒なのだ。演劇も夜のシーンではほんとうに灯を消してしまう。少なくとも私には何も見えないところで劇がクライマックスを迎える。いたるところ、地が黒の世界である。

精神病は、ここでも生命力の弱っている昼と夜の境界——逢魔ケ刻に人の魂に入り込むのだそうだが、イスラームの楽天主義が随分と救いになっている。ヨーロッパの魔女狩りを少し調べた私には、とくにその感じが強かった。結局「人間はセタン（サタン——アラビア語のシャイターンの訛り）より強い、最後は人間が克つ」という思想を土地の療法師は説きつづけるらしかった。脅迫じみた鬼神論でないことにほっとして私は大きくうなずいた。

（一九八一）

〔一九八二年追記〕　私がインドネシアで受けたものは、思いがけなくも「幼時の日本」との再邂逅という特殊な文化衝撃であった（岩波講座『精神の科学』第八巻「治療と文化」所収の拙稿参照——日イ文化・歴史の比較対照表を載せる）。同行の大先輩によると、戦時中多くの兵士は、この地ではじめてチーズに接し、タイプライターを兵器と思い込んだという。私は戦前のいわゆる「住宅地」で育ったのだが、それでも——。

〔一九八四年追記〕　沖縄県立八重山病院精神科を訪れた私は、はるかに小規模であるけれども、「ボゴール的雰囲気」を感じた。内科医である島出身の副院長は——三十代の若さだ——、子どもの時、島の二人の〝きちがい様〟が先を争うようにして無縁仏を見つけ、ていねいに葬り、尊敬されていたことを語って「ああいう共存っていいですね」という。開放を積極的に支持してくれている。〝ヤマト〟では、あっても稀有なことでなかろうか。

そして、沖縄本島で私は自分の少年時代と再邂逅した。米軍の基地、その広い芝生、鉄条網、暗緑色のトラック、簡素な兵舎、そこに一本の星条旗のポールをすっと立てるという美学——私が自我にめざめ、友を得、書を読み、身近かな少女に遠い憧れを寄せてあてどなく歩きまわったのは、あのトラックが轟音をたてて通過する街であった。着剣した米兵の列の中を歩かされる弱々しいデモ隊をみた。ここで基地をほとんどなつかしさの眼でみている自分に愕然とした。ただ米兵がひどく屈託しているらしいのが違いだった。「陽気なＧＩ」はもういなかった。

「思春期を考える」ことについて

私は、現在の思春期をめぐる社会病理を論ずるのに大きなためらいと惑いを覚える。率直に言って私は何か危ういものをかすかに感じているのだ。現在の思春期よりも、それを論じる角度に。

学校内暴力や非行は、ほんとうに、最近になってにわかにふえているのか、どうか。渦中にある人は、何をのんきなことを言っているのだ、といわれるであろう。しかし、私も含めて、個人的体験は深刻であっても、その照らし出す範囲は限られている。

私は、ない、とか、とるに足りないと言っているのではない。ただムードだけでものを言いたくないだけである。

学校対学校の大きな抗争は以前はなかったか。朝鮮人学生に対する集団暴力は少なくとも最近のことではない。私の小学校の生徒は隣りの小学校の生徒と会えば必ず「けんか」しなければならなかった。幼い捕虜はかなり屈辱的な目にあわされた。卒業式の時荒れるのは、そんなに新しいことだろうか。戦前の中学校にはかなりの「ストライキ」があった。旧制高校は言うまでもない。「ストライキ」の前は「賄い征伐」だった。明らかに弱い者いじめである。いわゆる特権階級の通う学校の陰湿な教師いじめは、もう読む人はいないだろうが藤島泰輔氏の皇太子小説『孤独の人』に触れられている。私の中学校でも、あの物資のない時代に教師の背広を破いたり、椅子を戸口につみ重ねて入れぬようにし、青年教師がついに泣き出したこともある。漱石の『坊っちゃん』はユーモラスに読まれているが、現実の漱石自身は教え子の行動にいたく傷ついたようである。

そもそも日本の男性の原型であるスサノオは家族内暴行の典型を演じなかったか。江戸時代の記録、たとえば林子平の『子育ての書』は刀をぬいて暴れる少年や家の金を持ち出して悪所に通う少年に悩む世相を述べている。

われわれは、まず、過去を美化するという危うい道に入り込んでいるのではないか、と考えてみてもよくはないか。

警視庁の非行少年補導率はたしかに上昇している。しかし、これは警察の打ち出す方針によっても大幅に変わることである（誰も、交通安全週間の検挙率を以て、その期間の交通違反が増大しているとは思うまい）。しかも戦後のピークよりかなり少ない。犯罪全体も――。戦前から戦後にかけて、ドロボウに入られるのは、たいていの家のふつうの体験ではなかったか。戦前の三面記事のいかに血なまぐさかったか。しかし戦後の犯罪報道で、「一般的な犯罪率の低下にもかかわらず、かくかくの犯罪が行われた」という、さめた報道はないにひとしかった。

実は学校内の暴力の量が最大だったのは戦時中の学校であると思う。ただし、その場合――戦時中の小学生としての私の体験であるが――教師と、現在ならば教師に暴力をふるうであろう少年とが共同で他の児童に暴力を加えたのである。むろんそうしない教師のほうが数は多かった。しかし、学園を制圧していたのは、少数の暴力教師だった。とても正当な体罰というものではない。私には、朝鮮人の同級生に狂暴としかいいようのない暴行を加えられるのが今なお鮮やかに目に浮かぶ。一方では、そういう教師に磨き上げた竹の根っこを献上してへつらう同級生もいた。要するに子どもの社会は大人の世界を映す鏡である。つねにそうなのだ。被害者はいつも差別されている側だった。疎開学童もその中に入る。私は地元学童だったが、疎開学童と組んで、いかに理不尽な暴力を避けるかに頭をしぼった。私もかなり残虐な目にあったこともあるが耐えた。親にも教師にも言わなかった。親は無力であり、教師は必ずしも味方ではないと思った。私は天文学の本をくり返し読んで、宇宙から眺めたら戦争もわれわれの生死もとるに足らないことであるに違いない、という慰めで自分を支えた。日本降伏を知った時、まずひらめいたのは、あの暴力の場である「大日本少年団」がなくなることであった。私は学校へ行ってみて、昨日まで黒板に書かれていた神州不滅の板書がはやくも消されていることを確かめた。「やっぱり」と思ったが、教師への信頼がそこで崩れたわけではない。人間がそういう行動をとることを大戦下にすでにいくらでも知る機会があった。

何という可愛げのない少年だ、とお思いのことであろう（なぜか私は当時からファナティックなことが嫌いだった。軍国少年ではなかった。終戦時の価値転換の経験がない）。しかし、私のことはともかく、一般に可愛げのある子どもたちであることを求める傾向は全体主義への傾斜であると私は思う。児童のことを「よい子」と言うのはたしか戦時中にはじまる。〝可愛げのない〟小学生の私には、このことばに歯の浮く思いがあった。現在の思春期問題の解決の落ち行く先が再びこうであってはなるまい。私はそれを言いたいのである。

精神科医としての私は、外国の同僚から、なぜ日本は急速な工業化の過程で犯罪率が減少し、非行少年が少なく、嗜癖患者が少ないのか、とたずねられつづけてきた。日本でも大変ですよ、といっても取り合ってくれない。たしかに、あらゆる統計は、彼らの主張を支持する。喫煙は、多くの国において小学生、あるいはそれ以下の問題である。ヴァンダリズムといわれる公共建築物への「破壊のための破壊」は校舎にとどまっていず、教会から地下鉄に及んでいる。相談所には拳銃を持った警官が常駐している。ハイスクールにも拳銃を持った職員が巡回しているところがある。

私はよく考えたものだ。日本でも、やがてそれは起こるのであろうか（アメリカで起こったことはやがて日本でも起こるとは、十年前までよく言われたことであった）。あるいは（日本の精神病床の多さはまた外国の同僚の驚くところであるが）われわれは、外を攻撃するより、内攻してクレージーになりやすい従順な人間であるのか、と。

現在、思春期の少年が起こしつつあるという問題の底には、何があるのであろう。

教育が学年制をとり画一的となり、集団を扱うやり方が優先するようになったのは、実は明治以後のことである。寺子屋はむしろ、第二次大戦後の欧米が追求している個別主義の教育であった。しかし、寺子屋が階級上昇のルートにほとんどならなかったのに対して、明治以後、教育は階級上昇の王道と考えられるようになった。と同時に、つねに欲求不満が存在したわけで、それが賄い征伐から現在の教師攻撃に至る一連の現象を生んできたのかもしれない。

あるいは全く新しい事態のはじまりかもしれない。たとえば十年間にアメリカ、フランス、ドイツ、日本から中国までほとんど全世界同時的にみられた大学生の反乱が若年化したのであろうか。

あの反乱がなぜ歴史も社会体制もちがう多くの国で同時的に起こったかは謎とされているが、私は、どの国においても等しいのは第二次大戦からの時間であることを指摘したい。とすれば、同じく一時的である可能性がある（日本では大体五年耐えれば事態は変わるのだ）。

テレビの全国への普及は、昭和三十九年のオリンピックを以て完結したといわれる。ひょっとしたらと思う。あのように情報量の高い刺激に幼児期から受身でさらされることの影響は、まったく未知である。しかし、テレビの普及率の低い国でもヴァンダリズムはみられる。

また、社会には、一つの傾向があるレベルに達すると逆流が起こって復元力となる。そのような逆流だろうか。外国の同僚からみると、工業化あるいは高度成長に対して、わが国の青少年は、他にみられない従順さで適応してきたことになる。そのことこそなぜか、と問われるのである。それは戦後の民主教育のせいであろうか。逆に高度成長が幻想を与えつづけたのであろうか。戦後の家庭の雰囲気の向上であろうか。

戦前の家庭は全体としてはむしろ戦後よりすさんでいたと思う。戦前の父母は子を売らなかったか。わが国の離婚率最大の時期は、明治三十年代であって戦後ではない。母への思慕は母の父への忍従と一対のことであった。父は母を殴ったり、膳をひっくり返したりしなかったか。あのもっとも貧しかった時代、食物をめぐって、骨肉が争わなかったか。マイホーム主義は、家長制にまさること数段であると私は思う。

江戸時代、すでに、家長制は相当の無理をして維持されていたと私は考える。日本の父親が権威を演技しなければならなかったことは、江戸時代の記録の示すところであると思う。

外国の同僚たちは、日本の現状よりもはるかにはげしい状況にあって、デモクラシーの枠内で――デモクラシーとは非能率なものである――個別的に解決しようと努めている。それがいかに非力にみえようとも、わが国においてもそれ以外の手段に訴えようとする誘惑に屈してはならないと思う。

非行少年のエネルギーを全体主義のチャンネルに導くことは可能である。しかし、これはおそろしく高い買い物である。

教える側もひそかに変質する可能性がある。教師の側の暴力もひそかに増えていはしないか。すくなくとも、子どもを追いつめる一種の意地悪は。規則はますます細かな網の目となってゆきつつありはしないか。しかも、その価値を教師自身が信じているのかどうか。ここからあらゆる悪循環が生まれうる。子どもは「真の権威には反抗しない。反抗するのはバカバカしい権威 silly authority にだけだ」（サリヴァン）。

（一九八一）

井村恒郎先生

井村先生を末席から追悼する機会を与えられたのは、ある機縁で、先生が長年教授をつとめられた日大精神科関係の方々以外では、先生に直接おあいしてお話した最も若い一人だからではなかろうか。私が精神科医になった時、先生はすでに一箇の「存在」であった。多くの伝説的名声に囲まれ、すでに一切の敬称を超えた「存在」であり、人は「井村」の失語症論、「井村」の家族研究について語っていた。

二年を経ずして重厚な『精神医学研究』二巻もすでに私の前にあった。みすず書房がこれを刊行したのは実に昭和四十二年である。その少し黄ばんだページを開いて内容がほとんど古くなっていないのに、あらためて驚く。われわれはそこから幾歩あるいただろうか。

私が井村先生にお目にかかったのは、まことに偶然である。

昭和四十二年秋から昭和四十七年春まで私は都下青木病院の常勤医であった。それがたまたま、日大病院の改築と時期を一にしていた。青木病院は、その間、日大精神科の卒後研修代行病院になったのである。

この病院は、副院長（現院長）の出身校という縁で当時日大の研修生を受け容れたのだが、一方「北大から九大まで」の医師が集まり、「気の合った五人から七人くらいの日本人が時に発揮するような力」（中根千枝）で診療に当っていた、と今顧みて語ってもよいように思う。少くとも私は、精神科医の一生に多分一度は恵まれる「診療だけを考えていればよい日々」をその時期にここで送ったことを幸福に思っている。そこで井村先生とお会いしたのである。

もっとも当時、日大との人の往復は頻繁であったから、それ以前に、井村先生のお噂はいやでも耳に入ってきた。それは非常な尊敬、あるいは畏怖に近いものであった。先生をしたってはるばる北大あるいは名大から馳せ参じた人たちもいた。それ自体が私には一つの驚きだった。このすれからしの時代に、そのような素朴な崇敬がありうるのを知って、驚きはいっそうだった。

駆け出しの私の中に、井村先生にお目にかかるのをいささかためらう気持が生じても無理はないと思われるであろう。確かに私にはそういう気持があった。

病院にはあいにく小林継夫氏（現在長野県鶴賀病院勤務）という人物がいた。のちに『精神医学大系』の「逆説精神療法」の項の執筆者となる氏は、この病院でさまざまな奇人伝説につつまれた人物であった。彼はその独自な精神療法について論文を書きつづけていたが、七年たっても完成しない、いや永久に完成しないのではないかというもっぱらの評判だった。北大から日大にきた人物とは彼のことで、井村先生に議論をいどんでしばしばひかないのは彼くらいではないか、と言われていた。狷介で幾分シニカルなこの青年医師——思えば私と同い年だが——を井村先生はむしろ意外なほどに愛して受容しておられるようにみえた。

たまたま小林氏が〝逆説的精神療法としての森田療法〟という主題で、『季刊精神療法』の前身誌『精神療法研究』に論文の掲載を依頼された。かねがね、さきの精神療法の原稿の大束を抱えていつも苦吟していた彼は、私をとっつかまえては出来上った部分の批評を迫り、それどころか、星雲的なアイデアをどう表現したらよいか手ぶり身ぶりを交えて何とかせよと詰め寄らんばかりになるのだった。私も内容の面白さに惹かれてつい引き込まれる、という間柄になっていた（多分、彼は井村先生にも同じ態度だったろう）。彼はやってきて、掲載論文が英文抄録を要求しているから書いてみたが朱筆を入れてくれ、といった。「またつかまったか」と私は思ったが、元来、書くよりも語るに適している思考の持主小林氏である。しかも、こんどは日本語でない。私はほとんど徹夜して、何とか欧米人の思考になじむであろう英文録を仕上げた。小林氏が何をいわんとしているかを「こうもあろうか」と憶測して書き下したのである。

あとできくとこの作業のせいで井村先生は私をよいほうにひどく誤解されたらしい。いけないことに小林氏には妙に身内（と彼が感じる人）をほめて話す癖《へき》があって——時にはほらと皮一重の時もあったといえば怒るだろうか——何か吹聴したに違いない。ほどなく、小林氏を経ての伝言が「サリヴァンの『現代精神医学の概念』を訳してくれないか」だった。私は大いに驚いた。第一、当時の私はサリヴァンの名くらいしか知らない。小林氏は解説した、——「あの抄録のある部分を井村先生は指さされて、これならサリヴァンを訳せると言われたのだ、なかなか書ける表現ではない、と」。私は閉口した。その辺りは、内容がほぼあてはまるので、T・S・エリオットの『四つの四重奏』の一節を少し手直ししてはめこんだのだ。この長詩にはかなり論弁的な部分があるから使えたのだが、出所が英国の桂冠詩人では、なるほどなかなか書ける表現ではないであろう。私は赤面した。そして折角だがお断わりする旨を伝えてもらった。この段階ではまだお目にかかっていず、先生は小林氏の背後の巨大な影、小林氏の語る、途方もなく伝説的な光に包まれた人物であった。

ところが、井村先生は引き下られなかった。その伝言には有無を言わせぬ響きがあった。私は先輩に相談したが、大学を異にする者に対して、日本のルールでは、少し強引ではないかという批評もなくはなかった（われわれは先生の御病気を存じ上げなかった）。しかし、やがて、小林氏は詳しい伝言をもたらした。先生はサリヴァンの翻訳を終生の念願としておられたが、健康上の理由で果せないと思うから頼む、という内容で、もし断わられたら、私の家まで行って坐り込む、といわれたという。最後の辺りは、小林氏の脚色か、小林氏相手だから言われたのか、とにかく、公団の自宅の寒々とした玄関に先生がお坐りになられてはどうにもならない。当時三年間の米国留学から帰国したばかりの名大出身の山口隆氏との共訳とすることと、見本訳を数ページ見ていただいてそれでよければ致します、とお返事した。まもなく、粗末なボール紙表紙の一九四七年ホワイト研究所本が送られてきた。おそらく、占領下、米軍軍医からでも入手されたのであろう。大量の書き込みと傍線だった。先生はほとんどこの本を耕しつくしておられた。これではかえってなかなか訳業の筆をおろしにくいのでは、と思われるくらいだった。

先生の日大における最終講義は「なぜサリヴァンか」を述べられた部分が半ばを過ぎるが、その出発点となった下総療養所か国立精神衛生研究所かで輪読会を開かれた、まさにその本であろう。おそらく停電の頻々とあった時期、暗い電灯の下で読み込まれたのであろう。

先生は「である調」で訳してほしい、という注文に添えて「で」ということばをうまく使うとぐっと訳しやすくなる、という、体験からにじみ出た伝言をされた。そして「さっそく御礼に行く」と言われたというので恐縮したが、結局、青木病院の研究会に来ていただいて、あとで皆でうなぎ屋に行った。射すくめるような眼光と、ほんとうに必要な数語で全体を表現されるその素早さが印象的だった。ひどく寒い夜だった。

お引き受けしても訳は遅々として進まなかった。一行をにらんで半時間もじっとすわっていたこともある。文体を決めるのに二年かかり、講演だから講演の文体で行こうという当り前のことに気づいて、「です調」で訳して「である調」に直し、テープに入れてききづらいところを修正した。結局五年かかって、さらに初校に一年手を入れるという出版社に対する非常識をおかして、本が世に出たのは一九七六年だった。先生は何回目かの病床にあられた。私はもう一年前に東京を去っていた。みすず書房の小尾編集長が刷り上った『現代精神医学の概念』を枕頭に届けた時、大変よろこばれた、と聞いた。しかし、ある時、はっと思った。サリヴァンの文章は直訳では何のことか分らないところが少くない。統合失調症者を診た体験と照合しつつ訳すのである。井村先生は、私が小林氏の文章でなく考えを英訳したために、そういうことができるのか、と指名なさったのに違いない。しかし、それはたまたま小林氏の考えを毎日のように聞かされていたからだというのが内幕である。

しかし、訳書は出版されてもう一人歩きを始めていた。

翻訳が機縁だったか、友人の縁だったか、私は一時期、半定期的に日大駿河台病院へ出かけて行った。それは一つの計画で、東大保健学科、東京医科歯科大学精神病理グループ、東大分院神経科と青木病院のスタッフが日大駿河台病院神経科に一応招待された形で、月例の研究発表会が開かれた。これが当時ほとんど唯一の精神病理、精神療法の研究会で、昭和四十四年から五年にかけて約一年ほど続いたと思う。正式には「日大拡大研究会」というが、われわれはひそかに「丸の内線グループ」と呼んでいた。各々がこの地下鉄線沿いにあるからだ。それはまた東大出版会の熱海ワークショップの準備期間だった。井村先生は積極的に参画された。今年で十回を迎え、すべて『分裂病の精神病理』シリーズとして出版されているが*、少くともその初期、核となったのは「丸の内線」グループと言えるだろう。初期にはテーマも日大駿河台の研究会であらかじめ話されたものが出された。ともかく一九七〇年代に「統合失調症とは何か」を考えつづけていたのは日本だけだといわれる昨今、その源流の一つを井村先生の名とともに記録にとどめておきたい。

はじめて日大駿河台病院をたずねた時のことを思い出す。午後三時に外来がちょうど終わった時で（井村先生は大学教授のうちできわ立って臨床に熱心な方であったと思う）先生はデスクに就いておられた。その炯々とした眼光の前で、小林氏が顎をそのデスクの端にのせ、ちょうどコリーがのびをするようなかっこうで議論をいどんでいた。彼は井村先生の前がいちばんくつろぐふしぎな男であった。逆にいえば、井村先生は、この緊張の高い、知性の浪人という感じがあてはまりそうな青年をくつろがせる力を持っておられたことになる。しかもご自身の知的緊張はそのままで。実際、応答は時に闘剣士のごとくであった。その時の話題は、タルスキー、ルカシュヴィッツなどポーランド分析学派だったと記憶する（論理分析哲学に通暁していた精神科医はおそらく先生ひとりであろう）。

それから急にくつろがれて、低声で私にむかい「僕はね、君、若いころ、失語症かと思っていたよ。

ことばが出てこないんだ。それで失語症をやったんだ」と言われた。二度か三度目におあいしたばかりの私に、このような「秘密」を洩らされるのか、と私はおどろいた。しかも含羞の人である、寡黙な先生が。しかし、こういうさりげない一言をのこしてまたふだんの表情にかえられるのは先生のような方の心の機微にありうることだとわからないでもなかった。

むろん失語症でないのは言うまでもないだろう。正確を期そうとする余りか、ウィトゲンシュタインの伝記にあるように極度の知的緊張のあとか。私ははじめて先生の青春の実在感を感じた。先生がほとんど神童というべき早熟の才の方であり、京大哲学科を終えて東大医学部に入られ、精神医学を選ばれた、その間の知的なドラマを想像した。

先生がふしぎな親近感を覚えられた人を、私は少くとも三人挙げることができる。小林氏、サリヴァン、そして「最終講義」に語られている比叡山の猿研究家の間《はざま》氏である。ふしぎなのだが、この三人に共通なのは、自分の考えをことばにするのに苦しむ人だったということである。

小林氏については（許したまえ）すでに書いた。彼は、頭の中の観念とその連絡が過剰なために、言語という一次元に収まらないらしい。私が冗談に「mal de relation だな、つまり連絡過剰病だ」という**と、真顔で「そんなことばがあるのか、俺はそれだ」と言ったことがある。サリヴァンもことばに苦しんだ人である。中年になって、それまで「解離」されていた幼年時代のアイルランド系米語を話せるようになってようやく舌がほどけたという。しかし、それだけでなく、言語学者サピーアのいうように、一語で文章二つ分くらいのことを言わんとしたり（〝連絡過剰病〟）、逆にこれでもかこれでもか、とくどくなったりする。彼の文章には「何とか相手にわからせよう」としてかえってわかりにくくなっているところが多い。

サリヴァンへの傾倒は、「最終講義」まで変られなかった。教授室にジャクソンとサリヴァンの写真を掲げておられるのは夙《つと》に有名だった。一九七七年の「サリヴァン・コロキウム」（小論「アメリカにおけるサリヴァン追認」、『みすず』誌、一九七九年五、六月号に紹介したが）においてコーエンが回想しているように、六二年にこの部屋を訪れたコーエンに「この二人が私の師《マスター》だ」（神《ゴッド》だとコーエン氏はいうが氏の記憶の誤りである――居合わせた山口隆氏の直話）と語り、語をついで「アメリカの精神科医がサリヴァンの後をついでその思想を発展させないのはどうしてか」と詰問されたのである。これは実に痛いところだった、とコーエンは述べ、「井村の要請」にようやく応えられるようになったのは最近だと七七年に語っている。

その間、「関与しながらの観察」と「対人関係の精神医学」を合い言葉に、井村先生とその日大門下がどんどん仕事を進めたのは皆の知るところである。しかし、最終講義によれば、重点は次第に「関与しながら」に移り、分析論的より全体論的アプローチをよしとされるようになってゆかれたことがわかる。その一つの極致として「サルのボス代理くらいはつとまる」という伝説の間氏が引き合いに出される。氏は大会社の一族に生まれながら、対人的言語障害（吃音）があって、実業の道を断念されサルの研究家となられた人である。しかしサルに対してはコミュニケーションの達人で、サルの絶大な信頼をいつも失わなかった人と聞く。

これらの人々は、どこかふつうの人とのコミュニケーションに苦しみながら、かえってコミュニケーションの難しいとされている対象とのほとんど例外的なコミュニケーションを打開し、それを基礎にコミュニケーション理論を展開した人々といえよう（小林氏の理論もその方向のものである。ただし小林氏は日常のコミュニケーションに特別の障害がある人ではない）。

失語症研究にはじまり、患者のコミュニケーション障害の研究を経て、病人を抱えた家族のコミュニケーション障害の研究に至る井村先生の道程は、先生がふしぎに偏愛された人々と照し合せる時、失語症に悩む人であれ、統合失調症家族であれ、コミュニケーションに苦渋する人々への理解、同情、あるいはエンパシーに強く裏打ちされたものではなかったか、と思えてくる。その中で、青年期の峻厳な知的分析が、ゆるやかに、全体的直観的把握へと重心を移してゆくさまを、みずから語られたのが「最終講義」であった。

そのあと、先生はわれわれの前から姿を消された。***いさぎよいほどであった。しかし、先生の訃報が戦慄を以て私を貫いたことに変りはない。それは、先生が、冒頭に述べたようにすでに一箇の「存在」であられたからである。ずっと晩れてきた私には、はじめ、先生は学界の「存在」であった。しかし、まもなく私にとっての「存在」ともなられたことは、なお蔽いがたい喪失感が私自身に向って証明してくれるとおりである。奥様の献身的な長い御看護によって先生がおだやかな最晩年をめぐまれたと仄かに伺えるのは、大きな慰めであるが。

＊ 東京大学出版会としては一九八九年、第一六回で打ち切りとなった。一九九〇年より星和書店からの『分裂病の

精神病理と治療』が引き継いだ形となっている。

＊＊　ポール・ヴァレリーの『固定観念』（一九三三年）という一種の笑劇の中にある。

＊＊＊　井村恒郎先生は一九八一年八月二十二日に病没された。

（一九八三）

働く患者——リハビリテーション問題の周辺

1　病者の「権利」と「義務」

アメリカの社会学者タルコット・パーソンズの定式化以来、医療社会学あるいは医療人類学においては、「病人の役割」（sick role）をとる者に対して「二つの権利と義務」を社会が承認している、という考えが存在する。[1]

私なりに日本の実情に合わせて表現し直すとすれば、次のようになるだろう。

第一の権利は、「労働の免除と休息の権利」である。病気休暇をとることが「言うまでもないこと」とされている。

第二は「治療を受ける権利」であるが、第一と関連させれば「治療を最優先させる権利」というのがよいだろう。

これに対する義務は「治ろうとする意志を持つ義務」と「治療者と協力する義務」と表現できる。

この権利および義務を精神科の患者についてみればどうであろうか。義務についてはあまり期待されず、権利については慢性的に脅威されていると私は思う。それは已むを得ないことであろうか。

私は、「精神」病患者の「治ろうとする意志」は一般に「身体」病患者に劣らないと思っている。ただし、「身体」病患者が時に絶望するように「精神」病患者も絶望することはある。いや、それは実に多く、慢性患者の長い経過の記録を読んでいると、「この辺りで患者は絶望した」という時点がかなりはっきり指摘できることが少なくない。たとえば、外泊から帰って「もういいんです。ずっと病院にいます」というとか、行動がすさんでくるとか。ここで〝病識〟のないところに「治ろうとする意志」がありうるか、という反問があるだろう。「治ろうとする意志」を「現状から脱出しようとする意志」と言い直せば、絶望していない患者の多くがそれを持っていることは多くの方々が認められると思う。「山の麓へ逃げる代りに山頂のほうへ逃げる遭難者」という観を呈することも、なるほどあるにはあるが、それは身体病者でも決して少なくない事態である。

ついでに言えば、明確な苦痛を伴わない病いは「身体」病といわれるものでも、〝病識〟を持つことはやさしくない。一般に、生命への脅威への、それとない、しかし頭ごなしの言及が死への恐怖を誘い出すことによって、患者に病人であるという自己規定を刻印することが実行されている。それでもしばしば「身体」病患者は二、三人の医師の門を叩いてはじめて納得する。ことに精神科の病いの場合、生命への脅威は一部の例外を除きさし当りないとされ（あるいは患者にとって肉体的な生死は当面二の次、三の次であって）、逆に「病気であること」を承認すれば、社会的なセキュリティーの大幅な減少をもたらすことが明々白々である。それだけでなく、自分の判断が原理的に信頼できず、また周囲に信頼されないことを含意しているという結論に達せざるを得ない。この承認は、病いから独立した別の危機である。

「自分はクレージーである」という認識は論理的にパラドクシカルであり、現実には深淵にまたがったような麻痺作用をもつ。そういう眼で周囲からみられていることは、多くの患者が、ただちに敏感に察知する。周囲は、自分の病いを知らされていない癌患者に対するのに似た、奇妙なあわれみと優越感を示し、混合であって、破りえぬガラスの彼方に人々がある感じを患者に与える。これに患者は苛立ち、端的に「自分はクレージーでない」と強調するか、論理的にクレージーでないことを証明してみせようとする。しかし、その行為はますますクレージーな感じを周囲に与えてしまう。たとえ複雑な因数分解を解いてみせても、長い詩を暗誦してみせても――。「クレージーでないことを証明しようとする行為」はそれ自体きわめてクレージーにみえる。まことにそれは、証明しようとすればするほどますます遠ざかるのである。

しかし、病感は多くの人々の認めるように確実に存在し、「身体」病をも経験した多くの患者は「「身体」病などものの数でない」と、たとえば自らの味わった急性虫垂炎の苦痛と較べて証言する。[3]この証言が正しければ、患者は、病感の欠如ではなくて、あまりの病感に圧倒されて、とても眼前の治療者や薬などの力では現状から脱出できそうにないという感じのために、治療を拒むのかも知れない。急性発症の際にその兄が酒を強いて飲ませて酔わせようとした場合があった。患者は兄に従いはしたのだが、結局私のところに来た。後に彼が語ったところによると、酒などでごまかせるような事態でないことがはじめから勘で分かっていたそうである。

おそらく、この切迫感のためであろうか、私は、治療への協力も、「精神」病患者は「身体」病患者以上であるまいかと思っている。たとえば服薬についてのコンプライアンス（ついでにいえば「患者が医者の言うことを聴いて実行する度合い」という意味に使われているが、語源はまさに「折れ合うこと」である）は慢性「身体」病患者と慢性「精神」病患者といずれが高いか分からないと思う。精神科において、期限を告げられないまま多種類の薬を服用し、一、二週一回、長年月通院する患者が多いのは実は驚くべきことである。「惰性など」では決してない。そして、「治療への意欲」は、漠然とした〝脅かし〟によってしか鼓舞強化されないことが多いにもかかわらず。症例報告などで「多年常同的に通院し」などという報告に接すると、私は、これは患者については何も語らず、医者について語っており、常同的に診療してきたことを自白しているに等しいと考える。「常同的に通院する患者」など存在しない。なってみればすぐわかることだ。

ここで、患者の権利と義務とが治療者のなすべき仕事をおのずと指し示すことを言いたい。まず、「労働の免除と休息の権利」および「治療を受ける権利」を現実化するのは総体的に治療者の役目である。「社会がすることである」という意見があるかも知れないが、まず家族を含めての社会に対してこれらを説得し承認させなければならない。それも治療者の仕事である。

忘れてならないことは、患者の「義務」もまた、それを現実化するのは治療者の仕事でもあるという事実である。「治ろうとする動き」とはどういう方向にむけての努力なのかを示さなければ患者が彷徨的になったり、絶望しても、ふしぎではない。また、「治療への協力」「患者は非協力的だ」と医者がいうのは逃げ口上だとされても仕方がない。しかし、これらについて患者にわかることばで過不足なく、また患者を脅えさせずに告げることは、かなりの工夫と努力を必要とする。しかしこれは精神科医（いやおそらく医者すべて）の基本的訓練の一つであり、この工夫と努力は臨床医をおのずと進歩させる。

2 「働くこと」あるいはそれへの促しはつねに治療的だろうか

労働の免除が保証されている期間にも、病者、とくに長期間病む患者が、将来働く意志があり、働く必要があるならば、その準備は、治療の後半から始まる。これをリハビリテーションといい、その時期をリハビリテーション段階[4]というのは、もっともなことである。しかし、いくつかの留保が必要である、と私は考える。

第一は、アメリカの精神科病院からの患者大開放[5]以後の経験であるが、治療の後期においても、狭義の治療はリハビリテーション（生活のパターンを——労働を含めてもよい——身につけてもらうことだ[6]）、あるいはソーシャル・ワーク（「世に棲む患者」でありうるように援助することでもあろうか）によって置き換えられないというサーバンの結論[7]は、ニューヨーク州の半ばの地域における十年間の追跡調査にもとづいている。わが国においても、社会復帰病棟は、治療陣が手薄であり、中間施設というに近いものであるところが少なくない。否めない印象である。

第二に、リハビリテーションは、単純に「働くこと」に向けられたものでない。それは、人生のもつ多様性にむかって患者の個々の人生を開こうとするものであり、したがって単なる職業教育ではない。身体病のリハビリテーションは精神科のリハビリテーションよりも全面的な生活の取り戻しをめざしており、これは精神科医が見習うべきことではあるまいか[8]。

第三に、リハビリテーションが狭義の治療およびソーシャル・ワークの代わりにならないということからの当然の帰結だが、リハビリテーションの目標をただちに治療目標と等置するのは正しくないだろうということである。

これをわざわざ言うのは、リハビリテーションの一部である「働くこと」が、広義の治療目標と同じ意味として掲げられていることが少なくないからである。極端な場合、「働くこと」が、患者にとっても家族にとっても、いや医者にとっても「治ったこと」とほぼ同じにみられてきた。

これは一見もっともらしく見えるが、実際は、さまざまの混乱を生み、長期的には再発促進的な見解であるとさえ私は思う。むろん、病気が治れば、多くの人々は、他に事情がなければ働こうとするであろう（倫理的に働か﹅な﹅け﹅れ﹅ば﹅な﹅ら﹅な﹅い﹅のではない）。しかし、「働ければ治った」のでは決してなく、それは一つのステップである。なるほど多くの慢性の病いと同じく、治っていなくてもある程度は働くことができる。働きつつ治すのは、多くの慢性病においてありうることであるが、この場合も「治療優先」が社会によって保障されている必要がある。しかし、「働くこと」と「治癒」とをイコールとすることは、「服薬しないこと」と「治癒」とをイコールとするのと並んで、患者自身も周囲も陥りやすい誤りである。その結果は無益な焦慮であり、性急と挫折である。

まだしも「服薬」についてならば、多くの人は「薬さえ飲まなければ治ったことになる」は患者の誤りだとわかるであろう。しかし「働くこと」となると事は格段に曖昧となる。「働けば治ったことになる」は、周囲の圧力があってのことだ。患者が自分の考えのように語ることもあるが、その口調には復唱するような感じがないか？　「働けないこと」をめぐって、患者は慢性のおとしめを受けつづけており、そうでなくても深く傷つけられた自尊心の回復をめざして、多くの患者は無理にでも働こうとする。

「ほんとうに働くことってそんなによいことと思う？」といってみると（信頼関係の前提下に）患者はこの辺りの機微を語る。しかし、患者であろうとなかろうと、このような労働は長続きしにくいだろう。[9]

「働くこと」に触れて、それが治療的なのは、健康化を促す限り、すなわち治療者は決して匙を投げていない、というサインである場合であり、もちろんこのことばによって患者を追いつめない場合だけである。そして労働は心身の余裕と生活の基盤を確立する以前に無理強いするべきことではないと付言したい。

書いてみれば、わざわざもののしく主張するまでもないことにわれながら思えるけれども、この主張は予想外に強い抵抗に遭う。一つは物質的理由にもとづくもので、「そのような悠長なことは経済的に言っていられない」「人生はもっときびしい」という反論である。この反論にはもっともらしいところがあるけれども、私の観察では、これは「病者の権利」の否定であり、どのような社会のルールにも反している。早すぎる労働再開は長期的には再発、慢性化への途を、したがってより大きな経済的損失の途をひらくことが多いのは、結核と変わらないと思う。

ところで、患者が回復してきて、本人も家族も「働き」「働かせ」たがる時、そこで冷静な立場に立っておれるのは治療者だけである。「十分手元に引きつけておいてから矢を放つ」ような気持でいてちょうどであるとは私の経験からの結論である。

物質的な意味合いからの反論には、「労働はやむなくするものである」「この世に生きるために支払わなければならない税金のようなものである」という現実性がある。けれども「お前と同級生の誰彼はもう何々の役についてかくかくの収入を得ているがなあ」という家族の嘆きとなれば違う。これは家族の願望と幻滅が混じっていて、ほんとうの経済問題ではない。この延長上にある問題は労働をめぐるイデオロギーともいうべきものであって、「働くとは良いことである」「働かざるもの食うべからず」というたぐいのものである(日本国憲法にも「国民の勤労の権利と義務」の規定がある)。しかし、この種のことばを一般に病める者にむかって放つのは控え目に言っても心ないしわざであろう。最後の一句はパウロのことばであり、労働する人々が卑しめられていた古代ギリシャ・ローマ世界のことばである。

この種のことばは、しかし、家族はもとより、治療者あるいは福祉担当者も不用意に使いがちである。これはどうしたことだろうか、彼らは一面では「精神」病を、声をひそめて語るような重い病いとしつつ、同時に根づよく「病者怠け者」説を採っているのではなかろうか。この思想は、近世の西欧が「魔女」を焼くことを止めて、その代り「働かざる者」すなわち浮浪者、売春婦、精神病者を労働改造しはじめたことにはじまるものであろう。それは十六世紀後半、カルヴィニスト・オランダの「糸繰り場」「木挽き場」に始まる。それが近代精神病院の暗鬱な起源であって、十八世紀になると多くの西欧精神病院は着実に収益を挙げていた。跡形もなく消滅したとはいえ、十世紀のアラビアの精神病院が「休息、音楽、水浴」をモットーとしたと聞けば、こちらにはプラトン哲学の「メランコリー」治療の考え方の影が感じられるとともに、この沙漠の商業民族はオアシスの持つ救いと療しとの意味を身をもって知っていたという気がする。もっとも、西欧でも刑務所モデルと並んで修道院モデルも存在した。

労働は神聖であるか、というたぐいの議論には巻き込まれないでおこう。(10) その内容は狩猟採集民社会と農耕社会とでは違ってくるのである。

3　一般に人は何のために働くか

マージャンにおいて有能でありながら簡単な労働ができない患者が存在する、という指摘は、たしかに一つの設問ではあるが、それを解く前に、そもそも人は何のために働くかを考えてみよう。[11]

第一の目的は言うまでもなく「金銭取得」である。これが労働を限界づけ、健康なものにしている大きな一要素である。[12]ただし、貨幣取得は当然、欲望の充足をめざすか安全感の増大をめざすかである。一般に両者の混合であるが、患者の場合、もっぱら後者である。わずかな期間にかなりの収入を得た患者もいるが、[13]その強力な動機づけは威信でも所有欲でもなく安全保障であり、彼は税を支払ってから「これでいつでも病気になれます」と語った。この安全保障感の増大は当然彼を病いから遠ざける力を発揮した。一般に患者が作業で得たわずかな賃金の貯蓄率は異常なほど高い。浪費家はいないも同然である。これは患者と馴染みになればすぐ分かることである。しかし同時に、大多数は決して単なる溜込み屋でない。ただし、もっぱら安全感の増大にささげられた貨幣取得は心理的にも現実的にも満足感に乏しい。

第二の目的は、何らかの職についていると「社会への安全通行証」が与えられ、これが安全保障感のもとになることである。これは、わが国の文化においては強力な切り札である。患者は――躁うつ病圏の人と反対に――一般に何かの組織への帰属感に強烈なプラスの感情を感じてはいないように思う。患者は現在の勤め先を――その社会的威信の如何とは別個に――躁うつ病圏の人と違って気恥しそうに、あるいは気乗りのしなさそうにぼそぼそと語る。彼らが勤め先の「格」を誇るのには全く出会わなかった。たとえわが国第一級の会社であっても、である。しかし、彼らも「寄らば大樹の陰」ということは理解しており、必要なものであることは認めている。

第三の利益は、自尊心の増大である。もっとも増大というより自尊心低下の程度の減少である場合が多いかも知れない。これは社会に大きく規定されるが、現代のわが国においてはおおむね「働くこと」は自尊心の減少を招かないであろう。もっとも問題は残る。もっぱら働くことに自尊心を置く生き方は、偏った危ういところがある。病み、老いた時、その人の精神健康はどうなるのであろうか。仕事の出来不出来によってその人の自己価値感情は株価のごとく上下しないか。とくにわれわれの患者の場合、病いのために再び働けなくなることが実際にありうるので、度重なる自尊心の低下は、長期的には回復困難な自尊心喪失に陥る可能性を強めると私は思う。そして患者であろうとなかろうと、自尊心を失くした人間は自他ともにとって不幸な、始末に困る存在でないだろうか。

私は、患者の自尊心は「治療という大仕事」を行っていることに置いてもらうのがいちばんよいと思う。それは治療優先の原則にもかなったことである。「君がブラブラしているなどとはとんでもない」「君が意識してもしなくても君の身体は治療という大仕事をしつづけている」ということを本人と家族の前で告げる治療者がほんとうにそう思っているならば、また病者の中にあるものへの畏敬を失っていないならば、そして、おのれがこの患者の「治療という大仕事」に関与し一種の共同作業をしていると考えているならば、このことは多くの患者に通じ、少なからず家族をも動かす、と私は言うことができる。癌患者に医師はそう言うではないか。なぜ精神科ではいけないのか。

さて、「働くこと」に戻って、第四の利益は、ほとんど身体感覚的な「機能快」（Funktionslust）とでもいうべきものがある。成功した外科手術後のビールはうまく、精神科医でも一仕事したあとは快い空腹を覚える。これは「働く」という「ケ」に潜む「ハレ」の面すなわち祝祭的な要素である。機能快を味わえるような労働が、リハビリテーションの中でも味わえるなら、と考えたい[14]。

第五の利益は「働くこと」にひそむコミュニカティヴな価値である。何かをつくる、ということ、何かの仕事を達成するということを媒介として生まれる生き生きとした対人関係は積極的なメッセージをはらんでいる。これは、第四のクリエイティヴな（一人関係――自己関係――的な）「機能快」にどこかで通じているであろう。

第六の利益は「休息」を引き立たせ、「休息」を深いものにするということである。これは意外に本質的なものである。「あそこまでやったら休もう」「ビールがうまいだろう」という動機づけはかなり順位が高く、またなくてはかなわぬものだと思う。生理学的にも「反跳現象」といわれる休息の深まりは生理学的に証明されているのではないか。快く「休む」ために働くということである。リハビリテーションの科学はまず休息の研究ではなかろうか。

第七は人生のメリハリを与えるものの一つである。ただし、あくまでその一つであって、それ以上ではない。

第八は対人関係体験の一つの基盤である。これは周知のことだ。

このように見てくると、リハビリテーションにおける「マージャンはできるけれども働けない患者」の存在は、それほどふしぎではないであろう。第一に患者の賃銀報酬は一般に少なく、威信あるいは自尊心への向上、帰属による安全保障感の増大も、B級労働者あるいは恩恵的労働者である限りさほどの動機づけとならないであろう。機能快、コミュニケーションの増大となると区々だろうが、一般にそう高くなさそうな気がする（休息の深化以下は周囲の配慮如何で変わることであろう）。全体としてみれば、どうも患者がマージャンという複雑な四人ゲームをやれるということは、患者をもわれわれをも勇気づける面と、働くことも休息することもできないところに封じ込められてしまっているという面があるのではなかろうか。

4　「働く人」としての非患者と患者

人間のさまざまな労働をじっくりと観察する機会は存外ないものである。関与的に観察する機会はさらに乏しいであろう。非常に単純な、たとえば菓子折りつくりのような仕事しか、なかなか体験できない[15]。

この限界を認めていただいた上で、非患者の労働を観察する時、そこには驚くほどきめ細かに休息が織り込まれているのを発見する。忙しそうに働いているサラリーマン[16]を観察しよう。彼は次々に書類を片付け、電話に対応してゆく。しかし、その間に彼はタバコに火をつけ、お茶を一杯のみ、「やれやれ」とか何とか言って椅子に坐り直して椅子をくるくる二、三回廻し、同僚に軽口を叩くだろう。トイレに立つ途中で窓外に目を走らせて何十秒か佇むかも知れない。その帰りに一寸別の課へ廻り道するかも知れない。用などはその気になればすぐ思いつくものだ。

なるほど、すべての労働がこうではない。たとえばキー・パンチャーをみれば、こうはいかない。そこでは腱鞘炎が多発するので比較的頻繁に休み時間をとらねばならぬようになっているはずである。一般に、近代労働において管理者と労働者とでは休息へのアクセス性において相当以上に落差がある（バートランド・ラッセルは労働を分けて、「物体をA点からB点へ移動させる労働」[17]と「それを監督する労働」[17]と呼び、なぜ後者がよいとされるのかをいぶかっている）。現実に労働者の方がきゅうくつである。休息の自己管理性の差である。管理者は自分の休息をも管理できるのである。もっとも精神健康を維持しようとする人間の心理的傾向性はきわめて強力なので、いかなる職業でも監督者に知られない「ささやかな遊び」と「ひそかな楽しみ」があるのがふつうである。奴隷労働にさえそれはある。

私が強い感銘を受けたのは前近代労働、具体的には山林伐採の老練な労働者たちであった。彼らはアルバイターの私の性急さを戒めつつ、ほとんど禁欲的なほど小さな歩幅で膝を高く挙げて山道をゆっくり登った。十分「食休み」を取り、最後まで汗をかかないで仕事を終えて山を下った。長老格の人々の話は面白く、若者を退屈させなかった。

ところが患者は、世馴れぬためか、見とがめられることを怖れる心の習慣からか、とにかく、このようにきめ細かに休息を織り込んだ労働は苦手のようだ。むしろ、彼らは休息が不得手で、そのために結果的に働けないと言ったほうが当たっている。実際、休息時間も、仕事のあとも、緊張がつづいている。非常に強く動機づけられた患者の仕事ぶりは、ほとんど休息抜きの労働であり、しかも非患者よりも長時間続くことがある。信じられないかも知れないが、患者の仕事話が延々と続き、聴く者のほうが先に参ってきて、「もういいや」という気持ちになりかねない。それは患者が十分動機づけられた時に示す持続力である。しかし、その翌日、翌々日の患者をみれば、疲労困憊の挙句、時には微小再燃さえ来たしていることが稀でない。[18] 患者の「動き」のパターンは、どこか、あとのことは考えずに（あるいは考えている余裕なしに）高山に、それも迂回せず、休息もとらないで、いわゆる「鉄砲登り」をする人に似ている。あるいは、呼吸でいう「肺の死腔」がないといおうか「二重底がない」といおうか、とにかくエネルギーを最後まで使い尽くしてしまうような働きとなる。いつも〝火事場の力〟を出しているようである。単純作業ですら、能率がうなぎ上りになることがあるが、これは挫折、放棄、時には再発の前兆である。

ふつう人目にふれるものは動機づけの弱い「だらだらした」労働が多かろう。しかし、それは生命保護的なのかも知れない。過度に動機づけられた労働は、しばしば心身破壊的だからである。

5　「働く患者」の前提

「働く患者」は、なお患者である。したがって「働くこと」については試行錯誤が大幅にゆるされてよいだろう。また「治療優先」の原則下にある人である。社会的に〝正規の職〟であってもなくても同じである。

まず、患者が「働く」ための前提を考えたい。それは、生産活動をその一部とするリハビリテーションが踏むべき順序を踏むということである。

そのための私なりの提案は、次のとおりである。

第一に、生活再開活動を、経済活動を含めて、何よりもまずコミュニケーション活動とみるという提案である。[19]

このようなテーゼから出てくる一つの結論は、いささか意外かも知れないが、貨幣取得（生産）活動よりも貨幣消費（購買、贈与）活動を先行させるべきであるということである。

それは、一般に生産活動よりも消費活動のほうがコミュニカティヴおよびクリエイティヴな価値が高いからである。

貨幣取得活動は一般にごく少数の比較的固定した人間と共にする拘束度の高い活動である。大規模な活動でも、個人の周辺には少数の人間しかいない。そして、一般に単調な、ほとんど強迫的なまでに反復的な活動が多い。外部からは祝祭的にみえるものも、当人にとっては、大部分が単調である。たとえば、医者の仕事は一部の人間が羨しがるようなものではなく、汚物相手の単調な労働が多い（精神科医にしても〝心理的汚物〟相手の仕事である。――患者との共同作業であることをわざわざ言わねばならないだろうか。そのことは精神科医の特権ではない[20]）。

これに対して、消費活動は、より多数の、より自由に選択しうる相手と共にする、拘束度の低い、多様な活動である。お菓子づくり、料理など、消費のための生産に移行するということが入ってくるからにはなおさらである。片づけ、掃除だって十分クリエイティヴであり、コミュニカティヴな場で行われることが多い。そしてこれが人間の再生過程で、一般に生産活動に先行するのも自然であろう。

個体は、子どもとして一般に家族の消費活動の一部に受動的に参加することから始め、ある時点から独立した消費活動を開始するようになり、家族の活動の一部である場合も、より能動的（お使いなどとなって、次第に自立的な部分が拡大し、完全に自らを中心とする消費活動に達する。

家族的生産活動の一部を荷うことは農漁村あるいは家内工業では普通である。そして、はじめは周辺的労働か本業の見習いかであるが、心身の機能快の多い労働であることが多い。しかし、都市生活者にとっては、消費活動の完全自立後も、生産活動（貨幣取得活動）はなお自立的でないことが多く（親からの援助あるいは親の家計への寄生）、結婚まで、あるいはそれ以後まで自立が持ち越されることも稀ではない。勉強が家事への参加に優先する青少年の日常はモノクロームになりがちである。

いずれにしても、新しい段階へ進む「初体験」は重要な祝祭的出来事である。実は貨幣活動においてよりも、消費活動（購買あるいは贈与）においてこの祝祭性は著しい。われわれは、はじめて自分ひとりで買い物に出た日、ひとりで切符を買って電車に乗った日の、てのひらを汗ばませる体験を思い出すことができる。そして子どもたちの経済活動は、少なからず贈与という重要なコミュニケーション活動にあてられる。これは、長じて友人あるいは恋人、さらには配偶者、家族との重要なコミュニケーション活動の一部としての贈与に成長するべきものである。もっとも、このような活動の段階的発達に、発病前の患者はすでに欠けるところがあるかも知れないとは、公立リハビリテーション・センターを運営した経験を持つ小山内実氏の示唆である。(21)

消費活動はそもそも「選択」という重要な活動の大きな一環である。患者はしばしば選択が苦手であり、選択を回避しようとしたり、盲目的な選択を行うことが少なくない。しかし、貨幣消費においては、不安を伴うことなしに模索、試行、中止、やり直しが大幅にできる。一般に、現在わが国では買い手のほうが優位に立ち、選択権を持ち、また過程も結果も買い手に威信と余裕をもたらすことが多い。精神科病院の前の商店でも、ものを買えば患者に然るべき礼とお愛想の一つぐらいは言う。むろん、こういう体験は精神健康にわるいものではない。

このように消費活動は生産活動よりも一般に密度の高いコミュニケーション活動ということができる。[22]やりとりされるものは金銭と商品だけではない。ことばと微笑であり、さらに一種の〝呼吸合せ〟(tune-in)のごときものがある。この対人的やりとりが快感を伴わなければ、買い手の足が遠のくほど、それは重要な要素である。そして、生産活動にまさるとも劣らず、余韻を楽しむことができる。理髪師とのやりとりを面白そうにいつも私に話してきかせる患者がいた。老理髪師の前で彼は病者であることを話し、病院の体験すら語っていた。

さらに、生産活動は、有効な消費活動につながることによって、はじめて満足の源泉でありうる。そうでなければ、貯蓄も含めてそれは実は安全保障追求活動なのであって、直接の満足をもたらすものではない。現実にも、生産活動の再開を先行させれば、非常に殺風景な生活を営む人になることが少なくない。

すなわち、消費のための探索活動は「生活視野の拡大」となる。これに対して生産活動は「世界の一隅への順応」といおうか。外泊の時、実に多くの患者が百貨店へ行く。それは「世界の縮図」であり、また、マン・ウォッチングの好猟場である。人に見られないと分かれば患者の多くは第一級のマン・ウォッチャーである。それは語られざる彼らのホビーである。たとえば長期入院患者は医療従事者の行動特性や個人的事情を知りつくしている。

この探索活動は単に消費に終わるものではない。私がすでに述べた「オリヅルラン」型の生活基盤拡大をもたらす。逆に、この拡大は一般に小消費を行わなければ困難である。行きつけの店をつくるのも、一寸電車にのって出かけるのも小消費を伴う。小贈与を必要とすることもあるだろう。贈与は安全保障確保のための活動でもあるが、コミュニケーション活動であり、「相手を念頭に置いて選択する活動」であって、これは患者の生活再開において現実吟味を高める重要な活動となるだろう。しかも、これはフィード・バックされるという効果もある。実際、患者の小贈与はコミュニカティヴな価値の高いものであることが多い。そして、このコミュニケーション活動は間接性が高く、患者の精神健康を悪化させる「正面からの排斥」に遭うことが少ない活動である。一般に間接性が高いほどコミュニケーション活動は安全でしかも内容が豊かになる。患者はしばしば「押し問答の達人」であるが、コミュニケーションにおける間接的アプローチへの馴染みは一般に患者の対人関係の無理ない発展をゆるす。そして、実際に多くの患者の好みとなる（たとえば同じく間接的アプローチであっても、より間接性の高い「手紙」に訴える患者は、もっぱら「電話」にたよる患者よりも予後がよいように思う。そして、患者は、現在のわが国では、非患者よりもよく手紙を書く人であると私は思う[24]）。

こうして、小消費活動と絡み合う生産再開の基盤づくりがあってはじめて、患者は「世に棲む人」となり、したがって生産活動をも安定して行うことができる。このことが蔽いかくされてきたのは、一つは生産の場での対人関係を中心に日常生活の基盤がつくられ、職場の同僚が友人であり、趣味、旅行の相手であり、家庭の話題の種でもあるという、わが国の主流となっている日常生活のパターンによるものであろう。しかし、わが国も、近代以前はそうでなかったのであり、おそらく急速な近代化に伴う根こぎが、職場を擬似家族的なものとしたのであろう。これは過渡的現象であって、「やむなくそうなっている」ことであり、「世に棲むこと」の狭隘化である。否定されるべきものではないが、特にすすめられるべきことでもなく、またそれ以外の可能性がない事柄でない(25)。

いま一つの障害は、「働かずにいるのに消費活動を行うことは容認しがたい」という「働き文化」のイデオロギーである。これによって、消費活動の資金が与えられにくく、また、「働いていないのに」と「オリヅルラン」型の生活基盤拡大、より一般には「生活のひげ根」とでもいうべきものが抑止あるいは断ち切られる。しかし、小消費の資金は、おそらく治療には薬物と同程度に必要であり、また、一定額を可処分的なものとして供給されてはじめて価値がある。必要な時に使途を申し出て与えられることは、患者を子どもあつかいにすることで、多分、患者が子どものようになる確率を増大するだろう。精神科医がお小遣いの額に口をはさまざるを得ないことは意外に多かった。病院や家族が代理者として消費活動を行うことは最小限にしたい。一般に小病院の回復率のよさには代理行為の少なさが寄与していると思う。

家族あるいは公共が出す消費活動資金は、生活再開のための必要な費用とみなされるべきであるが、また生活基盤を入手する努力を身につけるための投資とみなしても、あるいは「治療という仕事」への報奨と考えても、よいのではあるまいか。

ついでながら、私の経験では、患者がもっとも良質の生産活動の場を発見するのは、その人の消費生活世界のフロンティアにおいてであった。そこでの情報交換が有益であった場合も、端的にそこへ就職してしまった場合もある。実際、このような前哨点ほどハプニング（思いがけない出来事）に開かれている場合は他にない。逆に、管理中心の病院などがもっとも欠如しているのは、世に棲む人には宇宙線のごとく気づかれずに日々降り注ぐハプニングである。患者の家庭も、なぜかハプニングの少ない場であるという印象を持つ。患者がハプニングに開かれた眼を持ち、それを活用する姿勢に出ることは、長期的に重要である。それは治療の場の対話において留意さるべき点の一つである。治療開始十年以後の患者の予後は、ハプニングあるいは「運」によるところが大であるというのが私の結論である。いや、人生経路は誰でもそうであろう。

6 「働く患者」について治療者のなしうること

まず第一は、条件の整っていない患者を性急に働くよう促さぬことである。そんなことはただ屈辱感しか与えない。その条件とは、第一に、急性精神病後の「基本消耗」[26]からの回復であり、第二に、患者が疲労感をはじめとする身体感覚、余裕感や焦慮感、快不快をはじめとする一般感覚を安心して意識にのぼせうることであり、第三に、「基地」と「前哨点」を持つ生活基盤がすでに生まれていること、である。

第二は、その上に立って、なお、患者に背水の陣を敷くように脅かさないことである。「君はこれが最後のチャンスだ」「もう何回も職を変えていて長つづきしない。社会の信用もなくなるよ（われわれも見放すよ）」などと付言することは、挫折へと患者を促しているようなものである。「背水の陣」でなく「逆櫓の構え」が患者の精神健康に必要である。つねに、就職の「実験的性格」を患者にも家族にも強調し、家族の前で「合わぬと感じたらすぐやめるのがよい」「就職試験の朝イヤな気がして、その場に近づくほど強まったら、さっさとやめてよい」「それで実験のデータが一つ得られた。実験は成功です」「世間への義理は私があずかっておこう」と言うのが習わしである。このときに実験精神を病者と共有している限り、パターナリズムをまぬがれるか最小限度に抑えることができる。一般に模索と試行を大幅に認めることを明言し、かつ態度で示す（たとえば「アルバイト」を数多く経ることは、いきなり「正社員」になるよりよい）。実際、第一の条件を満たしていれば、数日でやめるという例はほとんどない。

第三は、患者の選んだ職ほど結局成功率が高いことである。早すぎなければ、患者の選択はそう現実離れしていない。早すぎる証拠は、患者が同時に、あるいは頻繁に、方向性の区々な提案をすることである。これは「模索期[26]」であって、小実験は承認し「実験」として支持するが、〝大実験〟は「三週間待って君が同じ気持なら」と待つことを提案するのがよい段階である。

第四は、労働それ自体の価値についてはアンダーステートメントを行うことである。「働きたがる患者」にはむしろ冷水をかけるくらいがよいと思う。真の動機づけが強いのでなく、安全脅威感に駆り立てられてのことが多いからである。「働くために働く」ようにすることは、はかない。たとえば、家族に十分な不労所得のある患者を働くことに向って動機づけることは実際やれるものではない。周囲が「いつまでも頼っていられない」「ひとりになったらどうするか」といっても、不安と緊張を高めるだけに終わることが多い。そして非患者であっても、そのような未来には漠然とした不安を持っているが、それはさし当りどうしようもないものである。

第五は、休息のほうを重視することである。「休めないが働ける」者は、いれば怪物である。したがって「安心してひとりでくつろげる」「不意に誰かが侵入してこない」場を持たない人間は働けなくても自然である。すなわちこれは「働くことの限界づけ」である。これを告げられない患者は、「働くこと」について非常に不幸な誤解をしやすく、現実に長く働きつづけられない。休息によって限界づけられていない労働は、結局、生活の中に位置づけられず、したがって生活に統合されない。彼が働いているとしても、それは表面的な悲しい対社会的糊塗にすぎない。

一般に働いていない状態を大幅に承認している文化、たとえば漁期や天候によって、時には胸さわぎによって舟を出さないことが承認されている漁村や、船が入らなければ働くわけには行かない沖仲仕の文化が核になっていた港町では、農村あるいは大企業地帯よりも患者の受容性が一般に高く、社会復帰がしやすい印象がある。(27) また農村は、たとえば漁村に比べて「オリヅルラン」型の生活基盤がつくりにくいところにみえる。(28)

第六は、休息をきめ細かにとりにくいという患者の短を補うために文末の付録（二七五―二七七頁）のようなアドヴァイスを行う。これは勤めのはじめ、一般に顕著な生活再開にあたって一種の「贈り物」のように、しばしば目の前で紙に要点を書いて渡したりしている。

第七は、気ばたらきを強いられる職場はできるだけ避けることである。私は、実験的見地から必ずしも止めないが、わが国の社会復帰のハードルの高さにこれがあると感じている。実際、わが国の精神科医は、非常な精度で治すことを要求されていると私は思う。「どこか目つきがおかしい」「姿勢がしゃんとしていない」と周囲は追究する。精神科医もいわゆる「欠陥」に過敏となる。実際、わが国の精神科医ほど「欠陥」を云々する者はないのではなかろうか。残業が必要な職場も避けたい。労働時間の長さよりも、いつまで居残るべきか、誰それよりも先に帰ってはまずいなど、決定を「気ばたらき」的に決める場合がとくにそうである。

第八は、治療継続について合意に達しておくことである。職場や親戚、友人に「薬害」などについて患者に説いて——しばしば無責任に——治療を中断させようとする人が時々あって、生活周囲の拡大とともにこういう人に遭う確率が大となる。こういう人が、患者の生涯にわたって影響のありうる決定を、患者に代わって下しているということを自覚しておられればよいのだが。

第九は、すでに述べた理由によって患者の自尊心を「働くこと」に置きすぎないことである。そのような仄めかしは一切避けるほうがよい。「治療という大仕事」をしていることが患者のもっとも安定した自尊心の根拠となりうるものである（これは患者が意識的にしているだけでなく、何よりも先ずその無意識が、身体が、生命が行っていることである）。そして、治療は何よりもまず病者の「権利」である。これを時々思い出してもらう必要がある。それを治療者が伝えるには、ていねいに、なつかしそうに、「おお」などといって迎え入れることになればよい。

第十は、不規則な時間帯の勤務、とくに夜勤は避けたい。つまり睡眠の保証がなされない職場は精神健康によくないということである。もっとも一部の患者は夜警としてつとめられるようである。対人関係の少なさと、昼間の睡眠は浅いけれども夜間より不安が少ないためであろうか。

7　おわりに

私の提案はまったく現実主義的根拠によるものにすぎない。精神科チームが不備であった時代の賜物として、医師がリハビリテーションもケースワークも行ってきたことがこのようなプログラムに私を導いた。一つの目安は「自分ができそうにもないことをひとにすすめない」であった。むろん逆は真ならずである。

付録――仕事のみならず、一般に顕著な生活再開に当っての助言

一　同時に新しいことを二つ始めない。それは、ヤマ場が重なったら、一つずつなら越せるものでも越せないということがあるからだ。"One time one thing"（小田実のモットー）

二　一日のうちでは、午前一一時ごろと食後の二時から三時くらいは、疲れて眠くなるのが自然であること。この根拠としてはいろいろな説を労働科学から引用できるだろうが、とにかく、一日をのっぺらぼうな時間と観念するよりもよい。患者は「超正常人像」に照らして「自分だけが疲れる」「昼食後ねむくなるのは自分だけだ」と考えてしまうか「薬のせいだ！」として廃薬することが少なくない。

三　仕事をはじめた第一日は一週間ほど長く、第一週は一カ月ほど長く感じる、これがだんだん短くなる。そうならなければ、ひょっとしたら仕事が合わないのかも知れない。

四　七日目、三〇日から四〇日目、九〇日から一〇〇日目、それから三カ月ごと、一年目。このあたりは疲労しやすく、仕事をやめたくなる。しかし、それは自然なことで、一時的であり、調子を少しおとすか、いっそ休むと、また力が出てくる。だから「もうダメだ」と思う必要はない。一年もてば三年もつだろう。あとは仕事との合い性である。

七日とは、あるところの就職放棄のピークより少し前をとったのだ。三〇―四〇日は、戦後一時期の労働争議期間の平均と戦争医学において古参下士官の起こす〝戦闘消耗〟までの期間、三カ月は多くの生理的周

期でもある。仏教の初七日、四十九日、百箇日、一周忌と重なるのは偶然かも知れないが、あるいは「喪の作業」の節目に関係者一同会合し、ごちそうをたべて励まし合うという機微があるのかも知れない。中里均氏は別の周期（一〇日、三〇日、三カ月）を提出しているが、大差はなく、いずれにせよ時間はのっぺらぼうでないほうがよく、一時的なものを恒久的と考えやすい悲観論者である患者への支持となる。実際、患者が疲労を訴えてきた時、数えてみるとその時期に当たることが多く、「予見されていたことだった」という発見が患者の気持を大いに軽くしているようである。たまたま、私の周期に従えば、四月から新しいことが始まる場合、順々に「五月の連休」「お盆」（新暦）、「秋の〝シルバー・ウィーク〟」（運動会や文化祭も休みやすい）、「正月」に当たり、めだたず手が抜けることになる。

五　「一日の苦労は一日にして足れり」は理想かも知れないが、四八時間で〝収支〟を合わせれば、まず大丈夫である。つまり、一日やりすぎたと思ったら翌日は手を抜く。一日睡眠不足なら翌日はさっさと寝る（多くの非患者があまり意識せずに実行していることだと私は観察する）。

六　二日睡眠不足がつづき、三日目に頭が冴えてきて「今までの自分は半分寝ていたようなものだ、今こそほんとうの自分がついに生まれた」と思ったら、それは残念ながら行き止まりの途に入りかけたので、すぐ来てほしい。一般に寝不足の頭で考えたことは、よく寝た頭で考え直すと、がっかりするほど大したことがないようで、これは経験がおありではないか。この辺に気をつければ、まず再発はしない（「再発の怖れ」への限界づけ）。たいていの人間は二日も眠らなければ欲も得もなく眠くなるもので、ますます冴えるのは長所のようだが、長所とみえるものが危ないことはよくあって、病気になるならぬの差はもとを辿れば紙一重かも知れない。誰しも弱点の一つや二つはあるもので、それを心得ているかどうかだ（患者の自尊心を低めない表現を考えている）。

七　楽しいことも、それなりに疲れるものだ。成功した旅行でも、友人との談論でも（向井功氏の示唆）。

八　治療という大仕事を別に続けながらであるから、他の人並みの仕事をしていることは、その人よりも多くの仕事をやっていることになる。無理がかかってもふしぎでない。無理に人並みを心がける必要はない（こういうとかえって患者の能率が上がるようである）。

九　薬は無理していなければ、水のように何とも感じず、無理をすると眠くなるように処方する。無理をしても一寸それを感じるのが遅れるところがあるのを薬で補っているわけだ（思い当たるふしのある患者が多い）。眠くなったら「休憩しなさい」という信号と思って、できればひそかにでもそうしてほしい（そしてそのような処方のポリシーをとる）。

十　薬はだから保険のようなもので、だんだん身体からの警告が分かるようになると必要性は下ってゆくから、教えてほしい（実際にそれが分かるようになった患者から応時服薬に切り替えてゆく）。

文献と注

（1）Parsons, T.: *The Social System*, New York, The Face Press, 1951, pp.428–479. ただし Leigh, H. and Reiser, M. F.: *The Patient — Biological, Psychological and Social Dimensions of Medical Practice*, Plenum, New York, 1980 より引用。

パーソンズの原定式は、

一　通常の社会的役割の責任免除。

二　自力によってよくなることが期待しえない——すなわち他者に依存する権利が正当化される。

三　病んでいることを望ましからざる状態であるとし、〝よくなりたい〟と希求する義務。

四　有効な治療技術を以てする援助をもとめる義務。

で、パーソンズはこれを普遍的な sick role とした。本文にあるものは、著者の再定式化である。

（2）これはむろん慣用に従ってのことである。

（3）一般に自分の病気をもっとも重要あるいは重大な病気とみなすという、あらゆる病気の患者にみられる現象とは違ったもっと直接的なもののようである。

　少なくとも精神の傷は肉体の傷よりも永続する。「四〇年前の心的外傷は些細な刺戟、たとえば一片のハガキを目にすることによって受傷当時の苦痛をほとんど完全に再現しうる。肉体の傷にこういう現象はあるのだろうか」（ヴァレリー『カイエ』にこの意味の記事がある）。

　どういう病感か。こういうものには準備されたことばはないが、「奇妙なきゅうくつさ」（自由ということが考えられない、偶然ということも）、「ある時からすべてがさかさまになった」（星野弘）、「蟻地獄におちこんだような」「頭の中がいそがしい」（神田橋條治）、「何のためにあせっているのか分からないがあせりの塊」（feeling of urgency――サリヴァン『精神医学の臨床研究』）、「考えようとしても沢山の堅い塊に当ってうまく考えられない、ちょうど石の多い土地に鍬を入れようとする時のように」など。私は『分裂病の精神病理8』所載の論文において、発病前後の病感に迫ろうと試みたが、ある患者によると、もう一つ先があって、それを踏み破って奈落に落ちるのが発病だそうである。発病と同時に自己治療的な過程と破壊的過程がからみ合いつつ進行し新しい病理をつくる（「もがけばもがくほど変なことになる」「一つの問題を解決したかと思っていると、その間に三つくらい問題がふえている」）。このような認識、しかも患者にも通じることば――かぼそい架橋であろうが――によってそれを語ろうとする試みは、患者が絶望しないための対話に必要である。

　古典的（正統的）精神医学の「統合失調症」の項は、患者が読めば「外から見れば自分はこう見えるのか」といぶかしく思うであろうし、力動精神医学の公式は理解不能であろうし、人間学的精神医学の説明は絶望をさそうであろう。いずれも、漠然とおとしめられている感じを抱くであろう。むろん、一部の患者には「知性化」の道具ともなるであろう。まだしも生物学的精神医学の説明がましかもしれない。何からまく言いくるめられている感じはあるにしても――。

（4）『分裂病の精神病理10』所収の村田信男論文。
（5）一九六四年以来、五〇万床から一五万床へ。
（6）『分裂病の精神病理8』所収の小山内実論文によれば「生活を自らの手に奪い還すこと」。
（7）Serban, G.: *Adjustment of Schizophrenics in the Community*, Spectrum Publications, Jamaica, N. Y., 1980.
（8）身体障害のリハビリテーションは、「表面だけのかっこうをつける」在来型から、基礎から積みあげてゆく方向、たとえば、系統発生の跡を辿りなおそうというドーマンの尖鋭な主張などにみられる方向に進みつつある。そういう眼でみると、狩猟採集民の文化にまず学ぶべきか。特に得たものの分配法と料理法である。一般に、精神科医は身体障害のリハビリテーションを先進医学として学ぶところがもっとあってもよいと思う。

（9）　精神科リハビリテーションにたずさわるものが、「健康者は働く喜びを日々感じている」かのように患者を「指導」することはいくぶん偽善的である。それにとどまらず、患者が誤ってリュムケの指摘する「超正常人像」を持つように促すものである。多くの慢性患者が、「正常人」とは、いつでも働く喜びや生き甲斐を感じ、いくら働いても疲れず、どんな人ともよい対人関係を結べ、話題につねに困らない人間であると思い込んで絶望している。これは治癒への途をはばむ余計なものである。この「超正常人」像に照らせば、いかなる人の生も無残なものであろう。少なくとも、患者が、「正常人であること」が、そのようなお伽噺のようなものでない、あまり見栄えのしないことを知ることは、現実吟味を高める方向への一歩であろう、もしあまりシニシズムとともに語られるのでなければ。私は、成人の一部が子どもに対してみずからを現実よりもりっぱな、力あるものに見せつけたがるように、患者の周囲の人々の一部は、同じように、現実よりも「超正常」的なみずからを患者に誇示しているのではないかとひそかに疑うものである。病者を、一般に弱者をおとしめたいという衝動はあまり自尊心の高くない人の間では結構みられる。そういう人の中に治療者が加わっていなければよいのだが。

蛇足であるが、これが単純作業を患者がしてはいけないという主張であるかのように誤解されては困る。作業それ自体は、状況によって、患者によって、有益でも有害でもありうる。ただ、それに非現実的な後光を添えて患者を幻惑しないことである。患者が楽しくないことを楽しいと錯覚することはまずないが――彼らは催眠のかからない人たちである――、「正常人はこれを楽しんでいる」と間違うことはありうる、少なくとも慢性入院患者は。

（10）　私の、家内労働を除く労働の初体験は〈勤労動員〉であった。

（11）　こういうことをわざわざ考えてみる必要があるのは、私を含めて、精神科関係者の一部がかなり世間知らずだからであろう。

（12）　無給で働いている人には病人は正当な苦痛を言うことができない。熱心なヴォランティアが丸一日でなく半日来てくれるならば、もっとよく自分で自分のことをやってみようとすることができるだろうに、とある老病人が、ある時、治療者に打ち明けたそうである。治療者はヴォランティアに話したが、断わられた。半日にするためにはかなりの根まわしが必要だったそうである。実際、老人は自分の言の正しさを立証したのだが、そうでなくとも実験的に状況を変える好機であろう。こういう話をきくと、ヴォランティアなどの「昇華」が潜在的には病的現象でありうるという、アメリカではかなり反撥されたサリヴァンの主張がもっともと思えてくる。わずかの金額でも支払うほうがよい。

(13) 高度成長時代である。彼はセールスマンであった。ついでながら、患者は必ずしもセールスマンが苦手ではない。まず、休息ができるからである。治療後の新規就職で、三交代二四時間のベルトコンベヤ労働(自動車製造)に適応した私の患者は一人である。このほうが離れ業である。彼は提案箱に年数千回の提案を行い、何回か賞をとった。周囲の見る眼が、こうなると変わってくる。彼は孤児の女性と結婚し、よい家庭をつくって、定年後の今も賀状が来る。しかし株を操作して生活している患者のほうが多い。これは患者の慎重さ、微分回路的認知などに適している。株の売買では躁うつ病者やいわゆる正常人の多くのほうが、人に追随して損をするようだ。もっとも、不意打ちには弱く、スターリンの死に際しての暴落で発病したという患者を診ていたことがある。

(14) 祝祭的な「芸術療法」あるいは「作業療法」をしている病院がいくつかある。もっとも患者が祝祭的な共鳴を起こしているかどうかは資料に乏しい。

(15) 「アルバイト」は患者にとって貴重な体験であるが、医者のような特殊な職業者にとっても学生時代の体験として重要である。とくに医者が若い時から比較的高収入を得るようになって後は、労働者、農民、失業中の人などの生活を想像し、それに感情移入することが困難になったと思う。たとえば、農民などの病いを重く、知識人、学生の病いを軽くみるバイアスを感じる。なお付言すれば「患者」のほうが標識づけられ、指定されたものであって、それ以外の人は「非患者」と呼ぶのが正当だと思う。「健常者」「正常人」などは標識ではなく、したがって定義しにくい。私のアルバイトは中学三年生の時の「家庭教師」に始まり、野球場での売り子、砂糖の箱づめ、トラックの上乗り、百貨店での販売員、総選挙の際の臨時記者、山林での樹一本一本の取引きなど、数えてみれば四〇種を越えていた。成績の振わない下級生の家庭教師としては、食事中の雑談と小旅行とで子どもの士気を立て直していた。百貨店では接客態度がいいとスカウトされかけた。

(16) 現実に比較的長期間観察できるのは銀行員のほかは区市役所職員や税務署員、郵便局員といったところであろう。私のスケッチは銀行員にはあてはまらないところがあると思う。

(17) 『怠惰への讃歌』(*Homage to Idleness*)。

(18) サリヴァンは、統合失調症患者の過活動のあとの、この〝ツケの支払い〟が、それを躁病の人の過活動から区別するとしている(『精神医学の臨床研究』)。しかし、統合失調症患者だけでなく、もう少し広い範囲の人の特徴だろうと私は考えている。統合失調症の人の疲れやすさは、急性精神病状態がわれわれの予想以上の「大仕事」であって、その疲労が十分償却されないうちに、働くことを求められるからかも知れない。

なお、躁病の人の大部分はうつという形でツケを支払っている。
(19) こういう観点は、最近興った経済人類学のとるところであるらしい。その創始者K・ポラニーあるいはわが国への紹介者栗本慎一郎の諸著作を参照のこと。しかし私としては、さし当たり、このテーゼそれ自体から直接導出されるいくつかの結論だけで十分である。
(20) 患者の生の多くのきらめきは、したがって、われわれの眼を逃れている。それでよいのであるが、われわれの知るところが全体像に近いと考えないことである。
(21) 小山内は、たとえば成人に達するまで大都市に育ちながら地下鉄にひとり乗る「体験」が一度もなかった統合失調症患者を記述している（『分裂病の精神病理8』所載の小山内論文）。
(22) 「値切る」ことを認める関西の文化において友人の商店主は「実にうまく値切る」客とのやり取りがあった一日を充実したように感じると言っている。この型の文化は衰退しつつあるが、「バーゲニング」を欠けば商人生活はいく分索漠とするらしい。実際、店頭でこの活気に満ちた客とのやり取りは、人々の足を立ち止らせ、商店は繁栄するので損はない（「バーゲニングの美学」のごときものがあって、この見地から〝汚ない〟値切り手は見物人の非難を浴びる）。患者は値切らなくても、しばしば「一寸したおまけ」を貰う。また熱心な見物人となりうる。
(23) 『分裂病の精神病理9』所載の拙論（「世に棲む患者」）。
(24) 一人も友人がいないか一人でもいるかは、患者の予後を大幅に左右するとかつて私は述べた。友人とのつながりを全く失った患者にしばしば私は、クラス名簿によって、かつて口をきいたほどの相手に年賀状を書くことをすすめる。患者をなつかしむ同級生はけっこういて、何分の一かは年賀状が返ってくる（そこから先は運である）。一般に患者が自分宛の（たいていは僅かな）年賀状を実にいとおしむのは、想像以上である。「必ずお返しをくれますね」と私に年末には予め駄目を押す患者もいたくらいである。
(25) われわれが友人を選択する範囲は数百人、配偶者を選択する範囲は数人から数十人を出ない。学校と職場以外の対人関係を獲得する社会的装置が乏しいことはわが国の特徴かも知れない。
(26) 「基本消耗」とは急性精神病という異常過活動のあとの消耗期間である。これを終えると患者は最初の生活再開である「模索」をはじめる。「模索」の特徴はそのベクトルが区々なことである。

（27）東海地方の農村と漁村の比較、および名古屋市と神戸市を比較した個人的体験による。
（28）伝統的農村は造りつけの装置たとえば若衆宿を持っていた。私の念頭に置いているのは〝先進的〟といわれる機械化された単作農村地帯である。

追記

働くことが問題にならない多数の高年者が精神病患者（および重犯罪者）の相当部分を占めるようになった一九九〇年代には、私の主張には新たな意味があると思う。必ずしも患者に限らず、労働年齢以後の生き方を考えることが必要な時代となったのである。

通過儀式のようであったアルバイトは、非正社員という恒久的労働階層となった。これは大学卒業者が過半数を占める高学歴社会になったことと大いに関係があるだろう。

また、年金が高かった時代の親に経済的に従属した「ひきこもり」が数百万に及ぶというが、この人たちの将来はどうなるのであろうか、あるいは親の年金が低額となった時代の若年失業者の運命は？

（一九八二）

病跡学の可能性

1　はじめに

病跡学はそれ自体境界的な学律である精神医学の、そのまた境界的な活動というべきである。日常臨床の重い靴を脱いでの精神科医のしばしの舞踊である。しかしそれが生き生きとした臨床への関心を再活性化するなら有益なことだ。とくに慢性患者を相手にしている時、何十年にわたって生き生きとした関心を持ちつづけるのには必ず何らかの工夫が要る。精神科医の精神衛生に対する効用があるということだが、それにとどまらず一般に境界的なものが中心を支えていることは、文化の領域においては広く見られる現象である。

おそらく臨床の中から汲み上げたところを病跡学に語らしめるということも少なくないだろう。われわれは、そこでは、重い禁欲や拘束から幾分自由になる。

病跡学には大学人と並んで、いや、いっそう病院長や勤務医の活動が盛んであるのも、以上の点と関係があると思われる。

2 「天才」概念の起源について

「天才」概念は、ヨーロッパにおける神の退潮と交替して次第に高められた。

天才の西欧語ゲニウス Genius は氏神クラスの低い位階のローマの神であり、それは長くその地位にとどまっていた。もともとはエトルリアの神であったともいう。ラールス larus が家に住まうようにゲニウスはしばしば土地に巣食うものであった。ゲニウス・ロキ genius loci といえば「土地の気風」である。

魔女狩りの時代にはゲニウスは息をひそめていた。この時代は同時にルネサンスの終焉期であるのだが、ルネサンスが讃美したのは「ウォーモ・ヴィルトゥオーソ」uomo virtuoso で、これはあくまで地上的な「力量の人」だった。virtu はしばしば「徳」と訳されるが、端的に「薬の効き目」なのであり、薬種商出身の Medici 家の活躍した時代には、「徳」のような超自我との関係を持たなかった。

一六八五年から一七一五年に至る、ポール・アザール Paul Hazard のいわゆる「ヨーロッパ意識の分利的解熱期」になると、ヨーロッパ人はにわかに外向的となり、天才概念がにわかに高められたのもこの時代である。それはどうやらこの時代の「イギリス崇拝」と無関係でないらしい。

もっとも正確な記録が残っているためにイギリスの魔女狩りは研究書にもっとも詳しいが、魔女狩りがもっともふるわなかったのがこの島国である。それどころか魔女が代表的な文学作品に登場する唯一の国である。シェイクスピアの初期の『真夏の夜の夢』から晩年の『あらし』まで。これは『神曲』にも『ドン・キホーテ』にも、むろんラシーヌ、コルネーユにもおおよそないことだ（『ファウスト』の魔女たちはむしろシェイクスピアの魔女の子孫である。ゲーテはシェイクスピア讃美者であった。原ファウスト、土俗ファウスト伝説と遡るほど、魔女は影を潜める）。

十八世紀ヨーロッパ大陸のイギリス崇拝者には、ヴォルテールの『イギリス書簡』にみるように、かくれた自国批判という面が少なくない。しかし、それだけでなくヴォルテールによってニュートンは今日の像と大いに異なって、デカルトに対し勝ち誇るライヴァルの哲学者として至上の高みに上げられた。デカルトの国の第一級の哲学者がいうのだからこれほど確かなことはない。イギリス本国においても、ニュートンの「最後の錬金術師」的側面（ケインズ）は忘れられ、ついで意識的に隠蔽された。詩人ポープのニュートン讃とともに、ニュートンはほとんど「光あれ」とのたまう神の地位を窺うに至る。

この時代は、今日ならば万人が持っているとされるものが傑出人にしか所持を許されなかった時代である。天才だけではない。性格 character も然りであり、人格 personality も同じであった。ドイツ語の人格 Persönlichkeit はほとんど〝完璧な人格〟の意味であり、そうでなければゲーテの『西東詩集』の一詩「征服者も人民も奴隷も／いつの世にもその心のうちを披瀝すれば／なべて地上の子の最高の幸福は／Persönlichkeit（人格の完成）の他なしという」は理解できないだろう。

しかし、〝キャラクター〟や〝パーソナリティ〟が〝民主化〟されたのに「天才」はそうはならなかった。それはなぜだろう。聖書の代わりに次第に哲学や文学が人生のガイドとなったからだろうか。科学的真理が元来宗教のものであった真理の座を奪ったからだろうか。シェイクスピアもニュートンも「天才」の栄誉は本人のあずかり知らぬ死後のことである。しかしゲーテは生前すでに天才として月桂冠を戴いていた。

とくにドイツにおいては、民族的フラストレーションが加わって天才崇拝となったことはまずまちがいない。分裂国家時代の「疾風怒濤」、ナポレオン戦役後の「ロマンティーク」。ワイマール時代の「英雄崇拝」(とくにカエサルが讃美されたという)。もっともこの現象はドイツに限らない。ナポレオン戦後のフランスのロマン派、イタリアのレオパルディ。米西戦争敗戦後のスペインの「一八九八年世代」。デンマークでもプロシャ相手の敗戦後にこの現象がみられるようである。逆にこのようなフラストレーションを、三世紀にわたって知らなかったイギリスは「天才」の輸出国となった。シェイクスピアを本国イギリスよりも読みこんでいることはドイツとロシアの誇りとなった。シュレーゲル兄弟の独訳は三世紀前のアミヨの『プルターク英雄伝』仏訳がフランス人とイギリス人(英語への重訳を通して)に持ったと同じ意味をドイツ人に対して持つ。そして十九世紀のバイロンが天才崇拝の満潮時を告げる。バイロン崇拝は第一にイギリス国外の現象である。ただアメリカだけがほとんど一貫して〝非民主的〟な「天才」を拒みつづける。時に「われわれはまだダ・ヴィンチもデカルトもニュートンも生んでいない」との低い呟きが聞こえるにせよ。

日本においては「天才」は輸入概念である。それはおそらく「維新に遅れて来た青年たち」の非政治化された第二世代に始まる。「近代的自我」のもの狂おしい追求を始めたのも彼らの世代である。「近代的自我」とは何だろう。ヨーロッパにおいては稀語であり、私はリヒァルト・デーメルの一用例しか知らない。しかし、近代日本人にとっては、欧米人がほとんど生得的に持ち合わせ、わが国民が生涯を賭けての追求ののちについに断念せざるを得ないものであった。石川啄木、白樺派の人々、小林秀雄から加藤周一、森有正までその系譜は長い。一九四〇年代以後生まれの知識層とともに、この追求の系譜は途絶えたように見えるが、まだわからない。

この「近代的自我」の追求と「天才」の登場との関係は、近代日本文学史の一つの地下水脈であろう。しばしば「天才」は地方出身の知的で野心的な、しかし挫折につねに脅える青年が、自らの中にもの狂おしく探るものであった。それは、いくぶん、近代的自我を問う東京生れの知識人との対照をなすごとくであった。近代的自我と違って「天才」は追求の対象にならず、追求されることの原理的に不能なものである。そして近代において（日本だけに限らず、とくにフランスに著しいが）地方がひそかに中央に養分を補給し、補完する、その一環として天才は主に地方《プロヴァンス》から出るものであった。石川啄木、宮沢賢治、中原中也、斎藤茂吉（あるいはピカルディーから出たランボー、ノルマンディーのジード、南仏セートのヴァレリー、南米から来たロートレアモン）。

しかし「天才」概念はもはや流行ではない。「天才」を説明原理とする批評はもはやあまりに古風であり、「天才」と讃えられる人はもはや素直に笑わないだろう。

おそらく精神科医が「天才」を対象とする病跡学なるものを発足させた事実そのものが「天才」の終焉を意味するのかもしれない。私がかつてヘーゲルのせりふを歪めて語ったごとく、精神科医という、哲学者ほど見栄えのしないフクロウもやはり黄昏に飛ぶのであって、一方では病跡学、他方では記録収集症的でありながら二十世紀後半独特の暴露的・偶像破壊的伝記（たとえばダーウィン、ウィトゲンシュタイン、フロイト、ドゴールに対するもの）が「天才」概念を墓場に送り届けるかもしれない。一般に科学においても二十世紀後半は、前半あるいは十九世紀に比して傑出人に乏しい時期と後世記述されるであろう。わが国の文学においてはおそらく、「第三の新人」以後、ほとんど「天才」概念は通用しなくなっている。彼らが「天才」でないのではなく、天才か否かが設問として存在しない。おそらく現在五十歳以下の科学者においてもまた。

3 「天才研究」あるいは「病跡学」の起源について

私はここで病跡学史を改めて誌そうというのではない。ただ若干の感想を述べるのみである。おそらく、ドイツに病跡学が発し、日本にそれが継承されたにはそれ相応の理由があるだろう（今日のドイツでは病跡学は表現病理の一部となっているらしい。これは「芸術療法学会」が国内向け名称であり表現病理学会日本支部会が国際名称であるわが国とは大いに異なるところだ。実際、ドイツの表現病理学会の発表は日本の芸術療法学会よりも病跡学会のほうに近い）。

ドイツにおいては、彼地の精神病理学における説明への禁欲に対する反動があるだろう。これについての両義性はヤスパースにも存し、そのストリンドベリ分析においては了解の歩みが唐突に停止する。一般に第一級の天才は精神医学者にはならないと精神医学者自身も思ってもふしぎでなく、そうとすれば精神科医の天才解剖には幾分天才憧憬と天才憎悪の二重意識があってもふしぎではない。それに重なったのが、ワイマール時代の天才崇拝あるいは天才待望であって、この時代の文化的指導者であった詩人シュテファン・ゲオルゲはこの領域に関心を持ったという。

現実に病跡学を深化させたのは、人間通のエルンスト・クレッチュマーとそのチュービンゲン学派であったと思われるが、公式にはハイデルベルク学派を正統として輸入したわが国においても、ひそかにチュービンゲン大学の学風に親近感を持つ者は、公然とそうである人の何倍にも及ぶと思われる。わが国の、ドイツ医学に方向づけられた精神医学におけるこのチュービンゲン学派への親和性は、おなじくドイツ精神医学を正統としてもイタリア、スコットランドの精神医学とは大きく異なる点であるように見える（あくまでも外国人としての観察に止まるけれども）。

明言されていないけれども伝統的に病跡学は力動精神医学の領域から出てきたものを省くようである。たとえばエリクソンの仕事を。しかしこれは病跡学をまずしくするだろう。現に多くのものは精神分析を密輸入している。

4　病跡学における説明について

ポール・ディージング Paul Diesing(1) は社会科学における方法論として、（一）モデルつくり、（二）統計的方法、（三）実験的方法、（四）事例研究法、の四つをあげていずれも他に優先せず、また一つでは不完全だとしている。彼の研究はほとんどそのまま精神医学、いや医学一般にあてはまるものである。病跡学は、時に（二）を使うし（一）を目指すことがあるとしても主に（四）となろう。

事例研究において、すぐれたものは叙述そのものがほとんど説明と化しているのであって、それは精神療法において解釈が応答の中から浮き上がらないのが好ましいのと似ている。私も次第に、精神医学用語の禁欲を、自分に課するようになった。

しかし、黙って「示す」のはおそらく達人のわざである（すぐれた伝記文学はそうであろうが稀である）。ここで一応ケネス・バーク Kenneth Burke の『動機付けの文法』(2) を紹介しておこう。彼の分類はあまりスマートではないが、要するに説明とは「行為者」に帰する（これは心理学的）か、「状況」（環境）に帰する（これは自然科学的）か、「行為者を中間媒体とする」（これは文化論的）か、である。実はバークは他に「行為者自体」と「意図」をあげているが、前者は同語反復であり、後者は目的論でこれも結局は同語反復に近いものであると私は考えている。もっとも「目的論」は病跡学に限らず自然科学に実に多く密輸入されて使用されている。

もう少し眼を近づけて、現実に病跡学で使われている説明の原理をみよう。私は、これを〝古典的なセット〟と〝新しいセット〟の二つに分けてみたい。

〝古典的なセット〟は、「原因」から「結果」を、「下部構造」から「上部構造」を、「一般的定式」から「特殊的事象」を、「生活」から「創造」を、「一般病者」から「例外的病者」あるいは「非病者」を、要するに「一般」から「例外」を説明しようとするものである。これはバークのいういずれのレベルでも成り立つ。このセットの前の項目の用語を主に用いて、である。これらは手堅い方法であるが、平凡であり、ステロタイプに堕しやすい。精神科医のふだん使いなれている道具を適用しやすいだけに、視野狭窄を起こす危険がある。

〝新しいセット〟は、「作品」から「人格」を、「個人」から「社会」を、「創造」から「非創造」を、「例外者」から「一般人」を（たとえば福島章の唱える「例外者は時代的に一般者の病いを先取りする」という提言）、「非病者――病気にならずに済んだ人――」から「病者」を説こうとする。これはおそらくヴァレリー以後の文芸批評から刺激を受けたものであろう。こういうパターンは少なくとも明確な形では、それ以前には存在しない。これは「部分」から「全体」を推す危険がつねに存在する綱渡りであって、私の意見では、これが成功するためには、対象について暗黙裡に十分な知識と馴染みとがあらかじめなくてはなるまい。そして、ほとんど対象愛というべきものが。

驚くべきことに、古代から、あらゆることを説明するマスター・キーが知られていた。逆にいえばあらゆる説明は以下の二つのパターンに帰着するというもので、アリストテレスに遡る「発見」である。すなわち「AはBの反映である」、「AはBを補完している」のいずれかを使い分ければよい。一方が駄目なら他方を、である。もっともこれは二者関係における説明である。三者関係になると二者関係に還元するか、かの「弁証法」を持ち出してくるか、であろう。しかし三者関係の難しさはすでに天体力学の「三体問題」に現われているといおうか。「弁証法」が論理か否かは未だに定まらないところであり、他方、三者関係のパターンは「弁証法」に示されているものに限らない。それはともかく、実に多くの精神医学的説明が――流派を問わず――安易に反映か補完かでなされていることであろう。症例集を開けばわかることである。

しかし、私は、これをシニカルな事態とみるよりも、次第に人間的事象あるいはそれについての観察に内在する何らかの構造、あるいはその一部とみなすようになってきた。いささか単純化のそしりをまぬかれないかもしれないが、「反映」し合うものの集合は paradigma の集合をなし、補完し合うものは一つの syntagma を形成する。これは、みやすい道理であろう。

この一般化によって、一つの「征服」としての説明あるいは解釈への強迫から自由になりうるし、また、知の動向はすでにそのようになってきている、と私は思う。それは、現象学にも、むろん構造主義にも、あるいはポランニー M. Polányi の「暗黙知」(tacit knowing) にも、あるいはユング派の布置、星座 (constellation) にも現われている何ものかである。

5　病跡学の効用について

精神科医のいとなみとしての病跡学はどのような有用性を持っているであろうか。

それが精神科医が通常背負っている大きな責務の一部から彼を解放することは疑いない。すなわち「治療する責任」である。むろん、悪化あるいは自殺を防ぐ責任からも救われているということだ。

おそらく、病跡学が若い精神科医の一種の腕だめしとして、そして労苦の多い老練精神科医の一種の祝祭としてあるのは、そのためであろう。その中に、当然、病跡学に仮託して自らの精神医学を語ることもありうるし、現にある。症例提示の際の制限を迂回して、症例研究の方法、〝読み〟方とその結果を病跡学によってはじめて全幅的に呈出しうることもあろう(例えば土居健郎の漱石作品読解)。とくに、土居のいう「ストーリーを読む」作業がここで生きてくるだろう。

この精神科医のいとなみは、精神医学に有用だろうか。個別的なヒントを超えての有用性は、まったくの私見だが、「不発病の理論」という、いまだほとんど存在していないものへの寄与であるように思われる。

精神医学の枠を越えて、文芸批評から社会科学への寄与を考える時、私は、かつてのそれらの人々との共同作業において、一つの補完性に気づいている。歴史科学者はその学律によって「資料離れ」が困難であるようだ。これに反して、精神科医は、そのさがによってというべきか、書かれているものを疑い、空白を読もうとする傾向がある。いずれもその危険を持つが、資料批判から、さらに広い文脈にわたっても両者は「相補的」でありうると考える。

6　病跡学のルールあるいは倫理について

病跡学は、精神科医の「人間的なものはすべて私には無関係ではない」という貪欲の一表現である。この貪欲が精神医学を枯渇化から救っている面がある。そして病跡学は、精神科医を日常の拘束から解放する面がある。しかし、あるルールは必要であろう。それは特権的資料の上に坐する不公正を避けるためでもあり、対象の家族への配慮の必要性でもある。自らが診察した人を対象としないこと、カルテを用いないこと、公開されている資料でなければ必要な許可を得ること。決定的診断は理論上もなしえないないし、一般にはこれが目的でないところで、これを避けること、などがまず考えられる。もっとも現存の人と歴史上の人物とではは大きな差があってもよかろう。

文献（初出当時のままとする）

（1）　Diesing, P.: *Patterns of discovery in the social sciences*, Routledge & Kegan Paul, 1972.

（2） Burke, K.: *A Grammar of Motives*, Prentice-Hall, 1945. 邦訳『動機の文法』（森常治訳）晶文社、一九八二年。

（一九八二）

保安処分をめぐる感想

1

保安処分、あるいは治療処分についての具体的ないきさつは他の方々、たとえば同僚精神科医の宮崎隆吉氏が書かれているので（神戸大学新聞一九八一年六月号）、一精神科医としての感想を述べる。

2

保安処分とは、精神障害のゆえに刑罰を免除された人を、欧米のいくつかの国が持っているセキュリティー・ホスピタル、あるいはスペシャル・セキュリティー・ホスピタルに当る施設をつくって、強制的に入院させるということ、その判断は、期間も含めて裁判官が決めるということである。

賛成論は、要するに再犯防止に貢献させるということであろう。

反対論は、かりに不要論、無効論、非妥当論、差別論、反治療論に分けられるだろう。

3

賛成論者は、まず、セキュリティー・ホスピタル、スペシャル・セキュリティー・ホスピタルがどういうものであるか、そしていかなる好影響を患者、家族、社会に与えているか、を示すべきであろうと思う。好ましくない影響もあわせて提示すべきだろう。日本が世界で最初に作る制度ではない。むしろ古めかしいといってもよい程の制度だからである。

4

残念ながらこのような提示は見当らない。精神病者とされる人の犯罪の煽情的な報道が目立つが、それは何の根拠にもならないであろう。しかし、それが大部分である。

私も記事を見て被害者に同情する。しかし、同時に「加害者」についてのステロタイプな憎々しげな表現には不快感を催す。一つはステロタイプに対する不快で、安手の勧善懲悪劇に対する不快に通じる。第二に、誰が加害者かは、しばしば捜査段階でも二転三転し、裁判でも無罪になることが、けっこうあるのに、そのほうの報道はしばしばうやむやで、「三億円事件」の時のK青年に対する謝罪などは例外的である。それもあの場合、警察のほうが公正に謝罪しているのに、報道陣は、それにおぶさって、自らの責任をうやむやにした嫌いがあったと記憶する。

そもそも有罪と確定するまでは無罪と推定されるのが法治国家の鉄則であるが、これは至るところで破られている。田中角栄氏を含めてである。判決の下るまでは敬称を付ける英国の習慣に学んでもよいのではないか。

精神病者であることを仄かす記事、たとえば「加害者は〇〇精神病院に入院歴があった」ということもルール違反すれすれであろうと思う。しかも、しばしば何年も前の入院歴である。

ドイツの精神科医ペトリロヴィッチ教授が氏の診療したことのある患者に射殺された事件があった。まだ十年もたたない前のことである。教授の追悼記を掲げたドイツの専門誌『ネルフェンアールツト』は、加害者は目下公判中であるとして、氏名、病名、動機、その他一切を記さない、と述べた。「こうでなくてはならない」というのが当時の私の感想だった。私も同業者の非業の死に哀悼し、いきさつに関心があったが、編集者の見識にはただただ脱帽するのみであった。

わが国における、有名人の身体の病気の仰々しい病状発表が医師の守秘義務と両立するものなのか、疑問に思う。

政治家、芸能人になること自体がプライバシー放棄を選んだものであるという判例がたしかイギリスにあったと思うが、日本にもあるのか。また医師のこの基本的義務よりも優先するものなのか。

5

煽情的報道の殺し文句は「こういうことが二度と起らない保証はあるか」である。そういう保証はない。何事についてもありえないのである。社会のすべての事件、いや宇宙のすべての事象についてそうである。われわれはそういう社会、いや宇宙の中に住んでいる。建設的意見は「かくかくのことが起こる確率を少なくするためには何をするか」である。さっきの殺し文句は実は何も述べていない無意味な雑音《ノイズ》だ。

6

反対論の中にも色々なものがある。「不要論」の中には、現行法規を最大限に活用せよという見解がある。日本の法というものを考えると、妙なことにならねばよいが、という心配のある論である。戦前の裁判官の座右の書だった三宅氏の『裁判の書』その他からの私の乏しい知識によれば、日本の法体系は実によくできていて、これは心理学の徒である私の感嘆おくあたわざるところであるが、その理由は、非常に精細な法規定があって、ひょっとすると誰でも何かの規定に引っかかりはしないかと思うくらいだが、一方それは最大限になど活用されていない。時たま狙いをつけて適用されるだけである。ジャーナリズムがこの時書き立てる。多くの人が戦慄して「自粛」する。自分が「槍玉に上らなかった」幸運に首をさする。つまり、多くの人は、たえず「お目こぼし」にあずかっていると感じながら生きている。そして、槍玉に上った人にも、「被告は十分社会的に罰せられたから」として軽い刑、しばしば執行猶予がつく。もっとも、その人の「改悛の情」如何である。「皆やっていることで、俺だけではない」などと言い張らないことである。

日米の法律文化の違いをつくづく感じたのはアメリカにおいてマリファナ吸飲を罰しないことにしようという主張の理由をきいた時である。「すべてのマリファナ吸飲者を公平に罰することが事実上不可能であるから」だった。これは無知な私をひどくびっくりさせたので、これで行くと「交通安全週間」などというものも、その月の違反者と別の月の違反者との間に不公平を生じさせるものということになるな、という思いがけない感想が浮かんだ。こういう法感覚がアメリカの法感覚であり、これに対して日本の法律文化の柱はさきに見たごとく、「法網の細かさ」「法の弾力的運用」「一罰百戒」である。これは統治の手段として実に効率的なシステムで、おそらく江戸時代にみがきをかけられて近代に持ち込まれたもので、日本の犯罪率の低さのかなりの部分は、このみごとな法思想によるという気がする。しかし公平のために申せば、人民をいささか矮小卑屈にしないかと気がかりである。何ごとも無条件に善ではない。「日本人は安全と水はタダだと思っている」と〝イザヤ・ベンダサン〟は言ったが、実は「目に見えない代償を支払って〝安全〟に高い優先順位を置いた文化を維持している」のだと思う。こういう文化の中では「現行法の最大活用」を人民の側から主張しないほうがよいように思う。もっとも賢明なる法の執行者はいずれにせよ弾力的に適用するであろう。ただ——こういうことは気がつかないほうがよいので言わないでおこうかどうか迷うのであるが、——成立の時に非常に論議があった法は、その後をみると一般に適用が慎重であるようだ。法のもつさまざまな可能性——危険性を含めて——を浮き彫りにすることは、反対運動自体が失敗しようとも、法の執行者を賢明かつ慎重にするという有益な効果を残すようである。

7

不要論の中には、「何で今?」という考えもあるようだ。その一部は現状でもそう悪くはないではないか、に重点がある。これは、精神病者であろうとなかろうと、日本の犯罪率は低いということに基いている。つまり、われわれは外国人から「なぜそんなに貴国はうまく行っているのか」ということばかり訊ねられて日本人の得意のニヤニヤ笑いしか返せなくて困っている。「いや、これで色々問題もあってね」と呟いても「何だ、え、そんなことか、いやわが国ではそれどころか」とてんで迫力がない。

それでももっと安全にしたらよいではないか、という素朴な疑いがあるとは思う。これに対して「社会に生きるにはリスクを伴っており、そういうリスクのない社会は恐ろしい社会だ」と誰かが言ったそうだが、私はさらに「ある目的をとことんまで追求しようとすると、その追求の過程で生じる反作用のために追求自体が妨げられてしまう」という見方を述べておきたい。これはプロシャの将軍クラウゼヴィッツの『戦争論』にある指摘である。地球上ではある程度以上の真空は得られないが、それはある限度を越えると容れ物の壁から分子が出てきて、いくら真空ポンプで吸ってもきりがないからだ。西側諸国の最低の犯罪率（イギリスの半分）で、街を安心して歩ける唯一の国であるということは、かなりのことだと思う。復古派のたたえる戦前はもっと治安がよくなかったはずである。

十代少年少女の犯罪をみていると、この安全はいつまでも保てないのではないか、という意見があるが、この場合は、青少年の精神衛生という大きな社会問題であって、精神障害者の犯罪にはあまり影響はないと思う。むしろ犯罪者全体の中の率は減るはずである。「統合失調症者はひとを犠牲の山羊（スケープゴート）にする天才ではない。むしろ、される天才だ」（アメリカの精神科医サリヴァン）とは事実で、他をやっつけるよりはクレージーになるほうを選んだ人たちだということが言える。精神科医は皆心の中に自殺患者のための淋しい小さな墓を持っているが、受持中に犯罪をおかした患者の数はずっと少ないはずだ。

われわれはもう無効論の論点の一部に入っているようだ。これ以上は仮定の上に仮定を重ねる議論になると思う。

8

かりに非妥当論と名づけたものは、裁判官が強制入院期間を決めうるのか、という問題に集約されよう。これは賛成論者もなるほどと思うようで、法技術的に修正しようという試案が色々出てきているようだ。

差別論は、「法の前の万人の平等」という観点からの議論である。これは、保安処分を支持する一般民衆の感情といちばん微妙に噛み合う問題だろう。つまり「かくかくの犯罪をおかしておきながら、精神病者だということで刑を免除されて、精神病院からすぐ退院してくる。そこでまた犯罪をやらかす。これは健常者が逆に差別されているではないか」という意見である。

9

実は健常者で、ある場合に殺人を行いながら軽い刑、しばしば執行猶予を受けて、一般にはそれ程不公平感をそそっていない、というケースがある。

それは交通事故の場合である。実刑を受けるのは稀で、それも交通刑務所へ入るという特別扱いである。被害者も交通遺児と呼ばれ、糾弾は「クルマ社会」という抽象的なものに対してなされる。まるで天災のようである。

おそらく、答えは、交通事故は「ひょっとすれば自分も起こしうる災厄」だと人々が感じているが精神病はそうでないことであろう。「精神病とガンはいつでも他人のかかる病気さ」という皮肉がある。精神障害による犯罪者などは、「ひょっとすると自分が起こすかもしれない行動」だとはとうてい観念できない。私は、精神病に対する偏見の解消は、人間ならば万人がなりうる病気であるという認識ぬきでは十分でないと思っているが、それはさておき、交通事故の場合も実際はなかなか加害者も大変だ――補償とかその町にいづらくなるとか――と思うけれども、事件そのものは「クルマ社会」に伴うリスクとして受け入れられている気味があると思う。実は社会が違えばそうではない。車の普及していない国で、外国人は人をひいたらそのまま速度を落さず最寄りの警察署につけるという規定のある国があった。停車すると民衆のリンチに遭うからである。

10

精神病院から早く退院してくる、という民衆感情については、精神科医の弁明が必要なところであろう。

症状が消えたあと、いつまで入院を維持すべきか、あるいはゆるされるかという問題である。いくつかの病気については薬で症状が消えればそれで万事よしとみるのはむろんのこと、外来に切り替えるべきだというのも素朴だろう。しかし、「絶対に再発しないという保証ができるまで」ということは、さきに述べた通り、この世ではありえない要求である。

あくまで仮定の問題とするが、精神障害のために飛行機を墜落させたパイロットがあるとしよう。彼が順調に回復してかなり早期に退院するとしよう。彼は多分法的にパイロットでなくなっているから同じ事故を起こすことはないだろう。彼は社会に戻って前より見栄えのしないかもしれないがストレスの少ない職につくだろう。それで釈然とする人としない人がいるだろう。しないとすればなぜだろう。ではどうすればよいのか。彼を長期間厳重に閉じ込めておけば、拘禁による精神病となって、生涯を精神病院でそれもますますクレージーとなって送る可能性がかなり高いと思う。それで社会は「気が済む」かもしれないがそれは治療で身をたてている人間のビジネスではないと私は思う。

覚醒剤やアルコールの場合も入院すれば狭い意味での病的状態は消える。それでは再び濫用しない「保証」があるまで入院させておくことが可能だろうか。可能としてもかりに患者が人権保護委員会に訴えたら、委員会はどう裁くだろうか。とくに覚醒剤は何よりもまず予防であると思う。禁煙ですらおおごとである。覚えのある人は識者にも多いはずだ。アメリカの一部でくすぶっている禁煙法が万一成立したら、あちらの精神科医はどうするのだろうか。

差別論のもう一つは、精神障害者でない犯罪者なら刑務所から出所したらすぐ再犯しそうであっても刑期が満了してから刑務所へ留め置くことはありえない。それが法治国家というものである。たとえお礼参りの予想にかつての被害者がふるえていても、刑務所は出所させるし、実行寸前まで警察は動かない。それが法治国家というものである。「予防拘禁」を行わないことは若干の危険を伴うが、日本が警察国家にならないために払っているリスクである。

精神障害の場合、自傷他害のおそれがある時は、第三者の通報すら、精神科医のもとへ患者をつれてゆく力を持っている。これは法の前の平等に反しないか。許容されているのは、それが病気であり、拘禁でなく治療の対象であるからであろうとみる他はない。さもなければそれは「予防拘禁」である。

11

最後の反治療論とは、要するにセキュリティー・ホスピタルは治療の場でありえないという論のことである。理論的には、患者治療者関係からして、すでに大変難しいだろうと思われる。医療刑務所の精神科医の苦心を私はかなり聞かされたものであり、彼らは、ずいぶん優遇されるにもかかわらず、三年たたぬ間に辞めてしまう傾向が強い。精神科医も、それなりに仕事の張りが必要である。刑務所のしきたり――たとえば「個別処遇」への強い反撥（しかし精神医療は個別処遇なのである）――との葛藤の中でくたびれ果ててしまうという告白も聞いた。諸外国のセキュリティー・ホスピタルは、はっきり主眼が社会からの排除にあるとみてよいだろう。〝善良〟な患者は、わが国よりしばしば開放的環境にある反面、排除された人たちは二重の塀の彼方にあり、見学者も入れない。その極端なものが「収容所列島」である。現在はどうか明らかでないが、遠くない過去においては、六カ月入院しても退院できない患者はソ連では厚生省所属の精神病院から出て内務省所属の収容所へ入ったという。そこは決して見学者を入れないが、しかし、たまたま、そこで実習した精神科医（むろん日本人ではない）と話したことがある。多くを語りたがらなかったが、どうも、もっともきびしいセキュリティー・ホスピタル（もはやホスピタルといいにくいが、薬物は使われているようだ）は社会主義国にあると言えそうである。

しかし、わが国も、おそらくソ連を除けば、世界最大の精神病者収容国である。犯罪率の最低とこの最高とを思い合わせる時、いっそう、わが国民は犯罪よりも精神病を選ぶ、いたいけな人々の集りというべきだろう。

精神科医はどうして患者の弁護に傾くのでしょう、と聞かれたことがある。他に弁護する人が沢山いれば別だが、というのが私の答えであった。患者をひいきのひき倒しをするつもりはない。それは患者を破滅させる。患者に法を犯させたくはない。それは患者の社会復帰をひどく妨げる。ここに、きわめていたましい事実を言うならば、戦後、世間を騒がせたといわれる（つまり○○事件と名のついた）ほどの事件を起こした患者の多数はどうも自殺によってすでにこの世にいないらしい。必ずしも殺人でない、実害は軽微なものも含めて。彼らの多くは発病直前に行動し、その予測は不可能だったと思う。精神病院の中で本格的に発病し、さびしく世を去って行った。これはどういうことだろうか。

＊　プレオリジナルは『神戸大学新聞』の特集記事である。

〔一九八四年追記〕　本文執筆後、英国および北欧諸国のセキュリティー・ホスピタルの情報が大量に入ってきた。意外というべきか否か、必ずしも犯罪を犯していない精神病者が、むろん法の裁決によらずして、セキュリティー・ホスピタルに長期入院していた。そして英国のこの種の病院の代表的なブロードモア病院については「ブロードモアにいた」という烙印は社会復帰を不可能にするほどのものだそうであるが、ありうる話である。これらプロテスタント諸国が、その「清潔」追求の過程で「排除」の方向に動くことは考えられる。しかし、彼らはようやく今これを恥辱として、セキュリティー・ホスピタルの改革に腰を上げたところであるらしい。

なお、いわゆる逆差別論——精神病者免責への公衆の不満——がニューヨーク州でいかに克服されていったかは、はしなくも一九八二年に刊行されたペリーの『サリヴァン伝』（邦訳上下二巻、みすず書房、近刊〔その後一九八五、八八年に刊行〕）にみるところである。その先頭に立ったのはサリヴァンのいとこウィリアム・サリヴァン弁護士であった。

（一九八二）

精神科医としての神谷美恵子さんについて

――「病人の呼び声」から「一人称病跡学」まで

1

精神医学界の習慣からすれば「神谷美恵子先生」と書くべきである。しかし違和感がそれを妨げる。おそらくその感覚の強さの分だけこの方はふつうの精神科医でないのだろう。さりとて「小林秀雄」「加藤周一」というようには――これは「呼び捨て」ではなく「言い切り」という形の敬称であるが――「神谷美恵子」でもない。私の中では「神谷（美恵子）さん」がもっともおさまりがよい。ついに未見の方であり、数えてみれば二〇年近い先輩である方をこう呼ぶのははなはだ礼を失しているだろう。

しかし、言い切りにできないのは、未見の方でありながら、どこかに近しさの感覚を起こさせるものがあるからだと思う。「先生」という言い方をわざとらしくよそよそしく思わせるのも、このぬくもりのようなもののためだろう。そして、精神医学界の先輩という目でみられないのも、結局、その教養と見識によって広い意味での同時代人と感じさせるものがあるからだろう。それらはふつうの精神科医のものではない。

2

しかし、神谷さんを一般の精神科医と区別するものは単にものものしさがないとか教養と見識の卓越とかだけではない。二十五歳の日に「病人が呼んでいる！」と友人に語って医学校に入る決心をされたと記されている。このただごとでない召命感というべきものをバネとして医者になった人は、他にいるとしても例外中の例外である。

わが国だけではない。ジーゲリストの『大医伝』（*Große Ärzte*）をみても、クルト・コレの『大神経医伝』（*Große Nervenärzte*）三巻をみても、そこに出てくる多数の医師たちにこのような召命感はない。いかに献身的な医師も、どこかに「いつわりのへりくだり」がある。ある高みから患者のところまでおりて行ってやっているという感覚である。シュヴァイツァーさえもおそらくそれをまぬかれていない。むしろ、神谷さんに近いのはらい者をみとろうとした人々、すなわち西欧の中世において看護というものを創始した女性たちである。その中には端的に「病人が呼んでいる」声を聞いた人がいるかも知れない。神谷さんもハンセン氏病を選んだ。神谷さんの医師になる動機はむしろ看護に近いと思う。この方の存在が広く人の心を打つ鍵の一つはそこにある。医学は特殊技能であるが、看護、看病、「みとり」は人間の普遍的体験に属する。一般に弱い者、悩める者を介護し相談し支持する体験は人間の非常に深いところに根ざしている。誤って井戸に落ちる小児をみればわれわれの心の中に咄嗟に動くものがある。孟子はこれを惻隠の情と呼んで非常に根源的なものとしているが、「病者の呼び声」とは、おそらくこれにつながるものだ。しかし多くの者にあっては、この咄嗟に動くものは、一瞬のひるみの下に萎える。明確に持続的にこれを聞くものは例外者である。医師がそうであっていけない理由はないが、しかし多くの医師はそうではない。

3

もっとも医師にあっても、医学を選ばせ、ある科を選ばせ、ある病いを専攻させるものは理知と計算と偶然のほかに暗い親和力もあるらしい。「医者はふしぎに自分が専攻している病気にかかるものだ」という「ジンクス」さえある。この親和性は統計の明るい光の下で雲散霧消するものだろう。しかし一般に医者の中には病いへの偏愛と畏怖とが潜んでいる。時に人が医者というものの中に「いかがわしさ」をかぎつけるとしたら、この病いへの愛のためかも知れない。医師という人類最古の職業の一つにはまだ測深錘の届かない深井戸のようなところがある。

むろんそれは明確な意識化を拒まれている。一般に科学者あるいは専門職《プロフェッション》としての自己規定と医師団への帰属によって医師はそのような意識化から堅く守られている。そうでなければ多くの医師は医師であることに耐えられないだろう。帰属意識は人間の中なる自然が目を背けさせるものに直面するためにも必要であるだろう。兵士が訓練と集団によってはじめて兵士たりうるように。帰属感と専門家意識なしに医師であることはむつかしい。しかし、この鎧の中に病人でなく病いへの偏愛がひそかにまぎれ込んでいる可能性はある。

病いに呼びかけられ、病いを恐れ、憎みつつ、偏愛し、憧憬し、病いに問いかけるという両義性が時に名医と呼ばれる人の中に発見されるように私は思う。たとえば脳外科の開拓者たちに。このような両義的な対象愛は職人に近縁であり、職人と同じく有能であることによってはじめて許容されるものである。

4

神谷さんはおそらくその道を行く能力にもめぐまれていただろう。しかし、彼女は「病いに呼ばれた」のでなく「病人に呼ばれた」のである。この違いはその後の彼女の生涯にその跡を残しつづけている。比較的晩年に書かれたヴァージニア・ウルフについての論文をみても、そこには病いを敏感にかぎつける、禿鷹のようなネクロフィリア（屍体愛好）の匂いが全くない。

その極まるところは最晩年の驚くべき試みとなる。それは「一人称の病跡学」であって、ヴァージニア・ウルフを「私」として、ウルフの病跡を描こうとしたものである。そういう試みをすぐれたものにするためには、病者ウルフに対して、了解という生やさしいものではむろんなく、単なる同一視でも足りず、対象に膚接するどころか、その皮膚の中までも入り込まなければならない。対象が生ま身の患者であるならばできないことであり、試みてならないことである。未見の作家に対する分析ならばゆるされるが、しかし、かりに誰かが一人称の病跡学の論文を書こうとして私に相談されたならば、私は思い止まるように忠告しただろう。相談するということ自体が心底に逡巡が残る証左だからでもあるが（神谷さんは誰にも「相談」などしなかっただろう）、また、大胆にすぎて「天使も踏むを怖れるところ」に触れはしないかという畏怖感を私は持つであろう。これが精神医学の論文としては絶筆に近いものとなったのは偶然かも知れないが、みずからの生命をちぢめるにひとしい離れ業ではなかろうか。それに踏み切る底には、あるもどかしさ、じれったさがあったように私には思われる。それが三人称で書くふつうの論文形式へのもどかしさなのか、みずからの病いのために病人の呼び声に十分こたえられなくなったじれったさかはわからないけれども、私は神谷美恵子さんの中に、病人に呼ばれて医学の道に入り、最後に作家とはいえ病める人の声を代りに語ろうとあえてした特異な精神科医の姿をみてしまう。これがダイモーン的でなくて何であろうか。

5

圧倒的大多数の医師にとって医師であることは一つの社会的役割である。しかし、病人に呼ばれて医師となった人にはそれでことが済むはずがない。「医師であること」は役割的同一性をこえて、いわゆる「存在同一性」(Seinsidentität) となっているにちがいない。それに比べれば、——彼女の医学論文の科学性を云々するものではないが——彼女にとって科学者という自己規定は、医師になった以上着なければならない白衣のようなものではなかったか。

6

医師であることは文字通り天職、〔神に〕呼ばれること (Beruf, calling) だったであろう。それは彼女を支え、内なるデーモンたちを乗りこなしやすくしたことは確かであろう。しかし、大多数が「役割同一性」に拠って立つ専門職《プロフェッション》の世界の中で、彼女は一人の客人《まろうど》だったのではないか。そういう気がする。

むろん精神医学界は彼女をあたたかく迎えたであろう。「フランス語で考えたものを英語で表現する」という才女を、とくに戦後日も浅い精神医学界が歓迎しないはずがない。公刊されているものの他に、いかに多くの文献の和訳を、研究会での紹介を、依頼されたことであろう。あるいは論文の英仏文への翻訳を、外国への手紙の代筆を、どれだけ依頼されたことであろう。このような目に見えない献身は予想以上に多量であったのではないか。彼女は快く引き受けたであろう。そのことは疑いない。彼女とて自分の語学力が当時の日本で稀有であることを身を以て知っていたはずである（日本の文部省は二代の文相にわたって占領軍首脳との交渉を彼女の通訳に依存していた）。それを誇るには彼女はあまりに聡明であったけれども「あなたしか日本ではできない」と言われた時、彼女は拒めなかったに違いない。彼女にしかできないことが多すぎたのは一つの不幸であった。

7

ある精神科医は彼女をまばゆい人であるという。彼女の品性と才能をみればたしかにそうであろう。別の精神科医によればたまらなくさびしそうに見えた人だというが、これもほんとうであろう。精神医学者、精神科医の中では心ゆくまで話せる友が果してあっただろうか（彼女にもっとも近い精神科医は誰だろうと考えてみると、アメリカのクララ・トムソン女史が私の念頭に浮ぶけれども、彼女にはハリー・スタック・サリヴァンをはじめ、少人数ながら強固な精神科医の友人グループがあった。彼らもおそらく病気に呼ばれてでなく病人に呼ばれて精神科医となった人たちであった）。それは精神医学界の指導者たちが彼女の才能を愛でたのとは別の話である。あえていうなら彼女には精神医学の世界に関する限り、出会ってよいものに出会っていないという意味で不遇の影がないでもないと私は感じる。生ま身の交際でなくともである。たとえば、刊行されている翻訳はいずれも彼女が著者にかなりのめり込んでいて、決して才能まかせのものではないと私は思うけれども、最後まで彼女が失望しなかった対象はマルクス・アウレリウスとジルボーグでなかったかと臆測する。フーコーあるいは構造主義への傾斜は私からみれば自己否定の方向のものであって、しかもフーコーは、神谷さんがあれだけ真剣にとりくむほどの相手でなかったように思えて惜しい。フーコーが神谷さんの訳された著作についての彼女の問いに「若気のいたり」と軽く受け流したことは、いつも真剣で全力投球をする彼女にとっては意外中の意外だったのではあるまいか。ウルフについても私には神谷さんに近い人のように実は思えない。軽々には言えないけれども、かなり強く、そう感じる。

むろん精神科医の本領は著作や論文にあるのではない。そういう意味で結局、精神科医としての彼女をもっとも深く知る人は彼女とかかわった患者あるいはその縁者たちであると思う。しかし病いが軽快し癒えるとともに、精神科医は忘れ去られてあたりまえである。患者が自力で立ち直ったと思う時にはじめて精神科医の仕事が完了する。その意味でも精神科医であることは彼女の願ったとおりの仕事であり、彼女の願ったとおりに、地上でのもっとも大きな仕事はついに誰の目にもみえないままで留まるであろう。著作集は彼女がこの世に残した爪跡のうち目に見える僅かな部分である。

頼まれれば人に尽さずにおれない人であったと聞く。そのような献身がなければ彼女の著作集は数倍になったであろうが、彼女はそうすることを選ばなかった。Sacrificium intellectūs ——知性を犠牲にして神にささげること——は神のもっとも嘉したまうところと聞いたことがある。彼女がそれを神にささげたか否かは別として、なされたものはまじり気のない Sacrificium intellectus に近いと私は思う。そして、二十歳あまりの少女がマルクス・アウレリウスに出あうのはまことに稀有なことであって彼女の中には早くからストア的な諦念があったと思う。

神谷さんの訃を知って私には二つの感情が起こった。一つは「時間よ、止まれ。お前は美しい」と言いうる生涯だったということであるが、もう一つは、ふつうの意味では決してそう言える年齢ではないのに「夭折した人を惜しむ気持」にきわめて近いものであった。この矛盾した感情は、神谷さんを知る人にはあるいは理解していただけるのではあるまいか。

8

彼女が精神科医としての足跡の多くを残した阪神間の話である。年輩のある精神科医は「阪急電車に坐ってうとうとしていると、亡き神谷さんが前に立っているような気がしてはっと顔をあげることがある」と語られた。おそらく、かつて芦屋川から三宮まで阪急神戸線に乗って長島愛生園へ行かれる早朝か戻られる深夜にそういう事実があったのだろう。うとうとしている相手を起こさずに、洋書などに目を通しながら気づくのを待って微笑みかけられたのだろう。

関西での神谷さんはいまだになつかしい存在として疲れた精神科医を時に支えているかのようである。そのあらゆる才能とは別にそのような存在の重み、のしかかる重みでなくむしろ軽やかな、やさしいが動かし難い存在としての現存《プレゼンス》は、おそらく生前の知己が感じられたのと同じく、縹渺《ひょうびょう》としてであるが今もありつづけている。

精神科医として困難にぶつかった時にふしぎに想起される人とそうでない人とがあると思う。それは精神科医としての優劣とは別の次元であって、神谷美恵子さんが私にとってもこの前者の中にはいる人であることはまちがいない。

（一九八三）

＊　神谷恵美子さんは一九七九年十月二十二日に病没された。

解説 1

中井久夫には、二つの筆名がある。一つは楡林達夫、もう一つは上原国夫。楡林の著作には『日本の医者』（一九六三）と『病気と人間』（一九六六）が、上原には、『あなたはどこまで正常か』（一九六四）がある。いずれも精神科医になる前に、左翼系出版社の三一書房から刊行された。中井が党派に所属していたわけではなく、たまたま編集者が京大の同級生で、毎月出す新書にノルマがあるから協力してほしいと頼まれて引き受けたという。

『中井久夫集』第1巻の巻頭に置かれた二つの随筆、「現代社会に生きること」と「現代における生きがい」は、『あなたはどこまで正常か』に収録されている。いかにもセンセーショナルなタイトルだが、なぜ、中井はこのような本を書いたのか。それを知るにはまず、楡林達夫についてふれなければならない。

処女作の『日本の医者』は、中井が在籍していた京大ウイルス研究所と、学術振興会流動研究員として実験を行っていた東京大学伝染病研究所（伝研）を往復する夜行列車の中で執筆された。二十代最後の年のことだ。社会学者の小山仁示との共著だが、医療労働者の不安定な地位と、その原因になっている医局制度の問題を冷静な筆致で綴った、本書の骨格となる章は中井の筆による。中井がインターン生活を送った大阪大学医学部附属病院をはじめ、全国の大学から情報を集め、問題の矮小化を防ぐために大学名を伏せて一般化したことが功を奏し、話題を呼んだ。読者の多くは、インターン制度の廃止を訴える学生や、アルバイトで生活を支えなければならない無給医局員だった。

楡林達夫とは何者か。さまざまな臆測が飛び交う中、『日本の医者』を読んで編集部に問い合わせ、京都の下宿を訪ねてきた一人の医師がいた。信州大学医学部神経科教室の近藤廉治である。近藤は後年、南信病院という精神科病院を設立して全国に先駆けて開放治療を行う人物だ。この出会いを機に二人は知友となり、『あなたはどこまで正常か』を書き上げた。学歴や現住所を詳らかにしている近藤に対し、上原国夫は、一九三四年生まれで京大医学部卒業の医師、ということしかわからない。医学部の混乱に嫌気が差して京都を離れ、生活の拠点を東京に移したばかりで、素性を隠す必要があったためだった。

タイトルは扇情的だが、中身はビジネスマン向けの教養書である。高度成長に差しかかる一九五〇年代後半以降、オートメーション化や組織への忠誠に振り回されて調子を崩す人々が増え、ドイツ語で神経症を意味する「ノイローゼ」が流行語になっていた。「神経症時代」や「分裂症の時代」といったキャッチフレーズがジャーナリズムで盛んに用いられ、「現実のきびしさや烈しさに圧倒されて、人間はノイローゼになり、ついに発狂して——分裂病になる」（同書「はじめに」）といった誤解も広がっていた。キャッチフレーズは時代の一面を突くとはいえ、医学的な裏付けがなければ混乱をきたす。「脅かしの本ではなく、妥当な知識によって安心を贈るようなものでありたい」。それが二人の企画意図だった。

一般人の健康を論ずるのに、ロマン・ロランから、ツヴァイク、ホイジンハ、フランクル、大藪春彦、ジェームス・ボンドまで登場させるところに、無数の抽斗をもつ鬼才の片鱗がうかがえる。統合失調症との出会いや、のちに訳詩集を著すポール・ヴァレリイにも言及し、中井のライフワークとなるテーマが出揃ったという印象がある。

本書の刊行は、しかし、中井を窮地に追い込んだ。出版がばれてしまい、伝研の指導者が自己批判を迫ってきたのである。指導者はマルクス主義者で、常日頃から中井がブルジョア哲学といわれるフッサールを読んでいることが気に入らなかった。自己批判を拒否した中井は破門され、家庭の事情も重なって、明日の暮らしにも不自由する最悪の状態に陥った。江東区の眼科病院で夜間診療のアルバイトをし、身の振り方を考えるため、知人に紹介された東京労災病院の神経内科と脳外科をそれぞれ一か月ほど見学して歩いた。

病院は重苦しい空気に覆われていた。脳外科で、手術後にリハビリがいるのではないかと医師に訊ねたところ、そりゃあ必要なんだけど、人の手術の後始末をしようという人なんかいないよ、と一蹴された。神経内科は、治療法がなく見守るしかない患者ばかりで、医師にできることといえば、亡くなった人の脳を調べることぐらいだった。

沈んだ気持ちで精神科を訪ねたところ、ちょうど医師や看護師に見送られて患者が退院していくところに出くわした。医学生時代、精神障害は治らないといわれていたので、回復する人がいることにほかの科にはない明るさを感じた。新しい薬が開発され、効果が出始めた時期でもあった。近藤のような人が精神科医であるなら希望をもてる気がして、本人に相談してみたところ、「おお、それを言い出すのを待っていた」といい、東京大学附属病院分院神経科の笠松章教授を紹介された。一九六六年春、精神科医、中井久夫の誕生であった。

東大を中心に学生運動が盛んになり、精神科は病棟を占拠してたてこもる赤レンガ派と、占拠されなかった分院で外来の診療を行う外来派に分かれていた。一切の党派に属さないと決めていた中井は、昼間は無給医局員として外来と病棟を担当し、夜は眼科でアルバイトを続け、週末には産休中の医師の代理医も務めた。その頃、分院の助手で、ドイツ留学から帰ったばかりの飯田真と意気投合し、互いの家を行き来しながら、ニュートンやボーア、ウィーナー、ウィトゲンシュタインといった天才の事跡を精神医学の視点から読み解いた。原稿は、雑誌の「医家芸術」や「自然」に掲載され、のちに『天才の精神病理』（一九七二）に収められた。科学者を病跡学の対象としたのは、おそらく世界初の試みだった。

中井は、「病跡学の可能性」の中で、病跡学は「精神科医が通常背負っている大きな責務の一部から彼を解放」し、若い精神科医にとっては「一種の腕だめし」だと述べている。バリケードとは無縁の病棟で日夜診療に励む若き医師たちにとって、天才との対話は、まさに「重い靴を脱いでの精神科医のしばしの舞踏」だったのだろう。

とくに、ウィトゲンシュタインへの「対象愛」は、生半なものではなかった。中井がウィトゲンシュタインを知ったのは学生時代で、日本ではまだほとんど誰にも知られていなかった。『論理哲学論考』の英独対照版を入手して読み始めたところ、世界は「事実」の集合であって、「物質」の集合ではないという意味のことを述べた冒頭の数行に、目からうろこが落ちた気がした（「私に影響を与えた人たちのことなど」第4巻収録）。日記や伝記をもとに人生を辿り、狂気の一歩手前にありながらもちこたえたことに「発病の理論ではなく不発病の理論」を見、病者と治療者は紙一重という感覚を得た。この気づきは生涯にわたり、中井の臨床に影響を及ぼす。少しあとのことになるが、たとえば、神戸大学医学部時代に同僚の山口直彦と著した『看護のための精神医学』（二〇〇一）にこんな一節がある。〈「だれも病人でありうる、たまたま何かの恵みによっていまは病気ではないのだ」という謙虚さが、病人とともに生きる社会の人間の常識であると思う〉。

翌年、中井は調布市にある青木病院の常勤医となった。二つの病院で働きながら考えたのは、混沌とした状況にある統合失調症に目鼻をつけることだった。そのためには個別研究を通じてモデルをつくる、つまり、一般化する必要がある。中井は患者の回復過程に着目した。幻覚や妄想といった異常現象が見られる発病過程はよく記載されているが、回復する過程は症状が影を潜めるためもう治ったとみなされがちである。医師や看護師の足は遠のき、患者はあまりしゃべらなくなる。回復が何を意味するのか、診断の尺度は何もなかった。

中井は病棟を回って患者と話し合い、体の診察をした。余裕感や焦慮感といったデリケートな部分に光を当て、異常ではなく「よい芽」（「統合失調症における「焦慮」と「余裕」」）を探し、見守った。絵や箱庭は患者のことばの添え木となった。感染症を研究していた者の常識として、患者一人ずつ、さまざまな症状や変化を生起順に記したグラフを作成した。医学では通常、ある時点でくわしく検査して、その結果に基づいて治療を決める横断的な方法がとられる。だが、中井は、縦に流れを見る通時的な観察に重きを置いた。何人もの患者を観察した末に見えたのは、急性期が終わりを告げて回復に向かう時期に、原因不明の発熱や下痢、めまいといった身体症状が起こることだった。中井はこれを「臨界期」と名付け、回復は発症の逆行程ではなく、まったく異なる視点から追究されるべき現象であることを発表することにした。のちに「寛解過程論」（一九七三年発表）と呼ばれる理論の構築に向けた試行錯誤が始まった。

医師国家試験阻止闘争や東大安田講堂攻防戦が起こり、依然として精神科病棟の占拠が続くなか、当時「ほとんど唯一の精神病理、精神療法の研究会」（「井村恒郎先生」）だった日大拡大研究会に通い、発表し、討論に参加した。中井が井村と出会い、アメリカ人でさえ読み通すことが困難といわれるハリー・スタック・サリヴァン（一八九二―一九四九）を翻訳したことは、日本の精神医学界にとって僥倖だった。翻訳にあたって、中井はサリヴァンが講演した場所を調べ、頭の中に会場を建築し、客席にしかるべき聴衆を座らせて演壇に立ち、サリヴァンになったつもりで朗読した。すると、訳文はおのずと浮かんできたという（『サリヴァン、アメリカの精神科医』二〇一二）。日本人にサリヴァンの理解者が少なくないことが、アメリカの関係者を驚かせているというが、それはひとえに中井訳の力である。

中井の臨床作法は、まさにサリヴァンのいう「関与しながらの観察」、すなわち患者のそばにいてその性格や症状を観察する精神療法的面接である。サリヴァンがそうであったように、中井もまた看護師の働きを重視し、看護記録を大切に扱った。中井自身、運転できないところとか、掃除機の音が嫌いであるところなどいろんなところで自分はサリヴァンに似ていると述べている。中井は、時代と国境を超えて現れた、ハリー・スタック・サリヴァンの正統な継承者だった。

焦慮の極みから下山しようとする患者の歩みに目を凝らし、リハビリや社会復帰のあり方に心を配り、治ることは働くことかと問いかける。日常とは不意打ちの連続であり、未来に対して不断の選択を迫られる。余裕感を失い、下山した道を逆走しないとは限らない。探索行動には「基地」が必要」（「世に棲む患者」）とか、患者は「「治療という大仕事」をしている」（「働く患者」）といった中井の言葉が、どれほど患者を安心させ、勇気づけるか。中井は、患者を先頭に立てる運動に批判的だが、それは、闘いを終えたあとに病が悪化することを憂えるゆえだ。中井はあくまでも、「翌日の医者」（『日本の医者』二〇一〇）であろうとした。

一九七一年春、土居健郎がアメリカから帰国し、東大医学部保健学科精神衛生学教室の第二代教授に就任した。講師となった中井は、土居が主宰する勉強会「水曜会」や、「分裂病の精神病理」を研究するワークショップに参加し、寛解過程論を磨き上げていった。

名古屋市立大学医学部神経精神科医局の投票で助教授に選ばれ、東京を去るのは、一九七五年の春。中井が、もっとも楽しい時代だったと語る、名古屋での暮らしが始まった。

このとき出会った山中康裕をはじめ、名古屋の若き医師たちが中心となってまとめたのが『思春期の精神病理と治療』（一九七八）である。学園紛争を機に、青年期の精神病理がクローズアップされた同じ頃、水面下では、子どもたちの神経症や心身症、学校恐怖症といった問題が進行していた。精神科医の目にようやく思春期が見えてきた。中井は、「家族の深淵」に踏み込んでいった。

最相 葉月

アメリカにおけるサリヴァン追認——サリヴァン・コロキウム（1977年）の紹介を中心として 『みすず』1979年5・6月号→『サリヴァン、アメリカの精神科医』（みすず書房、2012）

世に棲む患者 『分裂病の精神病理9』東京大学出版会、1980年→著作集5巻（1991）→『世に棲む患者』ちくま学芸文庫（2011）

インドネシアの精神神経学会とボゴール精神病院訪問など 「心の健康」36号、1981年→著作集3巻

「思春期を考える」ことについて 「学術通信」13号、1981年→著作集3巻→『「思春期を考える」ことについて』

井村恒郎先生 『みすず』1981年10-11月号→『記憶の肖像』（みすず書房、1992）

働く患者——リハビリテーション問題の周辺 『分裂病の精神病理11』東京大学出版会、1982年→著作集5巻→『世に棲む患者』

病跡学の可能性 『日本病跡学雑誌』24号、1982年→著作集3巻→『「思春期を考える」ことについて』

保安処分をめぐる感想 「神戸大学新聞」1982年8月18日号→著作集5巻

精神科医としての神谷美恵子さんについて——「病人の呼び声」から「一人称病跡学」まで 『神谷美恵子著作集別巻 人と仕事』みすず書房、1983年4月→『記憶の肖像』

掲載文・書誌一覧

初出以後の収録先は「→」で記した。「著作集」とは『中井久夫著作集——精神医学の経験』全6巻別巻2（岩崎学術出版社 1984-91）を示す。

現代社会に生きること　『あなたはどこまで正常か』三一新書、1964年12月、5章（上原国夫名義）→『関与と観察』（みすず書房、2005）

現代における生きがい　『あなたはどこまで正常か』三一新書、1964年12月、6章（上原国夫名義）→『関与と観察』

サラリーマン労働　『未来研究』3巻3号、1971年→著作集3巻（1985）→『「思春期を考える」ことについて』ちくま学芸文庫（2011）

ポーの庭園　『世界の文学』7巻・付録34、中央公論社、1971年→著作集3巻

数学嫌いだった天才数学者——ラッセルとウィーナーの病跡学　『無限大』11号、日本アイビーエム、1972年→著作集3巻→『「思春期を考える」ことについて』

統合失調症者における「焦慮」と「余裕」『精神神経医学雑誌』78巻1号、1976年（原題「分裂病者における「焦慮」と「余裕」」）→著作集2巻（1985）→『統合失調症1』（みすず書房、2010）

ウィトゲンシュタインの“治療”『ウィトゲンシュタイン全集』月報、大修館書店、1976年→著作集3巻

『思春期の精神病理と治療』への序文　『思春期の精神病理と治療』岩崎学術出版社、1978年→著作集3巻

思春期患者とその治療者　『思春期の精神病理と治療』岩崎学術出版社、1978年→著作集3巻→『「思春期を考える」ことについて』

翻訳の内と外——翻訳家でない翻訳者の覚え書き　「出版ダイジェスト」1978年9月10日号→著作集3巻→『「思春期を考える」ことについて』

ある教育の帰結　『教育と医学』27巻8号、1979年→著作集3巻→『「思春期を考える」ことについて』

著者略歴

（なかい・ひさお）

1934年奈良県生まれ．京都大学医学部卒業．神戸大学名誉教授．精神科医．著書『中井久夫著作集——精神医学の経験』全6巻別巻2（岩崎学術出版社 1984－91）『分裂病と人類』（東京大学出版会 1982，2013）『精神科治療の覚書』（日本評論社 1982，2014）『治療文化論』（岩波書店 1990）『こんなとき私はどうしてきたか』（医学書院 2007）『私の日本語雑記』（岩波書店 2010）『日本の医者』（日本評論社 2010）ほか．みすず書房からは『記憶の肖像』（1992）『家族の深淵』（1995）『アリアドネからの糸』（1997）『最終講義——分裂病私見』（1998）『西欧精神医学背景史』（1999，2015）『清陰星雨』（2002）『徴候・記憶・外傷』（2004）『時のしずく』（2005）『関与と観察』（2005）『樹をみつめて』（2006）『日時計の影』（2008）『臨床瑣談』（2008）『臨床瑣談・続』（2009）『災害がほんとうに襲った時』（2011）『復興の道なかばで』（2011）『サリヴァン，アメリカの精神科医』（2012）『「昭和」を送る』（2013）『統合失調症の有為転変』（2013）の著書のほか，共編著『1995年1月・神戸』（1995）『昨日のごとく』（1996）があり，訳書として，サリヴァン『現代精神医学の概念』『精神医学の臨床研究』『精神医学的面接』『精神医学は対人関係論である』『分裂病は人間的過程である』『サリヴァンの精神科セミナー』，ハーマン『心的外傷と回復』，バリント『一次愛と精神分析技法』（共訳），ヤング『PTSDの医療人類学』（共訳），『エランベルジェ著作集』（全3巻），パトナム『解離』，カーディナー『戦争ストレスと神経症』（共訳），クッファー他編『DSM-V研究行動計画』（共訳），さらに『現代ギリシャ詩選』『カヴァフィス全詩集』『リッツォス詩集　括弧』，リデル『カヴァフィス　詩と生涯』（共訳），ヴァレリー『若きパルク／魅惑』『コロナ／コロニラ』などが刊行されている．

中井久夫集 1
1964－1983
働く患者

2017年 1 月16日　第 1 刷発行
2021年 4 月28日　第 3 刷発行

発行所 株式会社 みすず書房
〒113-0033 東京都文京区本郷 2 丁目 20-7
電話 03-3814-0131(営業) 03-3815-9181(編集)
www.msz.co.jp

本文組版 キャップス
本文印刷所 精興社
扉・表紙・カバー印刷所 リヒトプランニング
製本所 松岳社

ISBN 978-4-622-08571-3
[はたらくかんじゃ]